AF513923

„Angst ist ja schon ein großes Thema für mich,
Angst zu versagen, vor Ablehnung,
was Falsches zu machen, blöd dazustehen.
Angst zu telefonieren, Organisatorisches ... vor allem.
Die Verlustangst – ganz schlimm,
Angst vor meinen eigenen Gedanken,
dass, wenn ich was Schlimmes denke, dass das dann auch eintritt!
Angst vor der Therapie,
Angst, raus zu gehen, das Leben in Angriff zu nehmen,
alleine entscheiden zu müssen.
Angst vor dem Erwachsenwerden.
Angst vor'm Leben überhaupt!"

(Kristina, 23 Jahre, magersüchtig)

© 2009 Verlag NordenMedia
Alle Rechte und Nachdruck, auch auszugsweise, vorbehalten.

Autorin: Verena Schmitt
Titel: Körpereinsatz, Essstörungen – Die stumme weibliche Protestbewegung
Gestaltung und Produktion: Grafikbüro Bickel, Wyk auf Föhr

Druck und Vertrieb: Books on Demand GmbH, Norderstedt
ISBN 978-393534720-4

Verena Schmitt

Körpereinsatz

Essstörungen

Die stumme weibliche Protestbewegung

Erscheinungsformen · Hintergründe · Behandlung

Mit Liebe meinem Mann gewidmet,
der seit vierzig Jahren das Leben mit mir teilt.

Inhaltsverzeichnis

7. Differentialdiagnose

8. Erklärungsansätze

9. Behandlungskonzepte

10. Die stationäre Behandlung von Essstörungen

Vorwort

Seit vielen Jahren setze ich mich mit den vielfältigen Erscheinungsformen gestörten weiblichen Essverhaltens auseinander – nicht ohne Grund, denn sowohl in meinem privaten Umfeld, als auch in beruflichen Zusammenhängen werde ich erschreckend oft damit konfrontiert. Essgestörtes Verhalten ist überwiegend ein Frauenthema. Fast täglich erlebe ich, welchen Raum gutes Aussehen, Jugendlichkeit und das Ringen um eine schlanke Figur in Frauengesprächen einnehmen.
Aus meiner Arbeit mit Kindern und Jugendlichen weiß ich, dass die Sorge um Schönheit und Schlankheit bereits sehr früh einsetzt und erschreckender Weise manchmal bereits im Kindergartenalter beginnt. Mitten im Überfluss der modernen Leistungsgesellschaft beginnen junge Mädchen und Frauen zu hungern, können andere ihre Gier nach Essbarem nicht mehr zügeln und stopfen wahllos Nahrungsmittel in sich hinein.
Die vielfältigen Facetten von Anorexie, Bulimie und Esssucht werden in diesem Buch beschrieben, Hintergründe aufgedeckt und Therapiemöglichkeiten aufgezeigt.
Den betroffenen Frauen und Mädchen möge es Erkenntnisse vermitteln und sie ermutigen, sich Hilfe zu holen und erste Schritte aus der Krankheit zu wagen. Allen, die beruflich oder privat mit Essgestörten zu tun haben, soll es als Orientierungshilfe dienen und Hinweise zur Unterstützung geben.

Verena Schmitt
Mainz, im August 2009

Drei Frauen aus meinem beruflichen, beziehungsweise persönlichen Umfeld haben sich zur Verfügung gestellt, um mir Rede und Antwort zu stehen. Aus nachvollziehbaren Gründen wurden ihre Namen geändert, um ihre Anonymität zu wahren.
Die Altersangaben wurden nicht verändert und beziehen sich auf den Interviewzeitpunkt.

Annika, 25 Jahre   Kristina, 23 Jahre   Birgit, 55 Jahre

1. Einleitung

Innerhalb der letzten drei Jahrzehnte ist die Anzahl der an einer Essstörung erkrankten Menschen erheblich gestiegen. Gespräche unter Frauen kreisen häufig um das Körpergewicht, das Essen und um Figurprobleme. In regelmäßigen Abständen präsentieren uns Frauenzeitschriften Diätvorschläge, die Pharmaindustrie entwickelt ständig neue Präparate, die das Abnehmen erleichtern sollen, eher unseriöse Hersteller fragwürdiger Schlankheitspillen preisen ihre Produkte in Zeitschriften oder per Internet an. Viele Krankenkassen bieten ihren Mitgliedern mittlerweile speziell entwickelte Programme zur Gewichtsreduktion an. Die Folgeschäden von krankhaftem Übergewicht belasten die Budgets des Gesundheitswesens erheblich. Nahezu täglich berichten Medien über das Thema Essstörungen. Reißerische Artikel über spektakuläre Todesfälle anorektischer Models ziehen unsere Aufmerksamkeit auf sich. Essstörungen gehen uns alle an.

„Mindestens 700. 000 Deutsche haben eine Essstörung, allein 100. 000 sind magersüchtig, schätzen Experten. Doch die Datenlage ist schwierig, genaue Angaben gibt es nicht, die Dunkelziffer bei Erwachsenen ist hoch. Bei Kindern und Jugendlichen hingegen gibt es inzwischen Zahlen: Nach einer aktuellen Untersuchung des Robert-Koch-Instituts leiden 30 Prozent der Mädchen und 15 Prozent der Jungen zwischen 11 und 17 Jahren an einer Essstörung ..." (98) berichtet die Frauenzeitschrift Brigitte (98)

Alarmierende Meldungen, die es angebracht erscheinen lassen, aus der nahezu unübersichtlichen Flut von Veröffentlichungen über gestörtes Essverhalten einen „roten Faden" herauszuarbeiten, der eine Orientierung erleichtern soll. Den vielfältigen Ursachen und Symptomen der Esssucht und ihren „schwerwiegenden" Folgen soll dabei ebenso große Aufmerksamkeit geschenkt werden wie der von Habermas herausgestellten *„vierfachen Spezifität" (29)* von Anorexia und Bulimia nervosa, welche diese beiden Krankheitsbilder von anderen Formen essgestörten Verhaltens unterscheidet. So sind sie gekennzeichnet durch ein gehäuftes Auftreten in den letzten Jahrzehnten, fast ausschließlich in der Adoleszenz, dabei weitestgehend beschränkt auf das weibliche Geschlecht, vorwiegend in den zivilisierten Ländern der westlichen Welt.

Die Besonderheit dieses Buches liegt darin, wissenschaftlich-theoretische Ausführungen durch die Verbindung mit zahlreichen Fallbeispielen und Interviewausschnitten mit Leben zu erfüllen, verbunden mit dem Anliegen, ein Einfühlen in das Leiden betroffener Mädchen und Frauen zu erleichtern und die kritische Auseinandersetzung mit den teilweise schillernden und skurrilen Ausprägungen der Krankheitsbilder, sowie mit den therapeutischen Möglichkeiten und Grenzen anzuregen. Auch angesichts einer breiten wissenschaftlichen Auseinandersetzung und der Flut von Ratgeberliteratur wird es niemals allgemeingültige Antworten auf die Frage geben, welche Gründe Frauen dazu bewegen, sich an lebensbedrohliche Grenzen zu hungern oder gigantische Mengen an Nahrungsmitteln in sich hineinzustopfen oder warum die Überwindung von Essstörungen so extrem schwierig und langwierig ist.

Aussagekräftige Interviewausschnitte, in denen essgestörte Frauen zu Wort kommen, sowie beeindruckende Bilder einer Magersüchtigen zeigen einerseits Gemeinsamkeiten auf, machen aber auch die Individualität des Einzelfalls deutlich.

Leserinnen und Leser sind eingeladen, sich in die Welt übermäßigen Essens, Erbrechens und Hungerns mit ihrem Denken, Fühlen und Handeln hineinzuversetzen, um zu eigenen Einsichten, Fragen und Antworten zu kommen. An Stelle weiterer einleitender Worte stelle ich das Fallbeispiel einer magersüchtigen jungen Frau, die sich zum Interviewzeitpunkt in der Psychiatrisch-Psychosomatischen Fachklinik Waldbreitbach zur stationären Behandlung aufhielt, meinen weiteren Ausführungen voran.

2. Kasuistik

2. 1 Anorexia nervosa

Die erste Begegnung mit der Patientin, Annette, fand auf dem Parkplatz der Klinik statt. Unsere Autos standen nebeneinander und ich „wusste“ intuitiv, dass sie meine Gesprächspartnerin sein würde und sie „wusste“ es auch, wie wir uns später gegenseitig bestätigten. Mein erster Eindruck von ihr war: sehr jung, sympathisch und freundlich, ernsthaft, dünn. Ihre Augenringe fielen mir auf.

Im darauffolgenden etwa eineinhalb Stunden dauernden Gespräch berichtete sie über die Entstehungsgeschichte ihrer Magersucht. Vor ca. drei Jahren hatte sich bei ihr erstmals der Verdacht geregt, dass etwas mit ihr nicht in Ordnung sein könnte, nachdem sie ihr gezügeltes Essverhalten längere Zeit nicht als krankhaft eingestuft hatte. Rückblickend glaubt sie, die ersten Anfänge ihrer Magersucht in jene Zeit einordnen zu können, in der sie mit Freunden nach erfolgreichem Abschluss der Fachoberschule in den Urlaub gefahren war. Bei gemeinsamen Ausflügen hatte sie das Essen einfach „vergessen“ und wurde erst durch Leeregefühle im Magen daran erinnert. Sie weiß noch, dass sie damals auf für sie unerklärliche Weise dieses Gefühl genossen und in der Folgezeit immer häufiger durch bewusstes Hungern gegönnt habe. Bestätigt durch den Erfolg ihrer Gewichtsabnahme wuchs der Ehrgeiz. Die Nahrungszufuhr wurde immer stärker reduziert, bis sie tagsüber nur noch einen Apfel oder eine Birne zu sich nahm. Zum Abendessen zu Hause bei den Eltern hatte sie damals noch „normal“ gegessen. Annette führt ihre Krankheit auf die problematische Beziehung zu ihrer Mutter zurück.

Beim Essen hatte es daheim häufig Diskussionen gegeben, die sich in der Hauptsache auf Probleme mit dem jetzt einundneunzigjährigen Großvater mütterlicherseits bezogen hatten, der seit dem Tod der Großmutter- die Patientin war damals ein halbes Jahr alt- mit im elterlichen Haushalt lebt. Er hatte den Verlust der Ehefrau nur schwer verkraftet, war körperlich hinfällig geworden und beklagte nun ständig sein Schicksal. Seit Jahren sprach er über seinen Tod. Mit seinem Dasein unzufrieden drangsalierte und beschimpfte er seine Tochter, die Mutter der Patientin, bis diese davon krank wurde, da sie sich gegen die Attacken nicht wirksam zur Wehr zu setzen wusste.

Die Dauerbelastung der Mutter hatte schließlich zur Weitergabe des Drucks an die Patientin geführt, die nun ihrerseits das Opfer von Schuldzuweisungen und Beschimpfungen wurde. Für Annette war das schwer auszuhalten, zumal sie in früheren Zeiten als Vertrauensperson der Mutter in deren Probleme involviert worden war. Das hatte sie immer mit Stolz erfüllt. Durch die Problemeskalation entwickelte sie Ängste und scheute sich, abends nach Hause zu kommen. Immer öfter kam es zu belastenden Szenen, in deren Verlauf die Mutter der Patientin „unglaublich schlimme Dinge an den Kopf geworfen“ habe. Es sei „hoch her gegangen“, in „fürchterlichem Streit“ seien „Worte gefallen, die man nicht wiederholen“ dürfe. Die Mutter konnte sich angeblich später nicht mehr an diese Anfälle erinnern. Annette hatte sich in diesen Situationen zunehmend wertlos, hilflos und schuldig gefühlt und war zu der inneren Überzeugung gelangt, alles falsch zu machen. Mit zunehmender Verschlechterung ihres Gesundheitszustandes war die Mutter immer stärker auf Perfektion bedacht gewesen. Beim Ausrichten von Geburtstagsfeiern war sie regelmäßig an ihren hohen Ansprüchen als Gastgeberin gescheitert und hatte darauf mit Gefühlen der Wertlosigkeit reagiert. Weil es ihr dann - wie Annette es ausdrückt - „derart schlecht" ging, kam es in solchen Situationen zu den gefürchteten „Anfällen", wodurch sich die Familienmitglieder zunehmend in einer ausweglosen Situation gefangen fühlten. Einerseits wollte man die Mutter schonen und keine weiteren „Anfälle" provozieren, anderseits zeigte sie sich beleidigt, wenn sie nicht gefragt wurde. Wenn man die Mutter bei besonderen Anlässen dann doch um Hilfe bat, reagierte sie darauf mit Vorwürfen und Beschimpfungen wegen der hohen Arbeitsbelastung. So war die Familie in einen nicht zu durchbrechenden Kreislauf geraten.

Dennoch befand Annette beim Interview in der Klinik, die Mutter habe „immer nur das Beste" gewollt. Da sie krank sei, könne man sie nicht zur Verantwortung ziehen; sie habe in Extremsituationen keinen Einfluss mehr auf Äußerungen und Handlungen.

Die Patientin hatte einmal versucht, mit der Mutter über die belastenden Vorfälle zu sprechen und damit einen weiteren „Anfall" ausgelöst - Grund genug für die junge Frau, von weiteren derartigen Versuchen Abstand zu nehmen. Eine deutliche Schonhaltung zeigt Annette auch im Hinblick auf die restliche Familie. So akzeptiert sie klaglos, dass sich der etwas jüngere Bruder in problematischen Situationen auf sein Zimmer zurückzieht. Auch den Vater versucht sie stets von familiären Schwierigkeiten fernzuhalten, damit die Ehe ihrer Eltern durch „so etwas" nicht gefährdet wird. Selbst den Großvater hat sie ihrer Aussage nach „immer sehr lieb" gehabt. Die Familie – so betont sie – habe für sie nach wie vor einen sehr hohen Stellenwert. Sie habe eine „tolle Kindheit" gehabt.

Die Mutter der Patientin hat schließlich auf Grund des Leidensdrucks vor wenigen Wochen ihrerseits eine Therapie begonnen. Seitdem sei ein Austausch zwischen Mutter und Tochter wieder möglich. Das Verhältnis beschreibt Annette jetzt als sehr gut und entspannt. Sie liebe ihre Mutter über alles und beabsichtige auch künftig nicht, eine Klärung der Vorfälle herbei zu führen. Zu Beginn ihrer Erkrankung war Annette sich ihres elenden Aussehens zunächst nicht bewusst gewesen. Irgendwann war den Eltern ihre starke Gewichtsabnahme aufgefallen. Zunehmend häufiger wurde sie auf der Straße von Menschen angestarrt, was sie aber nicht sofort auf ihr abgemagertes Erscheinungsbild bezogen hatte. Von Bekannten wurde sie immer öfter gemieden. Niemand hatte sie jemals auf ihr verändertes Aussehen angesprochen, weshalb ihr später in der Rückschau ihre Umgebung merkwürdig gleichgültig erschienen war. Sie selbst hatte nach eigenen Angaben eine Zeit von zwei bis drei Jahren gebraucht, um ihre Anorexie als solche zu erkennen. Es war ihr selbst anfangs kaum gelungen, ihren Körper als ungewöhnlich abgemagert zu empfinden. Das vorherrschende Gefühl der eigenen Wertlosigkeit hatte Annette immer stärker in eine selbst gewählte Isolation geführt, auch aus der Angst heraus, in den Augen Anderer „alles falsch zu machen".

Um sich unangenehmen Blicken zu entziehen, hüllte sich die Patientin schließlich in weite Kleidung. Immer stärker führte jede noch so geringe Nahrungsaufnahme zu „einem schlechten Gefühl im Bauch". Es stellten sich heftige Schuldgefühle ein, denen die Überzeugung zu Grunde lag, sich selbst nichts gönnen zu dürfen. Um sich Erleichterung zu verschaffen, trieb Annette intensiv Sport. Laufen und Krafttraining im Fitnessstudio bestimmten ihre Freizeit. Vor Beginn einer sportlichen Aktivität hatte sie stets beschlossen, sich anschließend eine Belohnung zu gönnen, die sie sich dann jedoch regelmäßig versagte. Anstatt dessen wurde das sportliche Pensum permanent gesteigert.

Auch ihr Berufsalltag enthielt immer weniger Ruhepausen. Bei ihrer Tätigkeit als Bankkauffrau achtete sie darauf, wenig zu sitzen und nach Möglichkeit in Bewegung zu bleiben, um den Energieverbrauch auf einem hohen Niveau zu halten. Das leere Gefühl im Magen wurde zum Mittel, „die Kontrolle zu behalten." Essen bedeutete Kontrollverlust. Die Eltern täuschte Annette durch Behauptungen, bereits gegessen zu haben oder durch die heimliche Vernichtung von Nahrungsmitteln.

Lange Zeit war die Patientin überzeugt gewesen, ihr Essverhalten jederzeit willentlich beeinflussen zu können. Die Lektüre von Fachliteratur über Anorexia nervosa hatte sie schließlich eines Besseren belehrt und zu einer Krankheitseinsicht geführt. Ihre darauffolgenden Bestrebungen, ohne Hilfe von Außen eine Verhaltensänderung herbeizuführen, sind gescheitert. Schließlich begab sie sich auf Drängen ihrer Eltern und ihres Freundes, die sich besorgt um ihren sich verschlechternden körperlichen Zustand zeigten, in ärztliche Behandlung. Es erfolgten umfangreiche Untersuchungen bei Ärzten verschiedener Fachrichtungen, die ohne pathologischen Befund blieben. Auch ihr Gewicht von 38 Kilogramm bei einer Körpergröße von 1,69 Metern erschien den zuständigen Gutachtern trotz eines erheblich geschwächten Zustands noch nicht gering genug zur problemlosen Bewilligung einer Kur. Schließlich kam sie dank des Einsatzes und der Unterstützung des Hausarztes zur stationären Aufnahme in die Psychiatrisch-Psychosomatische Fachklinik Waldbreitbach.

Zum Zeitpunkt des Interviews nach vierwöchigem Klinikaufenthalt zog Annette folgendes Resümee: Der Wille zur Gesundung sei nun vorhanden, sie habe bereits zweieinhalb Kilo zugenommen. Besonders die Ruhe und Zeit für sich selbst empfinde sie als wohltuend; der innere Druck habe deutlich nachgelassen. Sie beabsichtige, nach dem Klinikaufenthalt mit ihrem Freund in eine gemeinsame Wohnung zu ziehen, worauf sie sich freue. Sie zeigte sich zuversichtlich, die Krankheit überwinden zu können.

3. Essstörungen aus historischer Sicht

3.1 Historischer Abriss

Unsere Abhängigkeit von der Nahrungsaufnahme hat das Essen seit jeher zu einem zentralen Wert des Menschseins gemacht und so zeugen zahllose historische Überlieferungen, Geschichten, Gedichte, Erzählungen und Märchen von seiner Bedeutung, die weit über die pure Notwendigkeit der Ernährung zur Erhaltung von Leben und Gesundheit hinausgeht. So wird dem Essen zuweilen magische, symbolische, mystische oder religiöse Kraft zugeschrieben- man denke nur an den Verzehr des Apfels vom Baum der Erkenntnis in der biblischen Geschichte vom Sündenfalls im Alten Testament. Zu allen Zeiten hat es Formen abweichenden Essverhaltens gegeben, die im Rahmen des Zivilisationsprozesses Funktions- und Bedeutungswandel erfuhren. Aus vielen Kulturen kennen wir die Askese als *„zentrales Element einer magisch-religiösen Praxis“ (94, S. 9)*. Innerhalb der christlich-abendländischen Kultur demonstrierte man mit dem Fasten nicht nur Demut und Enthaltsamkeit, sondern auch Verbundenheit in Zeiten religiöser Verfolgung. Noch heute spielen Fastenzeiten wie die Passions- oder Adventszeit im Kirchenjahr eine Rolle und werden von Gläubigen aus Solidarität mit dem Leiden Christi und in der Hoffnung auf die Rückkehr in das Paradies eingehalten. Das Mittelalter war die Zeit des asketisch-mystisch motivierten Fastens, das ein fester Bestandteil von Bußhandlungen war. Nach dem Vorbild der Antike war dessen Ziel die Unabhängigkeit von allen körperlichen Bedürfnissen. Viele Heilige – überwiegend Frauen – wurden deshalb von Gläubigen gottesfürchtig bewundert und verehrt. (94,S. 9f)

Hier lässt sich ein grundsätzlicher Unterschied zwischen weiblicher und männlicher Askese ausmachen, was durch Christina v. Braun herausgestellt wird: *„Während Mönche fasteten, um sich von der Sünde zu reinigen, die sich außerhalb ihres Körpers befand (...), fasteten Frauen, um sich vom eigenen, weiblichen Körper zu befreien- diesem Körper, den das Christentum zum Ort der Niederlassung der Sünde erklärt hatte.“ (4,S. 215)*

Auch die Hexenverfolgung hat ihren Ursprung in der traditionellen jüdisch-christlichen Anschauung über den weiblichen Körper, der als eine *„geheimnisvolle, unberechenbare, sogar teuflische Sache.“* galt *(60, S. 15)* Hexen mit ihrem umfangreichen Wissen über weibliche Körpervorgänge wurden verdammt und den Frauen ihre Rolle zugewiesen, die *„Keuschheit oder unablässiges Kindergebären in der Ehe“ (60, S. 15)* beinhaltete.

War die Askese weiblicher Heiliger des Mittelalters ein Mittel, um einer drohenden Verheiratung zu entgehen, so dient sie auch heute jungen Mädchen zur Vermeidung von Sexualität sowie allen weiteren körperlichen Aspekten des Frauseins. In früheren Zeiten verfolgte man das Ziel, den Körper als „Sitz des Bösen“ durch Leiden und Selbstbestrafung zur Erlösung zu führen. Auch junge Frauen der Gegenwart bekämpfen ihren Körper als vermeintliche Quelle ihres Unbehagens. *„Wer das Gefühl hat, überflüssig zu sein, wird unbewusst alles tun, sich aus der Welt zu schaffen.“ (56,S. 84)*.

Bekanntermaßen bringt für rund 15 Prozent der heutigen Magersüchtigen erst der

Tod die Erlösung vom Kampf mit dem eigenen verhassten Körper. Ab dem 16. Jahrhundert entwickelte sich neben der christlich-religiös motivierten Askese eine Ausprägung *„im Sinne eines kommerziellen Spektakels" (94, S. 12;).* Als „Hungerkunst" präsentiert diente die Zurschaustellung des ausgemergelten Körpers als Einnahmequelle. In der Weltliteratur finden wir diese Thematik aufgegriffen in einer Erzählung Franz Kafkas über einen Hungerkünstler, der unmittelbar vor seinem Tod auf die Frage, warum er nicht mit dem Hungern aufhöre, antwortete, dass er hungern müsse, weil er nicht anders könne, da er nicht die Speise habe finden können, die ihm schmecke.

„Das waren die letzten Worte, aber noch in seinen gebrochenen Augen war die feste, wenn auch nicht mehr stolze Überzeugung, dass er weiterhungerte" (46, S. 136) charakterisiert Kafka eindrucksvoll eine typisch magersüchtige innere Haltung.

Als Klassiker aus der Kinderliteratur des ausgehenden 19 Jahrhunderts ist wohl jedem die Geschichte vom Suppenkaspar aus dem berühmten Buch „Der Struwwelpeter" bekannt, der nach beharrlicher Essensverweigerung ein schlimmes Ende nimmt. Der Autor Heinrich Hoffmann fasst im Reim zusammen:(38)

„Am vierten Tage endlich gar
Der Kaspar wie ein Fädchen war
Er wog vielleicht ein halbes Lot
Und war am fünften Tage tot."

Das Selbstaushungern zur Durchsetzung politischer Ziele ist von jeher ein häufig angewandtes Druckmittel. Erinnert sei an Mahatma Ghandi oder an die inhaftierten Mitglieder der RAF vor wenigen Jahrzehnten (93, S. 13; 94, S. 12). Die Weiterentwicklung der Medizin führte schließlich zu der Erkenntnis, dass selbst herbeigeführte Aushungerung als Krankheit einzustufen sei. Dies geschah erstmalig im Jahr 1689 durch den englischen Arzt Richard Morton, der in einer Abhandlung die Magersucht als „nervöse Schwindsucht" bezeichnete und schon damals alle typischen Merkmale der Anorexia nervosa erstaunlich präzise erfasste. Noch lange wurde die Magersucht mit der Tuberkulose in Verbindung gebracht, so 1875 auch durch den amerikanischen Arzt Azell Ames, der die bei beiden Erkrankungen vorkommende Amenorrhoe, also das Ausbleiben der Menstruation, herausgriff und in das Zentrum seiner Betrachtungen stellte.

Bereits im Jahr 1789 hatte jedoch der französische Arzt Nandeau angesichts eines tödlich verlaufenden Falles von Anorexie einen Bezug hergestellt zwischen dem Zustandekommen der Erkrankung und dem belastenden Einfluss der Mutter auf die Patientin. Schließlich wurde die Magersucht auf Grund von zwei gleichzeitig, jedoch unabhängig voneinander durchgeführten Studien des Professors für klinische Medizin, E. C. Lasegue in Paris und des Chirurgen W. W. Gull in London als eine klinische Erscheinungsform anerkannt. (60, S. 15ff)

Seit der Mitte des 19. Jahrhunderts wird der Höhe des Körpergewichts verstärkte Aufmerksamkeit entgegengebracht. Die Abkehr von der ganzheitlichen Sicht des Menschen führte zu einer isolierten Betrachtung des Körpers. Übergewicht wird seitdem zunehmend als gesundheitlich bedenklich eingestuft und wurde zu einem *„medizinisch vielbeschriebenen Phänomen“ (94, S. 13).* Galt früher ein höheres Körpergewicht als sichtbares Zeichen eines gewissen Wohlstandes, so erfuhr die gesellschaftliche Bewertung einer üppigen Figur einen grundlegenden Wandel bis hin zur Stigmatisierung Übergewichtiger in heutiger Zeit. In dem *„Prozess der zunehmenden Vereinnahmung durch die Medizin verengte sich hinsichtlich der Betrachtung des Körpergewichts der Begriff des Normalen und nahm gegenüber dem Alltagsverständnis zunehmend eine normative Rolle ein“ (94, S. 13)* was schließlich in einer Pathologisierung auch geringen Übergewichts mündete. Unmäßiges Essen als zentrale Gefährdung der Gesundheit ist heute wie nie zuvor im Blickpunkt. (94, S. 13f)

3. 2 Disziplinierung des Essverhaltens

Unser heutiges Verständnis hinsichtlich des Zusammenhangs von Hungern beziehungsweise Völlerei und Krankheit hat sich im Laufe der Geschichte nicht zuletzt durch die Professionalisierung der Medizin zu Beginn der Neuzeit dahingehend verändert, dass das Essverhalten heute immer mehr unsere Aufmerksamkeit erregt. (93, S. 13; 94, S. 12)

Während im Mittelalter *„Gesundheit als Einheit und Harmonie von Mensch und Natur“ (94, S. 13)* definiert wurde, trat zu Beginn der Neuzeit die Eigenverantwortlichkeit des Menschen als handelndes Subjekt in den Mittelpunkt. Übermäßiges Essen wird seitdem als Ausdruck von Willensschwäche und als unverantwortliche Gesundheitsgefährdung eingestuft. *„Neuere diätetische Auffassungen beschreiben nicht nur, wie der Mensch sich gesundheitlich sinnvoll verhalten soll, sondern verweisen immer wieder auf die negativen gesundheitlichen Folgen von Fehlverhalten“ (94, S. 13),* was gleichzeitig die Angst vor leiblicher Zerstörung forciert. Mit zunehmender Zuständigkeit der Medizin für Gesundheit und Krankheit wurde eine Trennung der Einheit von Körper, Seele und Geist vollzogen. In Bezug auf die Nahrung griff seit Beginn der Neuzeit der Staat reglementierend ein. Anhand von Luxus- und Sittengesetzen wurde der Konsum von Lebensmitteln geregelt, was einen Wandel von einer *„primär quantitativen zu einer eher qualitativen Bedeutung“ (94, S. 13)* der Nahrung herbeigeführt hat.

Durch die Pathologisierung einer größeren Körperfülle, nicht zuletzt auf Grund starrer Diagnosekriterien mit ihrer Festlegung auf bestimmte Gewichtsgrenzen, ist heute weniger denn je *„Raum für die Entwicklung eines individuellen Körperselbst“* gegeben (94, S 14). In diesem Zusammenhang muss kritisch angemerkt werden, dass angesichts dieser strengen Reglementierung *„das medizinische System als solches nicht zwangsläufig zur Besserung, sondern auch zur Manifestation und Stabilisierung des Krankheitsbildes Essstörung beiträgt.“(94, S. 14).* Der Wunsch vieler Menschen nach einem schlanken und sportlichen Körper entspringt demnach weniger eigenen Bedürfnissen, sondern eher der vermeintlichen Notwendigkeit, den Norm- und Wertvorstellungen der heutigen Gesellschaft zu entsprechen. Dem Zwang zur Selbstkontrolle unterliegend geraten immer mehr Menschen in den Teufelskreis der Essstörungen im Kampf um die Erfüllung kollektiver Schönheitsvorstellungen. (93, S, 14; 94, S. 15)

3. 3 Weibliche und männliche Körperideale

Das Körperideal des Menschen hat sich in der Geschichte immer wieder verändert. Wurden früher einzelne Bereiche des Körpers bewundert, so steht heute der gesamte Körper im Blickfeld. Unserem heutigen Verständnis von Schönheit entspricht der schlanke, wohlproportionierte und durchtrainierte Körper. Waren früher vorwiegend die oberen sozialen Schichten für die Prägung des Schönheitsideals aufgrund ihrer Bekleidungsformen führend, so hat die Mode im Zuge ihrer Entwicklung zu einem Massenphänomen an Bedeutung verloren (93, S. 15; 94, S. 15).

Die Frau stand zu allen Zeiten im Fokus gesellschaftlicher Wertung. Bestand das favorisierte Körperbild zum Ende des Mittelalters in üppigen weiblichen Körperformen bei besonderer Betonung von Hüften und Brüsten mit Hilfe entsprechender Kleidungsstücke, die den Stellenwert der Mutterschaft hervorheben sollten, so galt im Rokoko ein mädchenhaft schlanker Körper als begehrenswert, der durch Reifrock und Korsett geformt zu Unbeweglichkeit und Passivität verurteilt war. Das während der Französischen Revolution – Ende des 18. Jahrhunderts – kurzfristig aus der Mode gekommene Korsett gewann in der Zeit des Bürgertums mit seinem Ideal eines üppigen Busens und ausladenden Beckens seine frühere Bedeutung und stand für die Rolle der Frau als Gestalterin eines harmonischen Familienlebens (93, S 15: 94, S. 16). Erst zu Beginn des zwanzigsten Jahrhunderts entwickelte sich unser heutiges Schönheitsideal, dem besonders Frauen nachzueifern versuchen. *„Immer deutlicher wird die Ablösung des Korsetts durch die Kontrolle der Nahrungsaufnahme als Technik der ästhetischen Aufbereitung des Körpers favorisiert". (94, S. 17).* Moderne Frauen haben also die Unterstützung externer Hilfsmittel gegen intern gesteuerte Nahrungseinschränkung ausgetauscht, um die *„Anpassung an ein gesellschaftlich-funktional überformtes Körperideal" (94, S. 17)* zu erreichen. Dabei haben sie gelernt die *„zu Stereotypen herangereiften Bilder einer idealen Weiblichkeit zu verinnerlichen"*, wobei die Bildung der Identität sich an ihrer Wirkung nach außen orientiert, eine Entwicklung, die unter kritischen Gesichtspunkten als *„äußere Erotisierung und Verschönerung bei gleichzeitiger innerer Entleerung" (94, S. 17)* verstanden werden könnte. Fatalerweise wird der Körper der Frau trotz vermeintlich weit vorangeschrittener Emanzipation sowohl als Ware als auch als Kapital dargeboten. Es liegt die Vermutung nahe, dass die stetige Zunahme der Essstörungen auch zurückzuführen sind auf leidvolle Erfahrungen mit ihrer körperlichen Unvollkommenheit.

Spätestens seit den sechziger- und siebziger Jahren des zwanzigsten Jahrhunderts lässt sich eine deutliche Tendenz zur Steigerung krankhaften Essverhaltens feststellen

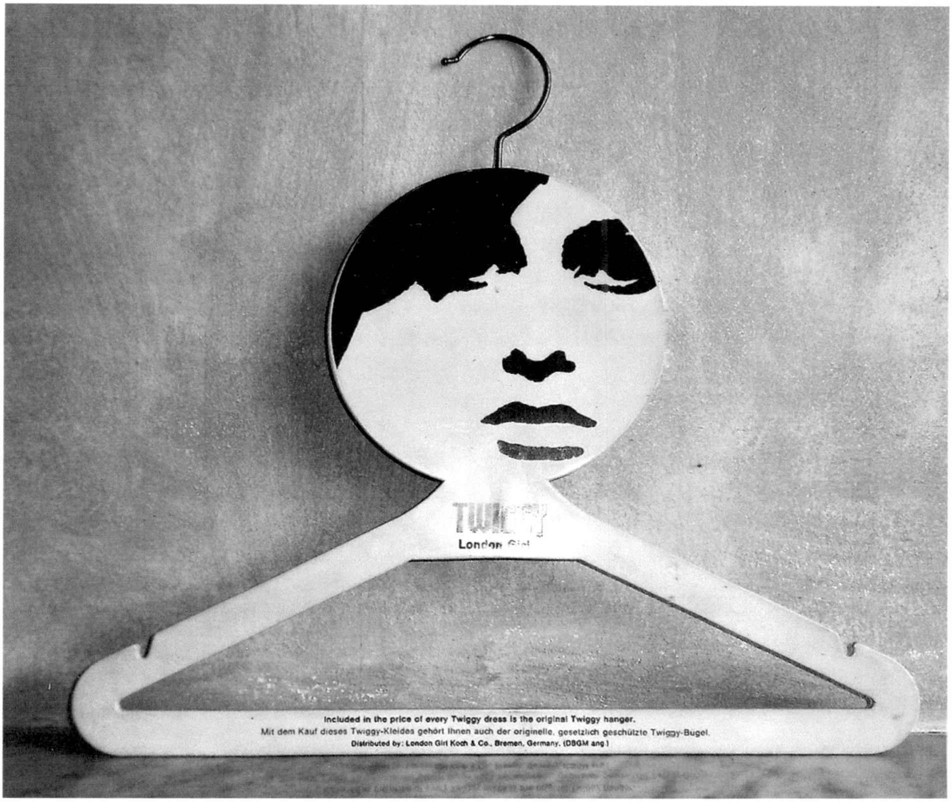

Abb. 1 Das erstrebenswerte Erscheinungsbild des Fotomodells „Twiggy" war für viele junge Mädchen der Auslöser für die Entwicklung einer Anorexia nervosa. Twiggy traf mit ihrer spindeldürren Figur den Zeitgeist und prägte das Frauenbild nachhaltig. Sie hatte einen enormen Beliebtheits- und Bekanntheitsgrad, den Marketingstrategen zu nutzen wussten. So wurde beispielsweise spezielle Twiggy-Mode zusammen mit diesen Kleiderbügeln angeboten, um Verkaufszahlen in die Höhe zu treiben. Die jugendliche Kundin hatte mit dem Kauf des Kleidungsstücks also gleichzeitig das Konterfei ihres Idols erworben. Es ist anzunehmen, dass auch dies die Motivation zum Hungern mit beeinflusste. (Kleiderbügel: Leihgabe aus Privatbesitz Dorit Demmer)

Das Auftreten des Krankheitsbildes der Anorexia nervosa stieg unter jungen Mädchen sprunghaft an und erwarb sich den zweifelhaften Ruf einer Modekrankheit. Dem Vorbild des spindeldürren Fotomodells „Twiggy" nacheifernd hungerten sich immer mehr Teenager an lebensbedrohliche Gewichtsgrenzen.

Während dem Mann von alters her eher technische, wissenschaftliche und wirtschaftliche Bereiche sowie Rationalität im Denken zugesprochen wurden, waren der private Bereich, die Reproduktion, Emotionalität und Intuition Domäne der Frau. Auf der Körperebene kam es beim Mann zur Bildung eines „Körperpanzers" und gleichzeitig zu einer Begrenzung von Wünschen, Bedürfnissen und Ängsten als Schaffung der notwendigen Voraussetzungen für eine rationale Weltbeherrschung.

Der Frauenkörper hingegen musste sich schon immer vereinnahmen lassen als Träger ständig wechselnder Bedeutungsgehalte, die bis zum heutigen Tag mit Hilfe der Mode und Kosmetik oder der Körperformung mittels Diät oder sportlicher Aktivität jeweils hervorgehoben wurden. Der derzeitige Trend lässt eine *„Nivellierung der Körperbilder von Männern und Frauen" (94, S. 18)* und eine Angleichung des weiblichen Körpers an männliche Körperideale erkennen- eine Entwicklung, die weder an Männern noch an Frauen spurlos vorbei geht. Die Ausdrucksfunktion des Körpers erhält nun für beide Geschlechter – wenn auch in unterschiedlicher Gewichtung – immer mehr Bedeutung. Aufgrund der unaufhaltsamen Auflösung traditioneller Geschlechterrollen sind Essstörungen längst nicht mehr eine ausschließlich frauenspezifische Problematik. Seit geraumer Zeit weisen diese psychosomatischen Erkrankungen auch unter Männern eine steigende Tendenz auf. (93, S. 15f; 94,S. 18f).

4. Definitionen

4. 1 Anorexia nervosa

Die Magersucht oder Anorexia nervosa ist die bekannteste der in diesem Buch besprochenen Essstörungen. Sie gilt als eine meist in der Pubertät beginnende psychosomatische Störung, die durch selbst herbeigeführtes ständiges Abnehmen aufgrund minimaler Nahrungszufuhr gekennzeichnet ist (16, S. 16; 94, S. 21). Der geschichtliche Rückblick zeigt, dass von der Magersucht schon immer eine gewisse Faszination ausging, was vermutlich auch der Grund für das ausgeprägte Forschungsinteresse an dieser Krankheit sein dürfte. *„Während der vergangenen Jahrzehnte sind wenige Krankheiten so gründlich untersucht und diskutiert worden wie die Anorexia nervosa oder Magersucht – hauptsächlich von Neuropsychiatern und Endokrinologen. Die Ergebnisse waren einigermaßen unklar und verwirrend." (90, S. 17)* äußert sich die international anerkannte Expertin Mara Selvini Palazzoli. So kann die Anorexie als klassische psychosomatische Krankheit gesehen werden, *„die ihren Charme aus der Mischung von Gefährlichkeit und Originalität bezieht." (9, S. 197)*

Nach den Diagnostischen Kriterien des Diagnostischen Statistischen Manuals Psychischer Störungen DSM-IV für Anorexia nervosa von 1994 werden heute zwei Untergruppen unterschieden. Danach ergibt sich eine Einteilung in den sogenannten restriktiven Typus und den sogenannten Binge-eating/Purging-Typus. Während sich die restriktive Form (oder Typ I: passive Form allein durch drastische Nahrungseinschränkung auszeichnet, handelt es sich beim Binge-eating/Purging-Typus (oder Typ II: aktive Form um die bulimische Ausprägung der Anorexie (16). Kennzeichnend hierfür sind regelmäßige Fressanfälle und darauf folgendes selbstinduziertes Erbrechen, Laxantien-Abusus, der Gebrauch von Diuretika und Klistieren (30). Zusätzlich kann eine Unterteilung der Magersucht in drei Schweregrade vorgenommen werden. Schweregrad I bezeichnet die leichteste Form, bei der noch keine lebensbedrohende Gewichtsabnahme und keine schweren psychischen Veränderungen und Verhaltensstörungen bestehen. Eine Bereitschaft zur Therapie ohne vorausgegangene fehlgeschlagene Behandlungen ist bei diesem Ausprägungsgrad noch vorhanden. Bei Schweregrad II liegt eine fortschreitende, jedoch nicht kritische Gewichtsabnahme vor. Die Symptomatik ist mittelschwer ausgeprägt; die Therapiebereitschaft – bei bereits vorausgegangenen Therapieversuchen – gilt als eingeschränkt.

Bei Schweregrad III handelt es sich um die lebensbedrohende Form mit extremem Untergewicht, totaler Nahrungsverweigerung und ausgeprägter physischer und psychischer Symptomatik, weshalb eine zwingende Indikation zur klinischen Behandlung besteht (16, S. 30). Darüber hinaus lässt sich die Anorexie nochmals unterscheiden in zwei Erscheinungsformen. Das typische Krankheitsbild zeigt sich bei der Magersucht in der Pubertäts- und Adoleszenzphase und wird üblicherweise als primäre Anorexie bezeichnet. Die andere, weniger bekannte Form – atypische Anorexie genannt – tritt im späteren Lebensalter meist nach belastenden Ereignissen oder zur Durchsetzung bestimmter Ziele auf (94, S. 34). Im Rahmen dieses Buches wird es jedoch im wesentlichen um die häufiger auftretende primäre Anorexie gehen, welche im Gegensatz zur atypischen Form die charakteristischen Züge aufweist, nämlich das *„Anstreben von Dünnsein im Kampf um eine unabhängige Identität, wahnhafte Leugnung, dünn zu sein, intensives Beschäftigt sein mit Essbarem, Hyperaktivität und das Streben nach Perfektion." (60, S. 20).*

Die Bezeichnung Anorexia nervosa geht auf Sir William Gull, einen britischen Arzt zurück, der sie im Jahr 1874 prägte und wird bis heute in der medizinisch-wissenschaftlichen Literatur weiter verwendet, obwohl sich diese Namensgebung mittlerweile als unzutreffend erwiesen hat. Anorexie bedeutet Appetitlosigkeit, genauer gesagt „fehlendes Verlangen" nach dem griechischen Anorexis, wodurch man dem Seelenleben der Anorektikerin nicht gerecht wird, wenn man die Bezeichnung im ethymologischen Sinn benutzt. Betroffene Frauen leiden gerade in der Anfangsphase ihrer Erkrankung unter erheblichem Hunger und haben ein zum Teil zwanghaftes Interesse am Essen, was sie allerdings zu verbergen suchen. Ihre Anorexis im Wortsinn ist demzufolge nur eine von ihnen errichtete Fassade.

Allen Anorexia nervosa- Patientinnen ist gemein, dass nicht die Anorexia – also der Appetitverlust – sondern das „nervosa" – die psychischen Begleiterscheinungen, als Verursacher für den Gewichtsverlust verantwortlich zu machen sind (90, S. 37ff; 24, S. 117). In Übereinstimmung mit vielen Fachkollegen wird von Lilli Gast die Überzeugung geäußert, dass die Nahrungskarenz ein willentlicher und bewusster Akt sei, der sich gegen ein ausgeprägtes Hungergefühl durchsetzen müsse, wodurch sich dann im Verlauf der Erkrankung in vielen Fällen Heißhungeranfälle manifestieren könnten (22, S. 5f).

4. 2 Bulimia nervosa

Der Begriff Bulimie hat seinen Ursprung in der griechischen Sprache und setzt sich aus den Wörtern bous = Ochse und limos = Hunger zusammen. Ins Deutsche wird es mit den Begriffen „Stierhunger" (94, S. 25) oder aber im übertragenen Sinne als „verzehrender Hunger" übersetzt (34; 112, S. 7; 50, S. 17). *„Die Bulimie ist eine psychogene Essstörung, die gekennzeichnet ist durch den unwiderstehlichen und anfallsartigen Drang, große Nahrungsmengen innerhalb kürzester Zeit in sich hineinzuschlingen, begleitet von der Angst, an Gewicht zuzunehmen. Deshalb geht sie einher mit zunächst selbst induziertem und später reflektorischem, heimlichen Erbrechen. Das durchschnittliche Körpergewicht der Bulimiepatienten liegt im Normbereich oder etwas darüber." (110)* lautet eine der zahlreichen Definitionen.

Die Bulimie geriet erst im Jahre 1976 zunehmend ins Blickfeld der Öffentlichkeit. Aufgrund der stetigen Zunahme ihres Auftretens wurde sie im Jahre 1980 von der American Psychiatric Association in das Diagnostische und Statistische Manual Psychischer Störungen (DSM III) aufgenommen. Damit erhielt die Bulimie den Status eines eigenständigen Krankheitsbildes, dessen Schweregrad an der Anzahl der Heißhungerattacken bemessen wird. Die Bulimie wird zu ihrer Einordnung in drei Schweregrade unterteilt. Die leichteste Form – als Schweregrad I bezeichnet – beinhaltet Fressanfälle 2–3 mal pro Woche, setzt eine Krankheitsdauer von mindestens 6 Monaten und eine Bereitschaft zur Therapie – ohne vorausgegangene therapeutische Misserfolge – voraus. Schweregrad II bezeichnet eine Störung mit einem täglichen Auftreten von Fressanfällen, einer Krankheitsdauer von 1–2 Jahren und mittelschwerer psychischer Symptomatologie mit phasenhaft stärkerer depressiver Verstimmung und Suizidgedanken. Therapieversuche – bisher ohne genügenden Erfolg – schränken eine Therapiebereitschaft ein. Bei Schweregrad III liegen täglich mehrfache Fressanfälle, Medikamenten-und/ oder Alkoholabusus vor. Eine erhebliche Depressivität mit Suizidgefahr und ein großer Leidensdruck stellt eine zwingende Indikation für eine klinische Behandlung dar. (16;S. 30; 93, S. 20)

In der Fachwelt wird darüber hinaus eine weitere Unterscheidung vorgenommen. Während der sogenannte Purging-Type das Gewicht durch selbstinduziertes Erbrechen oder Medikamentengebrauch (Laxantien, Diuretika) nach den Heißhungerattacken reguliert, erreicht der Non-Purging-Type eine Gewichtsreduktion durch Fasten oder exzessiven Sport nach den Heißhungerattacken. Halmi, Experte auf dem Gebiet der Erforschung und Behandlung von Essstörungen, nimmt eine weitere Einteilung vor. Er unterscheidet zwischen Typ I der Bulimie, gekennzeichnet durch das Fehlen einer magersüchtigen Phase und Typ II mit initialer oder intermittierender Magersucht (16, 23; 93, S. 20)

4. 3 Esssucht/ Binge Eating Disorder; Adipositas

Die Bezeichnung Adipositas wird abgeleitet aus dem lateinischen adipatus, was gleichbedeutend mit dem Adjektiv fettig ist und bezeichnet eine Störung, bei der die Fettansammlung des Körpers über das normale Maß erheblich hinausgeht (94, S. 26)

Die deutsche Bezeichnung Ess- oder Fettsucht weist auf psychogene Entstehungsfaktoren hin und so besteht weitestgehend Einigkeit darüber, dass *„es sich bei allen Essstörungen (...) um Sucht-Mechanismen oder Abhängigkeit (...)" handelt. (108)*. In den meisten Fällen ist eine Adipositas die Folge *„einer den individuellen Energiebedarf chronisch überschreitenden Energieaufnahme über einen längeren Zeitraum hinweg" (108).*

In wenigen Ausnahmen liegen der Störung rein organische Krankheiten zu Grunde. Esssüchtige essen zwanghaft und kreisen gedanklich ständig um das Thema Essen und die Folgen für ihren Körper. Dazu kommt die exzessive Beschäftigung mit komplizierten „Essenssystemen", Diäten, Fasten und Bewegung. Esssucht mündet häufig in der Fettleibigkeit mit entsprechenden gesundheitlichen und sozialen Problemen. Erst in neuerer Zeit rückt die mit Binge Eating Disorder bezeichnete Essstörung in den Blickpunkt, obwohl sie erstmalig bereits im Jahr 1959 von Strunkard beschrieben wurde (108). Binge ist ein englischer Begriff und wird erklärt als *„a time of wild or excessive eating and drinking“ oder „to eat and drink excessively or without being able to control oneself (71, S. 102 f).* Binge Eating bezeichnet also eine Störung, in der suchtartige Heißhungergefühle zu regelmäßigen Fressattacken mindestens zweimal wöchentlich führen, bei denen innerhalb kürzester Zeit ungewöhnlich große Nahrungsmengen verschlungen werden. Von der Bulimie unterscheidet sich die Binge Eating Disorder durch ausbleibende Maßnahmen zur Gewichtsreduktion, weshalb sie oft mit einer Adipositas, also Fettleibigkeit, einhergeht. (108)

Das Krankheitsbild der Esssucht wird nach Strunkard anhand des Essverhaltens in drei Gruppen unterteilt:

1. Die kontinuierlichen Mehresser als die mit 80% zahlenmäßig am stärksten vertretene Personengruppe, die permanent mehr Nahrung zu sich nimmt, als es dem Energiebedarf des Körpers entspricht.

2. Die Nachtesser sind mit rund 10 % jene Gruppe mit dem Syndrom des nächtlichen Essens bei gleichzeitigem Bestehen morgendlicher Appetitlosigkeit. Es wird angenommen, dass diesem Verhalten Stressgefühle zu Grunde liegen, die nur durch das Essen aufzulösen sind, weshalb diese Erscheinungsform als schwer behandelbar gilt.

3. Die Rauschesser oder Binge Eaters sind gekennzeichnet durch anfallartig auftretende Fressattacken mit dem Verschlingen großer Nahrungsmengen innerhalb kürzester Zeit, gefolgt von Scham- und Schuldgefühlen (108)

Des weiteren sind die sogenannten „latent Adipösen“ anzuführen, die kein, beziehungsweise wenig Übergewicht haben, das aktuelle Gewicht jedoch nur durch massive kognitive Kontrolle des Essverhaltens aufrecht erhalten können. (94, S. 27) (siehe hierzu auch Abschnitt 8. 1)

5. Epidemiologie

Über die Auftretenshäufigkeit und Verbreitung der Anorexia nervosa gibt es eine Vielzahl von Studien, die jedoch keine genauen Zahlen nennen können, was unter anderem darauf zurückzuführen ist, dass bisher international keine übereinstimmenden Diagnosekriterien herangezogen werden. Dadurch kann insbesondere eine klare Abgrenzung zum Krankheitsbild der Bulimia nervosa nicht immer vollzogen werden. Weitere Ungenauigkeiten ergeben sich aus dem Umstand, dass die meisten Erhebungen bei Patientinnen in der klinischen Behandlung gemacht werden, wodurch jene Erkrankten, die sich ambulanter Therapie oder Beratung unterziehen, sowie Fälle von Selbstheilungen, nicht in die Statistiken eingehen. So gibt es nur wenige als repräsentativ zu betrachtende epidemiologische Stichproben. Es muss von einer hohen Dunkelziffer ausgegangen werden. (93, S. 32).

Die alters- und geschlechtsspezifische Verteilung der Bulimia nervosa lässt sich anhand verschiedener Untersuchungsergebnisse aus Stichproben, Prävalenzstudien, Fallidentifikationen über Presseaufrufe und Fragebogen synoptisch darstellen. Dabei muss ebenso wie bei den anderen Essstörungen berücksichtigt werden, dass die Untersuchungen meist nur an ausgewählten Bevölkerungsgruppen eines Landes, von den verwendeten Kriterien abhängig und an selegierten Stichproben – ausschließlich Frauen – durchgeführt wurden. Die daraus resultierende Ungenauigkeit der Angaben erklärt sich durch mangelnde Anwendung methodisch fundierter Untersuchungen an größeren und repräsentativen Bevölkerungsgruppen (112, S. 19). Die Adipositas oder Fettsucht gilt als weltweit zunehmendes Problem, das mittlerweile von der Weltgesundheitsorganisation WHO als globale Epidemie beziehungsweise Pandemie eingestuft wird.

Eine Reihe von Studien belegt das hohe Auftreten dieser Störungsbilder mit weltweit steigender Tendenz. Übergewicht hat enorme gesundheitliche, finanzielle und sozialwirtschaftliche Folgen und steht daher auch von Seiten der Politik im Blickpunkt des Interesses. (108)

5. 1 Geschlecht und Häufigkeit

Trotz der genannten Schwierigkeiten bei der Erhebung der Daten ergibt sich jedoch ein Bild, das auf eine stetige Zunahme der Erkrankungen hinweist. Schon 1986 gaben Garfinkel et al. für die Magersucht eine Prävalenzrate von einem Krankheitsfall auf 100–150 Mädchen in der Adoleszenz an (21). Nach übereinstimmenden Aussagen in der Fachliteratur sind von der Erkrankung mit ca. 90 bis 95 % überwiegend Frauen betroffen. Herpertz gibt die Häufigkeit der Anorexie mit Werten zwischen 5 % und 10 %, abhängig von den zugrundeliegenden Diagnosekriterien, an (34).

Nitz berichtet bezüglich der Magersucht über eine bemerkenswerte Beobachtung bei einer über 30 Jahre währenden Langzeitstudie in deren letzter Dekade (1951–1960), wonach ein eklatanter Anstieg der Erkrankungszahlen von 1,1 auf 5,8 Neuerkrankungen, erfasst in psychiatrischen Krankenhäusern und allgemeinen Krankenhäusern einer definierten Region in Südschweden mit 1,3 Mio. Einwohnern, zu verzeichnen war (68; S. 19). Für Deutschland werden nach aktuellen Ermittlungen für die Magersucht rund 100. 000 Betroffene genannt (98;108). Einer Studie der Universität Jena zufolge gaben in einer Befragung von Kindern im Alter zwischen 8 und 12 Jahren 32 % der Normalgewichtigen unter ihnen an, sie fühlten sich zu dick. 18 % der teilnehmenden Mädchen und 19 % der Jungen versuchten gerade, abzunehmen. (98)

Stahr et al. verweisen unter Berufung auf verschiedene Studien in Westeuropa, Japan und Nordamerika auf einen kontinuierlichen Anstieg der Inzidenzrate über die letzen Jahrzehnte hinweg. Danach ist von einer durchschnittlichen Inzidenzrate der Anorexia nervosa bei Schülerinnen und Studentinnen von 0,4 bis 4 % pro 100 000 Einwohner und einer Prävalenz zwischen 0,2 bis 4 % auszugehen (94, S. 32). Man hat herausgefunden, dass es spezielle Risikogruppen gibt, die vermutlich aufgrund eines hohen „Schlankheitsdrucks" Prävalenzraten von 7 % aufweisen. Dazu zählen Angehörige bestimmter Berufsgruppen wie beispielsweise Ballettschülerinnen oder Models (34). Nach einer österreichischen Studie aus dem Jahr 2006 über das Auftreten von Essstörungen bei Models wurde sogar eine Prävalenzrate von 11,4 % der befragten Personen ermittelt. Zum Untersuchungszeitpunkt waren über 40 % der Probandinnen auf Diät (108). Die Mortalitätsrate bei der Magersucht kann aufgrund unterschiedlicher Studien mit Werten zwischen 5 % und 15 % angegeben werden (58; 94, S. 33). Die Anorexia nervosa gilt heute als Todesursache Nummer eins bei Frauen zwischen 15 und 24 Jahren. (98)

Übereinstimmend ergibt sich anhand der zahlreichen Untersuchungen das Bild, dass es sich auch bei der Bulimie um eine überwiegend frauenspezifische Krankheiten handelt. Allerdings orientieren sich auch die meisten auf das Krankheitsbild der Bulimie bezogenen Studien, die bis heute vorliegen, an ausschließlich auf Frauen bezogene selegierte Stichproben. *„Da die Formen der einzelnen Essstörungen sich häufig ineinander übergehend vermischen, sind sie schwer zu trennen" (98)*

Zudem muss auch bei der Bulimia nervosa von einer hohen Dunkelziffer ausgegangen werden. Vor diesem Hintergrund sind einzelne Zahlen und Angaben mit Vorsicht und unter Vorbehalt zu betrachten. So schätzt man die Anzahl der an Bulimie erkrankten Frauen in der Bundesrepublik auf 2 %– 4 %, beziehungsweise ca. 3 % der Schülerinnen. Für die USA ergab sich aufgrund einer Befragung von Collegestudenten eine Prävalenz von 10 %. Bei englischen Schülerinnen wurden 0,4 % und 19 % bei Studenten unter Berücksichtigung abweichender Diagnosekriterien festgestellt. Aufgrund einer weiteren Untergliederung konnten unter den an Bulimie Erkrankten 20,9 % mit phasenhaft auftretenden Fressanfällen, von diesen wiederum 4,9 % mit Abführmittelgebrauch und 2,9 % mit Erbrechen ermittelt werden.

Die Häufigkeit des Auftretens bei Männern lässt sich bis heute nur schätzen und sogar die Schätzung gestaltet sich recht schwierig. Man geht davon aus, dass ein Verhältnis von 12 Frauen zu einem Mann vorliegt. Schätzungen zufolge wird von einer weltweiten Häufigkeit von Anorexie und Bulimie bei Männern von 1 % ausgegangen (110, 30, 34) (16, S. 20; 112, S. 19f; 94, S. 48ff). Durch die zunehmende Nivellierung der Geschlechterrollen in der heutigen Gesellschaft ist nach Expertenmeinung mit einem weiteren Anstieg der Erkrankungsfälle zu rechnen (94). Die Adipositas beziehungsweise Übergewichtigkeit ist in der westlichen Welt am weitesten verbreitet und auf beide Geschlechter fast gleichmäßig verteilt. Nach Schätzungen sind zwischen 30 und 40 % der US-Amerikaner übergewichtig. Für Deutschland (West) wurde bereits 1980 ein Wert von 18 % ermittelt, während eine Vergleichsstudie aus der damaligen DDR 30 % der Bevölkerung als adipös beziehungsweise fettsüchtig ausweist. (94, S. 33).

Für das „neue" Störungsbild im Rahmen der Fettsucht – die Binge Eating Disorder – wurde ein Vorkommen von 2% innerhalb der Gesamtbevölkerung der Bundesrepublik ermittelt. (108). Nach Expertenschätzungen entfallen davon rund ein Drittel auf die männliche Bevölkerung. (98). Georg Ernst Jacoby, Leiter einer Spezialklinik in Bad Oeynhausen, schätzt die Zahl der Betroffenen auf insgesamt 1,5 bis 2 Millionen, womit die Binge Eating Disorder die Bulimie bereits überflügelt hat (108)

Aktuellen Schätzungen zufolge leiden zusammen genommen mindestens 700. 000 Deutsche an einer Essstörung, wovon rund 100. 000 magersüchtig sind (s.o.). Die Dunkelziffer besonders bei Erwachsenen gilt als hoch. Genauere Zahlen gibt es hingegen bei Kindern und Jugendlichen. Nach einer Studie des Robert-Koch-Institutes mit über 17. 000 Teilnehmern zwischen 11 und 17 Jahren leiden fast 30 % der Mädchen und 15 % der Jungen an einer der drei Störungen. (108; 98)

5. 2 Alter

Der Erkrankungsgipfel der Anorexie liegt – verschiedenen Erhebungen zufolge – zwischen 17 und 18 Jahren. Die Krankheit wird überwiegend ab dem zehnten Lebensjahr beobachtet und kann damit als typisch für die Phase der Pubertät und Adoleszenz gelten. So spricht man auch in der Hauptsache von der Pubertätsmagersucht, die in Unterscheidung zu anderen Anorexieformen als die „echte" Magersucht gilt (94, S. 33f; 68, S. 21). Außerpubertäre Anorexien weisen nach Ansicht von Fachleuten nicht die klassischen Merkmale der Pubertätsmagersucht auf und unterscheiden sich insbesondere durch die intrapsychischen Vorgänge (22). Clauser sieht die Erkrankung im Gegensatz zur vorherrschenden Meinung nicht auf die oben genannte Altersgruppe beschränkt und nimmt für die Magersucht folgende Unterteilung vor (Clauser zit. in: 22, S. 6f):

1. Das Verweigern der Brust durch den Säugling als früher Vorläufer der Magersucht.
2. Nervöse Unterernährung im Kindesalter: juvenile Magersucht
3. Pubertätsmagersucht bei jungen Mädchen – der klassische Fall der Anorexia nervosa

4. Postpartuale Magersucht in der Nachpubertät
5. Klimakterische Anorexie
6. Anorexia senilis im Greisenalter

Des weiteren werden immer wieder vereinzelt Spätmanifestationen der Anorexie beobachtet, die einerseits als Pseudo-Magersucht, andererseits im Hinblick auf ihre psychopathologischen Befunde unterschiedslos zu Anorexien im „klassischen Sinn" gesehen und entsprechend eingeordnet und behandelt werden sollten. (16, S. 25).

Das Eintrittsalter der Bulimie liegt in der Regel im Zeitrahmen zwischen 15 und 35 Jahren. Die Meinungen über Symptombeginn und Manifestationsalter hingegen gehen bei den einzelnen Fachleuten zum Teil weit auseinander. Liegt der Symptombeginn nach Langsdorff oder nach Paul im Alter zwischen 14 und 20 Jahren so legen andere den Beginn auf ein Lebensalter zwischen 20 und 30 Jahren fest. So kann von einem Durchschnittsalter von ca. 24 Jahren ausgegangen werden. In vereinzelten Fällen wird von Erstmanifestationen der bulimischen Erkrankung nach dem 30. Lebensjahr berichtet, weshalb man in diesen Fällen auch von einer Spätbulimie spricht (94, S. 34; 112, S. 20; 16, S. 20). Die Esssucht und das meist damit einhergehende Übergewicht bis hin zur Fettleibigkeit macht vor keiner Altersklasse halt. Nach aktuellen Erhebungen sind heute bereits kleine Kinder im Vorschulalter davon betroffen. Jedes fünfte Kind in der Bundesrepublik Deutschland gilt als übergewichtig. (108)

5. 3 Bildungsstand und soziale Schicht

In Fachkreisen besteht weitgehende Einigkeit darüber, dass die Anorexie überwiegend in den mittleren bis höheren sozialen Schichten, also gehobenen Einkommens- und Bildungslagen, anzutreffen ist (94, S. 34). Dies zeigt beispielhaft eine Studie an englischen Oberschulen, die zu folgenden Ergebnissen kam: Bei den Privatschulen – eher privilegierten Mädchen vorbehalten – lag die Prävalenzrate bei 0,46 % (das entspricht einem Erkrankungsfall unter 200 Mädchen), wobei ein deutlicher Anstieg bei der Altersgruppe der über Sechzehnjährigen zu verzeichnen war mit einer Prävalenzrate von 1,05 % (eine von 100 Schülerinnen). Im Gegensatz dazu lag die Prävalenzrate bei den Gesamtschülerinnen bei ca. 0,33 % (d. h. eine von 300 Schülerinnen) in der Altersgruppe der über Sechzehnjährigen (68, S. 21).

Soziodemographische Untersuchungen ergaben, dass von Bulimie betroffene Frauen ebenfalls überwiegend aus der leistungsorientierten Mittel -und Oberschicht stammen. Da *„in unseren soziokulturellen Breiten soziale Schicht und Bildung aufs engste verknüpft"* sind, könnte gerade darin *„ein problemverschärfendes Potential liegen, indem bulimische Frauen einen ihrem Bildungsstand angemessenen sozialen Status (noch) nicht erreicht haben" (112, S. 20)* mutmaßt ein Expertenteam. Bei Untersuchungen ließ sich bei 60 % der betroffenen Frauen Abitur oder Hochschulabschluss nachweisen. Es muss mitbedacht werden, dass Nahrung schichtabhängig unterschiedliche Bedeutungen hat, wodurch sich die geringere Häufigkeit von Anorexie und Bulimie in niedrigeren sozialen Schichten trotz ansonsten höherer Problembelastung erklären lässt. Nahezu alle Fachleute geben allerdings an, dass ein gewisser Trend zur schichtunabhängigen Verbreitung der Essstörungen zu beobachten sei (94, S. 34; 68, S. 19). Gast vermutet die *„gesellschaftliche Umstrukturierung der Nachkriegsjahre“* mit einer *„Etablierung einer breiten nivellierten Mittelschicht“ (22, S. 6)* als Ursache für diese Entwicklung. Dennoch haben noch immer die übereinstimmenden Ergebnisse von Studien über den Zusammenhang von Adipositas und sozio- ökonomischem Status Gültigkeit. Danach ist *„die Häufigkeit von Adipositas um so höher, je niedriger der sozio- ökonomische und Bildungsstatus der betreffenden Personen liegt“ (94, S. 35).* Verschiedenen Erklärungsansätzen zufolge liegen die Gründe für das gehäufte Auftreten von Übergewicht in unteren sozialen Schichten im gewohnheitsmäßigen Zurückgreifen auf das Essen als Ersatzbefriedigung nach erlittenen Frustrationserlebnissen im sozialen Bereich oder in einer Überkompensation des nicht vorhandenen sozialen Gewichts durch erhöhtes Körpergewicht. (94, S. 35) (siehe hierzu auch Abschnitt 8. 5. 2)

Weiterhin gibt es Belege für Abweichungen zwischen Stadt- und Landbevölkerung. So liegt nach deckungsgleichen Resultaten aus verschiedenen Untersuchungen die Häufigkeit des Auftretens der Fettleibigkeit in *„städtisch-urbanen Regionen (...) signifikant unter der ländlichen Bevölkerung.“ (94, S. 33)*

5. 4 Transkultureller Vergleich

Essstörungen sind nach übereinstimmenden Untersuchungsergebnissen ein vorwiegend in der westlichen Welt auftretendes Phänomen, welches in den Ländern der Dritten Welt sowie in Osteuropa kaum eine Rolle spielt. Es zeichnet sich jedoch die Tendenz ab, dass im Zuge der Globalisierung und den damit einhergehenden politischen und gesellschaftlichen Umbrüchen auch hier mit einem Anstieg der Erkrankungen gerechnet werden muss (94, S. 32).

In einer Studie aus dem Jahre 1993 wurden chinesische Frauen zu ihrem Körpergewicht befragt. Zu diesem Zeitpunkt verneinten alle die Angst vor dem Dickwerden aufgrund der traditionellen chinesischen Vorstellungen von weiblicher Schönheit. Drei Jahre später fühlten sich die selben Frauen im unteren Körperbereich zu dick. Daraus wurde geschlussfolgert, dass von den Chinesinnen das westliche Denkmuster – mit dem eigenen Körper unzufrieden zu sein – übernommen wurde.

Des weiteren wurde eine Hypothese aufgestellt, nach der die Zunahme der Gewichtskontrolle bei chinesischen Frauen mit der sich rapide verstädternden chinesischen Gesellschaft zusammenhänge und daraus folgend immer mehr Frauen prädisponiert seien, eine Essstörung zu entwickeln. Die Studie hält fest, dass Faktoren für die Entstehung von Essstörungen mittlerweile in fast allen Kulturen vorliegen, allerdings gäbe es feine

Unterschiede darin, wie die Sorge um das Gewicht ausgedrückt werde (30; 93).

Das oben angeführte Beispiel chinesischer Frauen bezeugt eindrucksvoll den Verlauf der Entwicklung aufgrund des im Zuge der Globalisierung sich rasant vollziehenden gesellschaftlichen Wandels und lässt befürchten, dass Essstörungen langfristig betrachtet zu einem sich nahezu welteit ausbreitenden Problem werden könnten.

6. Diagnostik, Symptomatologie

6. 1 Diagnosesysteme

Das „Diagnostic and Statistical Manual of Mental Disorders" (DSM) der American Psychiatric Association und die International Classification of Diseases" (ICD) der Weltgesundheitsorganisation sind die weltweit gebräuchlichsten und fundiertesten Klassifikationssysteme. Seit 1994 liegt das DSM-IV vor, welches die Aufgabe hat, über 200 psychische Störungen zu klassifizieren, zu definieren und zu beschreiben.

Die Diagnosesysteme sollen drei Eigenschaften aufweisen:
1. Weitverbreitete knappe Sprache
2. Klärung der Ätiologie
3. Behandlungsplan

Die Vorteile der Klassifikation liegen in der erleichterten Kommunikation zwischen den Behandelnden und ermöglichen eine differenziertere Suche nach den Ursachen psychischer Störungen. Auf der anderen Seite gibt es auch Nachteile. So besteht zum Beispiel durch eine zu starre Einordnung die Gefahr von Etikettierungen, die den Blick auf die Besonderheiten des Einzelfalls verstellen oder es wird bemängelt, dass nichts über Ursachen und Aufrechterhaltung der Störung ausgesagt wird. Um möglichst viele maßgebliche Krankheitsfaktoren berücksichtigen zu können, werden Patienten mit Hilfe des DSM-IV auf 5 Achsen beurteilt, welche ein „Multiaxiales System" bilden. Die Achsen lassen sich wie folgt untergliedern:

Achse I:	Klinische Syndrome
Achse II:	Entwicklungsstörungen, Persönlichkeitsstörungen
Achse III:	Allgemeiner medizinischer Zustand
Achse IV:	Psychosoziale Schwierigkeiten und Belastungen durch die Umwelt
Achse V:	Erfassung des generellen Funktionszustandes der Person

Dabei dienen die Achsen I und II der aktuellen Diagnose, Achse III bis V der Erfassung anderer Symptome. Nach dieser Untergliederung befinden sich die Essstörungen Anorexie (307. 1) und Bulimie (307. 51) auf der Achse I und II des DSM-IV. In der ICD-10-Klassifikation ist die Anorexie F. 50. 0 und die Bulimie F. 50. 2 kategorisiert (100)). *„Die beschreibende Sammlung von Symptomen im ICD 10 hat wenig mit dem Stand der Forschung und klinischer Theorie zu tun." (98)* lassen kritische Stimmen verlauten. So sind dort nur Anorexia und Bulimia nervosa eindeutig erfasst.

Da aber bei Patienten häufig Verhaltensweisen aus verschiedenen Essstörungsformen zu beobachten sind, werden sie bisweilen unter F. 50. 8 den Sonstigen Essstörungen zugeordnet. Die Einordnung der Esssucht erfolgt unter F. 50, F 50. 3, F 50. 4, F 50. 8

oft in Verbindung mit E 66. Die Binge Eating Disorder ist – obwohl 1959 erstmals beschrieben- nicht im ICD 10 vertreten und wird unter F 50. 9 (Nicht näher bezeichnete Essstörungen) oder unter F 50. 4 (Essattacken bei sonstigen psychischen Störungen) subsumiert. Im amerikanischen Klassifikationssystem DSM IV hat die Binge Eating Disorder mittlerweile Kandidatenstatus (98)

6. 2 Diagnosekriterien

Noch immer steht eine übereinstimmende Klassifikation der Krankheitsbilder in der Forschungsliteratur aus, was wegen der Komplexität ihrer Erscheinungsformen vermutlich auch schwer zu erreichen sein wird. Je nach Blickrichtung kommt es zu unterschiedlichen Schlüssen und Widersprüchen. Letztendlich sind Ursachen und Entstehungskriterien der Anorexie und der Bulimie beziehungsweise der Binge Eating Disorder/Esssucht und Adipositas noch immer nur unzureichend aufgeklärt (94, S. 23). Die Vielzahl der Erklärungsansätze und Deutungsmuster stiften Verwirrung, weshalb bei nachfolgender Aufzählung eine Beschränkung auf besonders bedeutsam erscheinende Kriterien erforderlich wurde.

6. 3 Diagnosekriterien Anorexie, Bulimie und Esssucht/ Binge Eating Disorder

Diagnostische Kriterien des DSM-IV für die Anorexia nervosa

1. Weigerung, das Minimum des für Alter und Körpergröße normalen Körpergewichts zu halten (z. B. der Gewichtsverlust führt dauerhaft zu einem Körpergewicht von weniger als 85 % des zu erwartenden Gewichts; oder das Ausbleiben einer während der Wachstumsperiode zu erwartenden Gewichtszunahme führt zu einem Körpergewicht von weniger als 85 % des zu erwartenden Gewichts).
2. Ausgeprägte Ängste vor einer Gewichtszunahme oder davor, dick zu werden, trotz bestehenden Untergewichts.
3. Störung bei der Wahrnehmung der eigenen Figur und des Körpergewichts,
4. Übertriebener Einfluss des Körpergewichts oder der Figur auf die Selbstbewertung, oder Leugnen des Schweregrades der Erkrankung auch bei gegenwärtigem extrem geringem Körpergewicht.
5. Bei postmenarchalen Frauen das Vorliegen einer Amenorrhoe, d. h. das Ausbleiben von mindestens drei aufeinander folgenden Menstruationszyklen. Eine Amenorrhoe wird auch dann angenommen, wenn bei einer Frau die Periode nur nach Verabreichung von Hormonen, z. B. Östrogen, eintritt.

Bestimmung des Typus:

Restriktiver Typus:
Während der aktuellen Episode der Anorexia nervosa hat die Person keine regelmäßigen „Fressanfälle" gehabt oder hat ein „Purging"-Verhalten (d.h. selbstinduziertes Erbrechen oder Missbrauch von Laxantien, Diuretika oder Klistieren) gezeigt.

Binge Eating / „Purging"-Typus:
Während der aktuellen Episode der Anorexia nervosa hat die Person regelmäßig Fressanfälle gehabt und hat „Purging"-Verhalten (das heißt selbstinduziertes Erbrechen oder Missbrauch von Laxantien, Diuretika oder Klistieren) gezeigt. (Diagnostische Kriterien des DSM-IV für Anorexia nervosa (307. 1) in (30)

Diagnostische Kriterien für die Anorexia nervosa nach Feighner et al. (in 94, S. 37f)
Feighner et al. führen nachfolgend aufgeführten Symptome zur Klassifikation der Magersucht an:

1. Alter bei Krankheitsbeginn unter 25 Jahre
2. Gewichtsverlust von mindestens 25 % des ursprünglichen Körpergewichts.
3. Eine verzerrte und unnachgiebige Einstellung gegenüber dem Essen beziehungsweise dem Gewicht, die sich weder durch Versprechungen, Ermahnungen oder Drohungen beeinflussen lässt und Hungergefühle ignoriert, zum Beispiel:
   a. Verleugnung der Krankheit und Unvermögen, Ernährungsgewohnheiten als krankhaft zu erkennen.
   b. Offensichtliches Begrüßen des Gewichtsverlustes und Demonstration, dass Essensverweigerung ein angenehmes Erlebnis sei.
   c. Das Anstreben eines extrem dünnen Körpers und offensichtliches Bemühen darum, den Anschein zu erwecken, dass es lohnend sei, diesen Zustand zu erreichen und zu halten.
   d. Ungewöhnliches Horten von Nahrungsmitteln bzw. das Hantieren damit.
4. Keine bekannte medizinische Erkrankung, die als Ursache für den Gewichtsverlust herangezogen werden könnte.
5. Keine andere psychiatrische Erkrankung, insbesondere keine primäre affektive Erkrankung, Schizophrenie, Zwangsneurose oder phobische Neurose.
6. Zumindest zwei der folgenden Manifestationen:
   - Amenorrhoe
   - Lanugobehaarung
   - Bradykardie
   - Hyperaktivität
   - Bulimische Episoden mit selbstinduziertem Erbrechen

Diagnostische Kriterien für die Anorexia nervosa nach Hilde Bruch: (in: 94, S. 38)

1. Störungen des Körperschemas
2. Störung der Wahrnehmung von Körpersensationen und deren kognitiver Interpretation
3. Gefühl der eigenen Ohnmacht.

Diagnostische Kriterien für die Bulimia nervosa nach Russell (in: 74, S. 44)

Im Jahre 1979 definierte Russell noch vor der Erstellung der DSM- Klassifikation eigene Diagnosekriterien für die Bulimie. Aufgrund der von ihm gemachten Beobachtungen kam er zu folgenden Ergebnissen

1 Die Patienten leiden unter einem starken und dauerhaften Zwang zu essen
2. Sie erbrechen und/oder nehmen Abführmittel und/oder Diuretika ein, um eine Gewichtszunahme zu vermeiden.
3. Sie haben eine krankhafte Angst davor, zu dick zu werden.

Diagnostische Kriterien des DSM-IV für die Bulimia nervosa

1. Wiederholte Episoden von „Fressattacken". Eine Fressattacken-Episode ist gekennzeichnet durch beide der folgenden Merkmale:
   a. Verzehr einer Nahrungsmenge in einem bestimmten Zeitraum (zum Beispiel innerhalb eines Zeitraums von 2 Stunden), wobei diese Nahrungsmenge erheblich größer ist, als jene Menge, die die meisten Menschen in einem vergleichbaren Zeitraum und unter vergleichbaren Bedingungen essen würden.
   b. Das Gefühl, während der Episoden die Kontrolle über das Essverhalten zu verlieren (zum Beispiel das Gefühl, weder mit dem Essen aufhören zu können, noch Kontrolle über Art und Menge der Nahrung zu haben).
2. Wiederholte Anwendung von unangemessenen, einer Gewichtszunahme gegensteuernden Maßnahmen, wie zum Beispiel selbstinduziertes Erbrechen, Missbrauch von Laxantien, Diuretika oder anderen Arzneimitteln, der Einsatz von Klistieren, Fasten oder übermäßige körperliche Betätigung.
3. Die Fressattacken und das unangemessene Kompensationsverhalten kommen drei Monate lang im Durchschnitt mindestens zwei mal pro Woche vor.
4. Figur und Körpergewicht haben einen übermäßigen Einfluss auf die Selbstbewertung.
5. Die Störung tritt nicht ausschließlich im Verlauf von Episoden einer Anorexie auf.

Bestimmung des Typus: (32, S. 334)

„Purging"-Typus: Die Person induziert während der aktuellen Episode der Bulimie regelmäßig Erbrechen oder setzt Laxantien, Diuretika oder Klistiere missbräuchlich ein.
„Nicht-Purging"-Typus: Die Person hat während der aktuellen Episode der Bulimie andere unangemessene, einer Gewichtszunahme gegensteuernde Maßnahmen gezeigt,

wie beispielsweise Fasten oder übermäßige körperliche Betätigung, meidet aber regelmäßiges selbstinduziertes Erbrechen oder den Missbrauch von Laxantien, Diuretika oder Klistieren. (93, S. 29 ff)

Diagnosekriterien für Esssucht/Binge Eating Disorder und Adipositas
Esssucht und Binge Eating Disorder gehen häufig einher mit dem Krankheitsbild der Adipositas (Übergewicht), das im ICD. 10 als körperliche Krankheit aufgeführt ist. Auf Grund der allgemeinen Unsicherheit bei der eindeutigen Klassifizierung wurde die mit Esssucht und Adipositas in Verbindung stehende Binge Eating Disorder noch nicht offiziell in das DSM aufgenommen, hat aber Kandidatenstatus. Die Störung findet in den Leitlinien des ICD-10 bis jetzt keine Berücksichtigung, sondern wird anderweitig erfasst (s. Kap. 6. 1)(94, S. 27)

Diagnostische Kriterien für Binge Eating Disorder der Psychiatrischen Vereinigung der USA wurden in den neunziger Jahren aufgestellt: (98)

1. mindestens zwei Essanfälle pro Woche über einen Zeitraum von mindestens sechs Monaten.
2. Kontrollverlust während der Nahrungsaufnahme mit Verlust des Sättigungsgefühls
3. sehr hohe Kalorienzufuhr bei einem Essanfall
4. extrem hastiges Essen (Schlingen)
5. Essen bis zu einem starken Völlegefühl
6. Der Essanfall wird nicht durch starken Hunger ausgelöst
7. Nach dem Essanfall treten Schuld- und Schamgefühle auf, teilweise bis zur Depression.
8. Die Betroffenen leiden unter den Essanfällen.

Gewichtsklasse	Grad der Adipositas	BMI
Normalgewicht	0	20-24,9
Übergewicht	I	25-29,9
Adipositas	II	30-39,9
extreme Adipositas	III	40+

Abb. 2 Nach den Richtlinien zur Therapie der Adipositas wird das krankhafte Übergewicht in Schweregrade eingeteilt. Tabelle (48, S. 147)

Nach den Richtlinien zur Therapie der Adipositas wird das krankhafte Übergewicht in Schweregrade eingeteilt. Der **Body-Mass-Index (BMI)** wird errechnet aus dem Quotient aus Körpergewichts in Kilogramm geteilt durch die Körpergröße im Quadrat (48, S. 143). Neben dem BMI ist die sogenannte **BROCA-Formel** gebräuchlich, nach der die Körpergröße in Zentimetern minus hundert die Höhe des Normalgewichts ergibt.

Es bleibt kritisch anzumerken, dass alle Indizes Schwächen aufweisen, da Körperkonstitution oder individuelles „Wohlfühlgewicht" keinerlei Berücksichtigung finden. Auch weichen die Definitionen innerhalb der Forschung voneinander ab, wann man von einer Adipositas sprechen kann. Zur Diagnostik werden zur präziseren Erfassung deshalb mitunter auch andere Kriterien wie die Bestimmung des Fettgewebeanteils oder die Hautfaltendicke herangezogen. (94, S. 26f). Nicht unerwähnt bleiben darf die Gruppe der **„latent Fettsüchtigen"**, so genannte „dünne Dicke" (50, S. 94), die nur auf Grund ihrer Selbstbeherrschung nicht als solche kenntlich sind, sich aber hinsichtlich ihrer Psychopathologie wenig von anderen Formen der Essstörungen unterscheiden. Nach übereinstimmender Sicht gibt es einige Überschneidungen, Gemeinsamkeiten und fließende Verläufe, was die Abbildung 3 verdeutlicht.

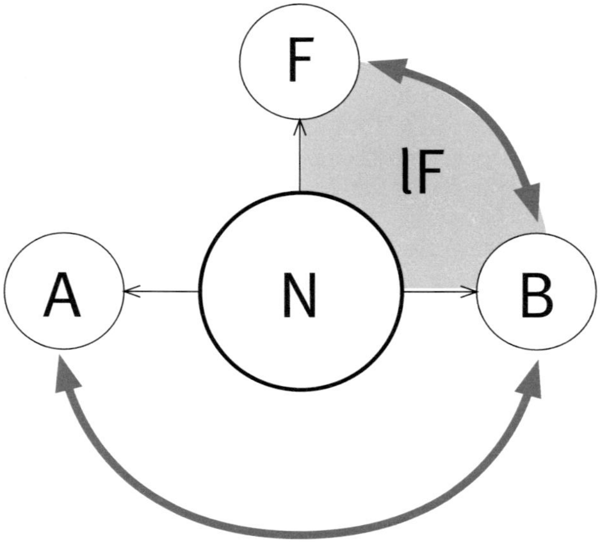

Abb. 3 N = Normales Essverhalten
A = Anorexia nervosa
B = Bulimia nervosa
F = Adipositas
lF = latente Adipositas (48, S. 95)

6. 4 Symptomatologie der Anorexia nervosa

Die Auflistung der diagnostischen Kriterien zeigt, dass sowohl somatische als auch psychologische Faktoren für die Diagnose der Anorexia nervosa als relevant angesehen werden, wobei das sichtbare Abmagern einer Betroffenen in den meisten Fällen den ersten Hinweis auf eine beginnende Erkrankung gibt.

Fachleute vertreten die Ansicht, dass zunächst eine qualitative wie auch quantitative Änderung der Nahrungszufuhr bei der Betroffenen im Vordergrund stehe (16, S. 32). Auslösende Faktoren für dieses veränderte Essverhalten sind erwiesenermaßen häufig Diäten, mit deren Hilfe die Frauen und Mädchen sich versprechen, dem gesellschaftlich anerkannten Schönheitsideal näher zu kommen. Auch Familienangehörige, Bekannte oder Freunde tragen oft durch verletzende Kommentare bezüglich der Figur zum Einstieg in die Krankheit bei (94, S. 36).

Die Anorexia nervosa beginnt häufig an jenen „Schwellen" des Lebens, die immer auch mit der Erfordernis psychischer Reifungsschritte einhergehen. Solche Lebensübergänge sind klassischerweise die Pubertät, können aber auch das Abitur, das Ende des Studiums, eine Heirat und vieles mehr sein. Therapeuten haben dahinter oftmals die unbewusste Phantasie bei den jungen Frauen und Mädchen erkannt, sich mit Hilfe des Hungerns und damit verbundener körperlicher Regression den notwendigen Entwicklungsanforderungen entziehen zu können (76). Einschneidende Ereignisse, Schicksalsschläge und Verluste können oft verantwortlich gemacht werden für das Ende einer bis dahin fest geregelten und geordneten Zeit, die Halt und Sicherheit für die Betroffenen bedeutet hatte und nun durch Unsicherheit abgelöst wird, was nicht selten die Notwendigkeit eigener Entscheidungen und Initiativen mit sich bringt (23, S. 94; 24, S. 63). Bruch weist jedoch eindringlich darauf hin, dass diese Auslöser niemals mit den Ursachen verwechselt werden dürften. Tatsächlich sei ein solches Ereignis *„nur der Tropfen, der das Fass zum Überlaufen bringt." (5, S. 77).* Es gingen solchen Vorfällen stets sorgenvolle Gedanken bezüglich des *„richtigen Gefühls"* sich selbst gegenüber voraus (5, S. 77). Interviewpartnerin Kristina verdeutlicht mit der Schilderung ihres „Einstiegs" die Problematik. *„Das erste, woran ich mich erinnern kann, so fünfte oder sechste Klasse – wir hatten Sportunterricht ... Eine Woche vorher hatte ich eine Magen-Darm-Grippe gehabt. Ich hab da immer so eine Radler-Hose angehabt und festgestellt, dass auf einmal mein damals schon verhasster Bauch weg war. Das hab ich mit Erstaunen und Freuden, man kann sagen Euphorie, festgestellt und hab das auch mit meinen Freundinnen besprochen.*

Ich hab dann auch bald meine Tage bekommen und Pubertät und so und Abnehmen war immer ein Thema, hab mir dann irgendwann heimlich Bücher über Magersucht besorgt und gelesen, aber nicht was die Fachleute dazu sagen, sondern die Berichte von Betroffenen, wollte wissen, wie man das macht, wusste irgendwie, dass ich diesen Frauen ähnlich bin. Hab die bewundert, dass die das so durchgezogen haben.

Das hat dann so vor sich hingedümpelt, immer das Gefühl, zu dick, zu hässlich zu sein, Unzufriedenheit! Hab dann angefangen, meine Ernährung umzustellen, viel Obst, kein

Fleisch, fettarm und so. Keine Süßigkeiten! Alles aus dem Beweggrund heraus, dünner zu werden. Fand mich so unmöglich. Das hat sich so gesteigert, dass ich's kaum noch ausgehalten hab. Das war so mit sechzehn. Meine Schwester ist dann auch noch ausgezogen. Zu der hatte ich die totale Bindung. Und dann war da jetzt mein neuer Schwager. Der hat dann so Kommentare gemacht. Mondgesicht und Babyspeck und so was – ich weiß nicht mehr so genau. Auf jeden Fall ... und dann so in die Leistungsschiene reingehauen, immer Kritik geübt, gerade so bei kreativen Sachen, das war mir so wichtig. Dann die Sache mit dem Daniel, als ich mich endlich mal auf ein männliches Wesen eingelassen hab und total verarscht wurde, ausgenutzt und missachtet.

In der Abi-Zeit hab ich dann total die Probleme mit meinem Magen gekriegt und Verstopfung, Blähungen, Übersäuerung. Da konnte ich auch teilweise gar nicht essen. Und hab dann auch keine Hilfe bei den Ärzten gefunden. Nach dem Abi haben dann die Hormonprobleme angefangen und ich hab Medikamente, auch die Pille bekommen und nichts hat geholfen und keiner hat mich ernst genommen. Hab die Pille wieder abgesetzt, immer Wassereinlagerungen gehabt ... und mein komisches Essverhalten, war mir schon klar, hab geahnt, dass ich das hab ... Ich hatte mich eigentlich schon die ganze Zeit total eingeschränkt und auch abgenommen und mich beobachtet.

Dann in der Lehre hab ich mich immer unwohler gefühlt, die Beziehung zu meiner Ausbilderin, Mobbing -Geschichten und so was und ich hab mich so ohnmächtig gefühlt und keiner in meiner Umgebung hat das so richtig mitbekommen oder ernst genommen. So ein Abhängigkeitsverhältnis zwischen Nettsein und Fertigmachen. Konnte das gar nicht einordnen. Ausgeliefertsein! Dann hab ich richtig angefangen zu hungern und hab an einem heißen Sommertag gemerkt, dass ich's kann. Das Gefühl, jetzt zeig ich's allen, so ein Überlegenheitsgefühl und alles ... Kurz vor der Klinikeinweisung hab ich mich noch gesteigert und total gehungert, also so' ne Leistung und Beweis für alle, wie stark ich bin. Ich war noch nicht dünn genug."

Kommentar: Bei Kristina gab es offenbar mehrere kritische „Schnittstellen", die einen Anstoß gegeben haben. Der „richtige" Einstieg in die Anorexie war dann wohl erst die für sie unerträgliche Situation in der Ausbildung, die dann endgültig – wie Bruch es ausdrückt – „das Fass zum Überlaufen" brachte. Auch Kristina hat sich, genau wie die Patientin Annette. (vgl. Abschnitt 2. 1), durch entsprechende Lektüre über die Anorexia nervosa informiert und sich dort einordnen können. Eine wirkliche Krankheitseinsicht konnte sie dadurch offenbar nicht gewinnen (vgl. Zitat: *„Ich wollte wissen, wie man das macht."*)

Wie also gehen die betroffenen Frauen vor, um das als unerträglich empfundene Körpergewicht zu senken? Das Hungern wird auf unterschiedliche Weise gehandhabt. Oft wird am Anfang eine Mahlzeit ausgelassen, die Nahrungszufuhr wird immer stärker gedrosselt, was bis zur völligen Nahrungsverweigerung führen kann. Es werden immer mehr Nahrungsmittel tabuisiert (vgl. Zitat Kristina: *„Zum Schluss habe ich nur noch ein bisschen Obst gegessen."*)

Anorektikerinnen der zweiten Kategorie forcieren die Gewichtsabnahme zusätzlich durch selbstinduziertes Erbrechen sowie durch Laxantien- und/oder Diuretikaabusus (94, S. 37). Neben der radikalen Nahrungseinschränkung versuchen Anorektikerinnen, ihr Gewicht durch harte sportliche Trainingsprogramme zu reduzieren. *„Haben sie einmal nach ihren Vorstellungen zu viel gegessen, müssen sie sich entsprechend mehr bewegen. Es besteht die Tendenz, die Übungen ständig zu steigern und immer anstrengender werden zu lassen. Schließlich bewegen sich viele von morgens bis abends. Sie gönnen sich keine Sekunde der Ruhe und Entspannung, sie reduzieren ihren Schlaf auf immer weniger Stunden, stehen morgens als erste auf und gehen abends als letzte ins Bett. Sie üben sitzende Tätigkeiten im Stehen aus, benutzen keine Verkehrsmittel, sondern joggen in die Schule oder fahren kilometerweit Rad ..." (24, S. 72)* beschreiben Gerlinghoff et al. das typische Verhalten.

Die fortschreitende Gewichtsabnahme wird von den jungen Frauen und Mädchen als Erfolg gewertet und stachelt den Ehrgeiz zu weiterer Reduzierung des Körpergewichts an. Hunger- oder Sättigungsgefühle werden unterdrückt oder tatsächlich nicht mehr empfunden. *„Umgekehrt proportional zur Gewichtsabnahme verhält sich die Angst vor einem Gewichtsanstieg". (16, S. 34).* Die Euphorie steigert sich, je magerer der Körper ist, wodurch jener Prozess in Gang gebracht wird, in dem selbst bei lebensbedrohlicher Abmagerung weitergehungert wird (16, S. 34). *„Kachektische Patientinnen malträtieren ihren Körper derart, dass die Hälfte, zuweilen auch zwei Drittel seiner ursprünglichen Masse verschwinden ... " (34, S. 72).*

Der folgende Bericht aus einem autobiographischen Roman spiegelt wider, welch euphorische Stimmung selbst extrem abgemagerte Patientinnen in einem lebensbedrohenden Zustand erleben können. *„Während einer Hochstimmung überkam mich jedes Mal eine große Ruhe und Zufriedenheit. Ich lebte sehr intensiv in der Gegenwart, was mir zuvor nie richtig gelungen war und hatte das Gefühl, durch nichts mehr bedrückt zu werden. Endlich hatte ich auch erreicht, mit meinem Körper zufrieden zu sein. Dieses elende Häufchen gehörte nun wirklich mir allein." (20, S. 15)* (Aus der weiteren Beschreibung geht hervor, dass das Körpergewicht der Autorin zu diesem Zeitpunkt dreißig Kilogramm betrug.)

6. 5 Symptomatologie der Bulimia nervosa

Für Ess-/Brechsüchtige gilt als zentraler Wert im Leben ein Körpergewicht auf der Grundlage internalisierter Idealgewichts-Standards. Obwohl Bulimikerinnen überwiegend normalgewichtig sind, fühlen sie sich zu dick und leben in der ständigen Angst vor einer Gewichtszunahme. Die Gedanken kreisen ständig um das Körpergewicht und der allmorgendliche Gang auf die Waage entscheidet über Essen oder Fasten (61, S. 2; 93, S. 37). Darüber schreibt eine 22-jährige Studentin Folgendes: *„Ich denke den ganzen Tag ständig nur ans Essen. Es ist das Wichtigste in meinem Leben. Doch es sind keine schönen Gedanken. Das Essen macht mir Angst. Es bedroht mich. Abends überlege ich mir schon, was ich am nächsten Tag essen darf, um nicht zuzunehmen. Morgens gilt mein erster Blick* *dem Gewichtsanzeiger der Waage, ob ich mein Idealgewicht noch habe. Abends und manchmal sogar tagsüber kontrolliere ich zusätzlich das Gewicht. Ich habe Angst vor der Gewichtszunahme, als ob alles vom Schlanksein abhängen würde.“ (50, S. 19)*

Zu Beginn einer Bulimie leben die Betroffenen oft in einem kraftzehrenden Kreislauf aus Diäthalten, Essanfällen und Fasten. Als auslösende Faktoren haben sich unter Anderem nicht angemessen zu bewältigender Stress, Konflikte und Schwierigkeiten verschiedenster Art erwiesen. Feiereis identifizierte im Rahmen einer Studie Hänseleien, Kränkungen, Verlassenheitsgefühle Auszug aus dem Elternhaus, Verlust von Bezugspersonen, Einsamkeit, negative Erfahrungen in der ersten Freundschaft aber auch Versagenserlebnisse in Ausbildung und Beruf und dazugehörige Gefühle der Frustration und des Ärgers oder Wut, aber auch der Langeweile als Auslöser für einen Einstieg in das krankhafte Essverhalten. (16, S. 94; 93, S. 39). Zwei Bulimikerinnen beschreiben diesen Zustand: *„Also, das waren oft so Situationen, da kam ich aus der Schule, dann saß ich halt da rum (...). Hatte nichts, was mich innerlich gegriffen hätte, weil nichts war, was mich mit irgendwas verbunden hätte, und dann war nur Leere. Nichts was ich sonst hätte tun können.“ (112, S. 11) „Beim Essen der Riesenmassen beruhigte ich mich und empfand das Erbrechen wie eine Erlösung. Es ist, als mache sich mein Körper selbständig. (...) Aber sobald ich allein bin, geht es wieder los oder wenn ich mich ärgere oder überfordert bin ...“ (20jährige Patientin in (16, S. 42)*

Das menschliche Essverhalten wird durch vielfältige Einflussfaktoren sowohl qualitativ als auch quantitativ verändert. Dies kann nachhaltig durch – zum Beispiel – familiäre Gepflogenheiten, persönliche Neigungen oder gesellschaftliche Normen, aber auch kurzfristig durch Kummer und Stress, wie oben beschrieben, oder einfach durch Geselligkeit geschehen. Solche alltäglichen Einflüsse führen zu einer Störanfälligkeit und Wandlungsfähigkeit des menschlichen Essverhaltens. Durch Diäten, Heißhungerattacken und Fasten wird das *„ursprünglich autonom funktionierende Hunger- und Sättigungssystem langfristig über eine kognitive Kontrolle“* beeinflusst *(94, S. 36).* Mader/Ness vergleichen das individuelle Essverhalten mit der Gestik und Mimik des Menschen, das damit ebenso zum Teil der Persönlichkeit eines jeden Menschen werde (61; 93, S. 40).

Die Entstehung einer Bulimia nervosa verläuft nach Langsdorff (50, S. 29) in drei Phasen. Der Einstieg ist gekennzeichnet durch ein Bemühen um eine bessere Figur mit Hilfe von Abmagerungskuren und Diäten, welche die Betroffenen zunächst gut im Griff behalten, bis sich auf Grund übermächtigen Hungers erste Heisshungeranfälle und „Fresstage“ einschleichen, die durch Erbrechen „ungeschehen“ gemacht werden sollen (Phase I – Einstiegsprozess). Es folgen meist verbissene Abmagerungsversuche mit strenger Askese, die durch regelmäßiger werdende Heisshunger- und Fressattacken unterbrochen werden. Als Ausweg dienen exzessives Erbrechen sowie die Einnahme von Laxantien und Diuretika und/oder Appetitzüglern. Die Betroffenen verdrängen, beziehungsweise ignorieren aufsteigende Perversionsgefühle und verleugnen ihr Verhalten vor der eigenen Person und vor Anderen. (Phase II – Einschliffprozess).

Schließlich kommt es zu einem ständigen Wechsel zwischen Zügellosigkeit und Enthaltsamkeit mit dramatischen Fressdurchbrüchen, in denen erbrochen wird, um weiteressen zu können und extremen Hungerphasen. Den betroffenen Frauen gelingt es nicht mehr, die Tatsachen zu verdrängen und werden durch die Erkenntnis von tiefer Verzweiflung erfasst, die sie nach Auswegen suchen lässt, die jedoch selten erfolgreich sind. Resignation und Depression sind meist die Folge. (Phase III – Erkenntnisprozess)

Das krankhaft gestörte Essverhalten wird von Fachleuten oft mit einem Teufelskreis verglichen. Feiereis (16), der die Phasen des Einstiegs, beziehungsweise den Verlauf, der zur Manifestation der Erkrankung führt, ähnlich wie Langsdorff beschreibt, ist zudem von einer Ich-Spaltung überzeugt, da das Geschehen durch die Betroffenen lange Zeit durch Selbstbeobachtung „wie von Außen" und „machtloses Zuschauen" wahrgenommen werde. Je länger und öfter der Teufelskreis aus Askese, Fress-Kotz-Durchbrüchen und Medikamentenkonsum durchlaufen wird, umso schwieriger wird es erfahrungsgemäß für die Patientin, diesen zu durchbrechen, so dass sich ohne professionelle Hilfe in der Regel der oben beschriebene Krankheitsverlauf einstellt (93). Fressorgien lassen sich in zwei Arten untergliedern. Zum einen in jene, die ungewollt auftreten, das heißt, dass während einer selbst zugestandenen gesunden Mahlzeit zu einem bestimmten Zeitpunkt die Kontrolle über das Essverhalten verloren geht. Zum anderen gibt es die geplanten Fressattacken, die direkt mit dem Kontrollverlust einsetzen und schon mit einem geplanten Einkaufen beginnen. (50, S. 21; 93, S. 42). Das Erbrechen hingegen kann fast immer als planvolles Vorgehen angesehen werden, da es schon zu Beginn eines Fressanfalls fest einkalkuliert wird (112). Um den Vorgang des Erbrechens zu erleichtern, wird die Nahrung beim Essen systematisch aufeinandergeschichtet. Diese Schichtung wird in vollem Bewusstsein vollzogen und beginnt damit, dass kalte und fetthaltige Speisen als erstes gegessen werden, da der Körper diese nicht sofort aufzuschließen vermag. Danach kann alles querbeet verspeist werden, wobei der Abschluss mit Schokolade sinnvoll ist, da diese am schnellsten vom Körper aufgenommen wird. Alle sonst gemiedenen „schlechten", also kohlenhydratreichen, fettreichen Nahrungsmittel, und solche, die sich schnell herunterschlucken lassen – wie Pudding, Eis, Sahne – werden in einer solchen Fressattacke verschlungen (50, S. 40f; 93, S. 42).

Eine seit fünf Jahren betroffene Frau schreibt über ihren Konsum während einer Fressattacke: *„Was ich bis vor wenigen Minuten noch in meinem Magen hatte: 500 Gramm Toastbrot, 250 Gramm Kekse, 250 Gramm Margarine, 1 Dose Fisch, 2 Tafeln Schokolade, 100 Gramm Wurst und Schinken, 1/2 Glas Honig, 1 Liter Milch, 1 Liter Mineralwasser, 1/2 Flasche Cola, 150 Gramm Fleischsalat, je 150 Gramm Chips und Erdnüsse."(50, S. 21)* Damit das Erbrechen zügig und ohne besondere Schwierigkeiten vollzogen werden kann, wird während des Essens jede Menge Flüssigkeit zugeführt, um einen möglichst problemlos auszuwürgenden Brei herzustellen. Da das Symptom des Erbrechens nicht obligatorisch anzutreffen ist, werden von manchen Frauen als Alternative dazu Laxantien, Diuretika, Klistiere und Appetitzügler – einzeln oder in Kombination – angewandt. Das schädigende Verhalten wird meist über Jahre hinweg beibehalten, was zur Folge hat, dass die Betroffenen unter erheblichen somatischen und psychischen Folgeerschei-

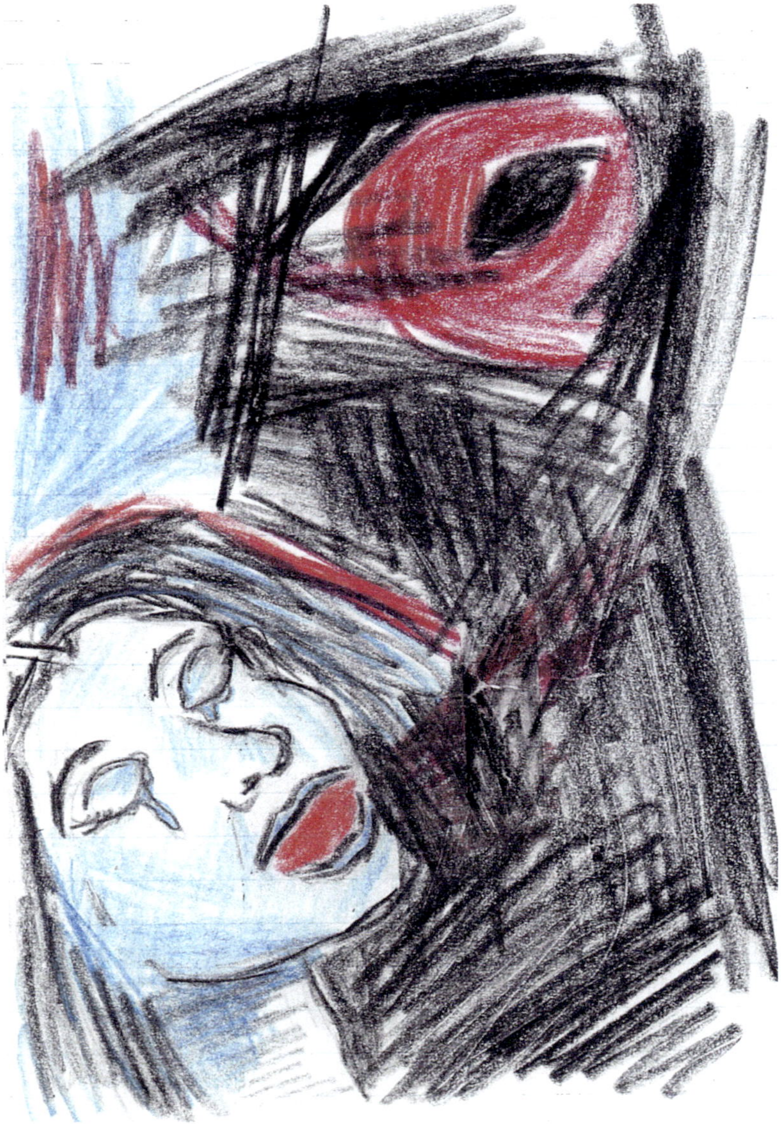

Abb. 4 Tagebucheintrag, kurz nach dem Abitur: Ich könnte heulen, schreien oder mir den Kopf einrennen. Ich weiß nicht, wohin mit mir. Ich habe so eine Wut und ich bin so traurig. (...). Ich habe das Gefühl, in mir zerreißt etwas. Ein Schrei in mir, der nicht herauskommen kann.

nungen zu leiden haben (vgl. Abschnitt 6. 7 und 6. 8).

Nachfolgend aufgelistete Auffälligkeiten bei den Betroffenen können Angehörigen, Bekannten und Freunden einen ersten Hinweis darauf geben, dass eine Essstörung mit bulimischer Symptomatik vorliegen könnte. Typische Anzeichen dafür sind:

- Ungewöhnlich lange auf der Toilette verbrachte Zeit direkt nach den Mahlzeiten
- Aufnahme großer Mengen Flüssigkeit während der Mahlzeiten
- Gesicht: „Hamsterbacken“
- Häufiger und anhaltender Husten
- Extreme Stimmungsschwankungen und depressives Verhalten
- Rückzug von der Umwelt bis hin zu sozialer Isolation (93, S. 37 ff)

6. 6 Symptomatologie der Esssucht/ Binge Eating Disorder

Wie bei allen Essstörungen prägt auch bei der Binge Eating Disorder das Vorhandensein psychischer und physischer Faktoren das Bild. Esssüchtige Frauen und Mädchen leiden an ihrer Fülle und fühlen sich gesellschaftlich stigmatisiert. (83, S. 20).

„Die Störung rückte Mitte der achtziger Jahre in den Blick der Spezialisten. Damals-rund zehn Jahre nach der Entdeckung der Bulimie ergaben amerikanische Studien zur Häufigkeit der Ess-Brech-Sucht, dass die Mehrzahl der Untersuchten Essanfälle hatte, aber anschließend nicht erbrach oder auf andere Weise versuchte, die Kalorien wieder los zu werden. Amerikanische Psychiater klassifizierten diese Essattacken ohne Gegenmaßnahmen daraufhin schließlich als eigene Störung ...“ (99).

Über die Ursachen der Krankheit wird in Fachkreisen diskutiert. Sie sind zu wenig erforscht, um endgültige Aussagen machen zu können, jedoch zeichnet sich auf Grund bisheriger Erfahrungen ab, dass wie bei der Anorexie oder der Bulimie Störungen des Gefühlslebens eine maßgebliche Rolle spielen und daher zunehmend ins Visier der Therapeuten und Wissenschaftler geraten (99). Einigkeit besteht auch darüber, dass auch bei der Esssucht Diäten oftmals Auslöser der Krankheit sind. *„Finnische Forscher analysierten vor einigen Jahren die Maße weiblicher Schaufensterpuppen Sie fanden heraus, dass der dargestellte Fettanteil der Frauenkörper seit den fünfziger Jahren stark zurückgegangen war. Heute liegt er bei unter 17 Prozent des Körpergewichts. Eine Frau dieser Statur ist nicht mehr fähig, Kinder zu bekommen, sie kann nicht einmal mehr menstruieren. Ein normaler Körperfettanteil liegt zwischen 20 und 30 Prozent. Das Fazit der Forscher: Ein abnormes Schönheitsideal prägt seit Jahrzehnten junge Frauen. So machen oft schon Heranwachsende radikale Diäten. Eine Folge der Schlankheitskuren können Heißhungerattacken sein. Der Körper verlangt nach all den Lebensmitteln, die ihm sonst versagt werden“ (99).*

So entsteht, ähnlich wie bei der Bulimie, ein Teufelskreis aus Hunger, Fressattacken und Diäten. Übergewichtige Frauen- so Dr. Verena Vogelbach-Woerner- *„sprengen mit ihrem üppigen Körper den Rahmen des weiblichen Schönheitsideals“ (102, S. 37).* Sie haben oft eine lange Essgestörtenkarriere hinter sich. *„Häufig werden ehemals magersüchtige Mädchen bulimisch, und wenn sie aufhören zu erbrechen, nehmen sie unter Umständen an Gewicht zu" (102, S. 37).* Ein Wechsel in eine andere Essstörung beziehungsweise die Aufgabe von Symptomen zu Gunsten anderer ist eine oft zu beobachtende Tatsache. Mit derartigen Veränderungen gehen stets Gedanken, Gefühle und Überlegungen einher. Eine Betroffene schreibt: *„Es ist schwierig zu erklären wie man sich fühlt, wenn man das erste Mal die Nahrung, die man kurz zuvor gegessen hat, absichtlich erbricht. Ich fühle mich nicht schlecht, und ich habe auch nicht das Gefühl, etwas Falsches zu tun (...). In mir befinden sich Kalorien. Die ich da nicht haben will ... (...) Folgerichtig wird er (der Körper, d. V.) sich bei all den angesammelten Fettzellen bedienen, und diese werden immer weniger und weniger werden und ich immer dünner und dünner". (15, S. 20)*

In der Regel leiden Bulimikerinnen wie Binge Eaterinnen jedoch unter Schuld- und Schamgefühlen, weshalb sie ihr Verhalten Freunden und Familienmitgliedern gegenüber verheimlichen und nach fast jedem Fressanfall gute Vorsätze für die Zukunft treffen, an deren Einhaltung sie regelmäßig scheitern. So führen selbst geringfügige Unlustgefühle und Alltagsfrustrationen oftmals direkt zum Kühlschrank.

Interviewpartnerin Birgit beschreibt eine typische Situation: *„Putzen mag ich überhaupt nicht ... also, bevor ich anfang' zu putzen, tu' ich mir vorher schon tausendfach was Gutes, bevor ich da dran geh'. Ja, das ist so'n Aufschub, ich mach' auch noch andere Sachen vorher, will das umschiffen. Ich bin dann so kribbelig und nervös ... Ich ess' dann nicht genussvoll, schnell weg ..., schling' das runter – so als wär's nicht gewesen ... Manchmal hab' ich auch total Heißhunger auf Schokolade, massenweise. Dann noch ne Zigarette und noch'n Päuschen, jemand anrufen. Und dann endlich anfangen. Je ausgeglichener ich bin, umso weniger ess' ich."*

Esssüchtige Frauen leiden auf Grund ihrer Körpermaße unter einen gravierenden Beeinträchtigung ihres Selbstwertgefühls, oft schon seit ihrer Kindheit, wenn sie als „Wonneproppen" Opfer von Spott und Ablehnung wurden und in eine Außenseiterposition geraten sind. Kränkende Erlebnisse – beispielsweise im Sportunterricht- begünstigen die Weiterentwicklung und Verfestigung eines problematischen Essverhaltens und fördern eine durch Gefühle der Resignation bedingte Bequemlichkeitshaltung (48).

Weil sie sich keinen Raum nehmen können, dehnen sich esssüchtige Frauen anstatt dessen körperlich aus, was Vogelbach-Woerner in der Gleichung *„Je dicker und gewichtiger eine Frau ist, desto geringer ist häufig ihr Selbstbewusstsein" (102, S. 43)* zusammenfasst. Das Übernehmen von Verantwortung fällt esssüchtigen Frauen schwer. Gerne geben sie diese, sogar für ihren eigenen Körper, an andere ab- etwa an den Arzt. (102, S. 40f). Das Ausmaß des Körperumfangs wird geleugnet. Wie bei Anorektikerinnen und Bulimikerinnen ist auch bei adipösen esssüchtigen Frauen eine verzerrte Körperwahrnehmung festzustellen, ebenso wie eine unangemessene Deutung von Körpersignalen. *„Sie essen nach der Uhr, nicht nach dem Hungergefühl, sie hören auf zu essen, wenn der Teller leer ist, nicht wenn sie satt sind" (83, S. 20)* schreibt eine Therapeutin (83, S. 20). Esssucht oder Binge Eating tritt häufig als Folge nach traumatischen Erfahrungen auf und ist nicht wie andere Essstörungen auf Adoleszenz und junges Erwachsenenalter festgelegt.

Birgit berichtet im Interview über die Entstehung und Aufrechterhaltung ihrer Esssucht: *„Nach dem Abbruch, das war ein Grund, dass ich ehrenamtlich angefangen hab'. Schuldgefühle- dachte, hast dein Kind umgebracht. Das hat mich jahrelang verfolgt, hatte die Fantasie, jetzt kommt die Strafe, jetzt passiert meinen anderen Kindern was, Dachte, ich kann in der Gemeinde dunkle Punkte abarbeiten. Panik! Hab' in der Zeit, das wird mir jetzt klar, 20 Kilo zugenommen, wieg' heute 99 Kilo, darf die 100 Kilo- Marke nicht überschreiten. Er hat damals gedroht, wir haben zwei kleine Kinder, ich bin Student, Kinder können wir uns nicht mehr leisten. War'ne Geldfrage, haben von der Hand in den Mund gelebt. Ich hatte hinterher Angst, regelrecht Angst. Und dann ist mir das selbe gleich noch mal passiert. Da ging's mir sehr dreckig in dieser Zeit. Der F. war da gar nicht erreichbar. Knallhart! Hat sich nicht erweichen lassen. Das hat mit damals n'en Knacks gegeben. Und weißt du was? Kurioserweise, nach dem Abbruch, mein Mann hat nicht nach mir geguckt, hat nicht mal gefragt, wie's mir geht. Nein, er hat mich bekocht!"*

Esssüchtige Frauen sind oft Opfer ohnmächtiger Wut, die nicht eingestanden verdrängt wird mit Hilfe von Projektionen auf Andere oder die sich in Form einer Fressattacke entlädt (48, S. 147), der wiederum Selbstvorwürfe, Scham, Gefühle der Leere folgen, die mit übermäßigen Essen beantwortet werden. So wird auch bei dieser Störung ein schwer zu durchbrechende Kreislauf aufrecht erhalten.

6. 6. 1 Essstörungen im Vergleich

Die herausragende Gemeinsamkeit der drei verbreitetesten Essstörungen besteht in dem Versuch, durch Nahrungszufuhr und Essverhalten innere Konflikte zu bewältigen, Probleme und Stress zu mindern, sowie die körperliche Erscheinung zu beeinflussen (94, S. 35). Wir unterscheiden in der Literatur zwischen den Störungsbildern der Anorexie, der Bulimie und der Esssucht beziehungsweise der Binge Eating Disorder, meist in Verbindung mit erheblichem Übergewicht, der Adipositas. Die Übergänge zwischen den einzelnen Krankheitsbildern sind oft fließend und eine Verschiebung der Symptomatik nicht selten beobachtbar (vgl. auch Kapitel 6. 6). Eine Abgrenzung zwischen der Bulimie und der Magersucht wird durch die teilweise deckungsgleiche Symptomatik erschwert (112, S. 21). Als hervorstechendes Merkmal gilt insbesondere die Beschäftigung der betroffenen Frauen mit der Kontrolle ihres Körpergewichts, dessen Höhe sowie dem Grad der Schlankheit, dem ausschlaggebende Bedeutung für das Selbstwertgefühl zukommt. (19, S. 37).

Gründe für einen Umschwung und recht häufig beobachtbaren Wechsel in ein anderes Störungsbild oder auch einen Rückfall nach überwunden geglaubter Krankheit können kleine Änderungen im Leben der Betroffenen oder ein besonderes Ereignis, eine Gelegenheit, die sich bietet, sein. In einem autobiographischen Roman wird berichtet:

„Es war Januar. Eine Kältewelle überrollte das Land. Einer meiner Stiefbrüder kam mit

seiner Freundin zu Besuch. Meine Eltern fuhren übers Wochenende mit ihnen nach Norden. Ich blieb zu Hause, weil ich lernen und auf die Seminare vorbereiten wollte, die bald wieder beginnen würden. Es war, als ob es nie eine Pause gegeben hätte: Nachdem ich den ganzen Tag in der Bibliothek verbracht hatte, schloss ich die Haustür auf, öffnete sie, ging in die Küche, stellte meine Taschen auf den Boden, ging zum Schrank, den neben der Tür, wo die schlechten Nahrungsmittel, die Cornflakes, die Cracker aufbewahrt wurden- öffnete ihn, nahm die Cornflakes heraus, füllte einen Teller damit, begann zu essen.

Und aß. Ich aß, bis nichts mehr in mich reinpasste, ging ins Badezimmer, kotzte mir die Eingeweide aus dem Leib, wusch mir Gesicht und Hände, kehrte in die Küche zurück. Es musste wohl einige Zeit vergangen sein, denn draußen war es jetzt dämmrig, dann dunkel. Ich schaltete das Licht ein, das strahlend und hell den gelben Raum durchflutete; der Rest des Hauses war immer noch dunkel, die Hunde im Keller bettelten immer noch darum, herausgelassen zu werden, und ich stand am Arbeitstisch und schaufelte mir Cornflakes in den Mund wie ein Automat. Dann waren keine Cornflakes mehr da, und ich ging zu Brot über, dann war das Brot alle, und ich aß Eier, Reste, Eiscreme, Kekse, hörte zwischendurch immer mal wieder auf, um im dunklen Bad zu kotzen, taumelte wieder in die Küche zurück, stieß gegen die Türrahmen und die Wände, die plötzlich merkwürdige Beulen zu haben schienen, machte weiter mit der Suppe, die mein Vater für mich gekocht hatte, damit ich am Wochenende versorgt war. Ich aß die ganze Suppe auf und erbrach sie, Nudeln und Karotten und Erbsen ergossen sich in die Toilettenschüssel, spritzten gegen Wände, wirbelten davon, wenn ich abzog. Es war etwa Mitternacht, als ich alles, was meine Eltern im Haus hatten, aufgegessen hatte, bis auf die Zitronenmarmelade, die schon lange im hinteren Teil des Kühlschrankes stand, wie ich mich erinnern konnte. Auch das Hundefutter hatte ich nicht angerührt. Aber ich hatte es immerhin in Erwägung gezogen". (aus: 40, S. 368f)

Als Kennzeichen für alle obengenannten Essstörungen werden neben dem zwanghaften Umgang und der ständigen gedanklichen Beschäftigung mit dem Essen auch eine Störung des ursprünglich autonom funktionierenden Hunger-Sättigungssystems angeführt. Außer Kontrolle geraten kann es Gefühle von Gier, Appetit und Hunger nicht mehr voneinander unterscheiden (94, S. 36; 112, S. 22).

Stierlin und Weber stellen Überschneidungen und fließende Übergänge zwischen den Essstörungen folgendermaßen heraus: *„Viele Anorektikerinnen etwa schränken nicht nur ihre Nahrung ein, sie erleben auch Heißhungeranfälle, induzieren bei sich Erbrechen und gebrauchen Abführmittel, Wir sprechen dann von bulimischen Formen der Anorexie. Bestimmte Fettleibige lassen sich dagegen als inkompetente Bulimiker (d.h. als solche, die die Kunst des selbstinduzierten Erbrechens und Abführmittelgebrauches nicht beherrschen und daher resignieren) bezeichnen". (107, S. 28)*

Suchtmerkmale gelten nach weitgehender Übereinstimmung bei allen genannten Essstörungen als erwiesen. (siehe hierzu auch der Abschnitt 6. 9) Des weiteren konnte man bei den meisten Essgestörten eine Tarnung der Essgewohnheiten durch Vermeidung gemeinschaftlicher Mahlzeiten mit anderen beobachten. Die differenzierte Wahrnehmung physischer und psychischer Probleme gilt bei allen Essstörungsformen als erschwert, weshalb die Aufnahme der Nahrung die Funktion einer allgemeinen Bedürfnisbefriedigung erhalte und der Konfliktvermeidung diene (112, S. 23). Man kann sowohl bei Anorektikerinnen als auch bei Bulimikerinnen und Esssüchtigen in unterschiedlicher Ausprägung von Körperwahrnehmungsverzerrungen ausgehen, welche, zumindest bei Magersüchtigen, aber auch bei Ess- Brech- Süchtigen, eine panische Angst vor Gewichtsanstieg mitbedingen und für den feindseligen Umgang mit dem Körper als verantwortlich gelten (49, S. 8). So ist eine Abscheu vor sich selbst und dem eigenen Körper und damit verbunden eine gestörte Sinnlichkeit und Sexualität bei fast allen von Essstörungen betroffenen Frauen festzustellen (112,S. 23).

Die zu beobachtenden Parallelen der verschiedenen Krankheitsbilder auf der Symptomebene lassen ein Bild entstehen, dem zufolge die Bulimie als eine Störung zwischen Fett- und Magersucht anzusiedeln ist, da sie Verbindungen in beide Richtungen aufweist – man denke nur an das gleichermaßen zu beobachtende Auftreten von Heißhungeranfällen und Fressattacken mit anschließendem Erbrechen – Merkmale, die als kennzeichnend, sowohl für die Bulimie, als auch für die aktive Form der Anorexie, gelten. Eine Unterscheidung kann nur durch das Körpergewicht vorgenommen werden. So liegt dies bei der Anorektikerin deutlich unter dem Normal/Idealgewicht, während die Bulimiekranke eher ein Gewicht im Normal- oder Idealbereich aufweist. Auch bei der Esssucht kommt es gelegentlich oder regelmäßig zu Heißhungerattacken und dem Verzehr großer Nahrungsmengen, allerdings ohne anschließendes Erbrechen (112, S. 23ff). *„Jede Form der Essstörung verstärkt im Grunde den Prozess der sozialen Isolation." (94. S. 106)* greifen Stahr et al ein gemeinsames Merkmal aller Essstörungen auf.

Bei Adipösen steht dabei insbesondere die in erheblichem Maß Stress auslösende Stigmatisierung, welche sie aufgrund ihres Übergewichtes zu erleiden haben, im Vordergrund. In enger Verbindung mit den sozialen Folgen kann nach Expertenmeinung von einer sehr ernst zu nehmenden Beeinträchtigung der Persönlichkeitsentwicklung als Folge zwanghafter Fixierung auf Essen und Körpergewicht ausgegangen werden (49, S. 11). Nicht gelöste beziehungsweise auf die Körperebene verschobene Konflikte könnten sich schließlich – unabhängig von der Art der Essstörung – in eklatanten Persönlichkeitsstörungen manifestieren (112, S. 23) Interviewpartnerin Birgit berichtet dieses Kapitel abschließend über einen erlittenen inneren Konflikt, der ihren Angaben zufolge zur deutlichen Verschlimmerung zumindest der psychischen und der körperlichen Symptomatik geführt hatte: *„Hat ja zwischen uns zeitweise nichts mehr gestimmt und was dann noch war, zwei Schwangerschaftsabbrüche, das war heftig. Wenn man da drin steckt, merkt man das nicht so und stellt dann fest: so Bilderbuch- wie ich mir das vorgestellt hab' so ist es nicht. Oder wie F. gesagt hat er zieht aus, als das mit der S. war, also dann hab' ich glaub' ich, unheimlich gefressen und wahnsinnig viel zugenommen".*

6. 7 Somatische Befunde

Somatische Befunde, also als krankhaft einzustufende Befunde auf der Körperebene, stellen sich regelmäßig bei gestörtem Essverhalten ein. Sie gehen immer mit psychopathologischen Veränderungen einher, können jedoch mit Hilfe medizinischer Untersuchungsmethoden, etwa anhand von Laborwerten, eindeutiger als diese nachgewiesen werden. Die somatischen Erscheinungsformen im Zusammenhang mit den Essstörungen dürfen keinesfalls unterschätzt werden, da sie weitreichende Konsequenzen nach sich ziehen können. Organische Komplikationen unterschiedlicher Schweregrade treten fast regelmäßig in Erscheinung, werden aber häufig falsch eingeordnet und gewichtet, nicht zuletzt deshalb, weil Betroffene zu Bagatellisierungen und Täuschungen neigen und Beschwerden leugnen, wobei zudem die Diskrepanz angesichts ihres körperlichen Mangelzustandes und ihrer Wachheit für Verwirrung auf Seiten des Arztes/der Ärztin sorgen (24, S. 128).

Die in diesem Kapitel dargestellten somatischen Veränderungen sind zum Teil Folgen eines Mangelzustandes des Organismus, der quasi Hilfsmaßnahmen ergreift, indem er auf „Sparflamme“ umschaltet (88, S. 13). In diesem Sinne ist beispielsweise auch die nachfolgend ausführlich beschriebene Amenorrhoe, also das Ausbleiben der Monatsblutung, zu verstehen, bewahrt sie doch den geschwächten Körper vor den Belastungen einer Schwangerschaft. (93, S 45)

6. 7. 1 Amenorrhoe

Einer der herausragendsten somatischen Befunde bei der Magersucht, das Ausbleiben der Regel, tritt mitunter bereits als Frühsymptom vor dem Einsetzen des veränderten Essverhaltens und der Abmagerung ein. (88, S. 12f). Bei anderen Patientinnen ist das Auftreten dieses Symptoms erst im weiteren Verlauf der Erkrankung zu verzeichnen. Nach den bereits angeführten DSM- IV-Kriterien gilt das Ausbleiben von mindestens drei aufeinanderfolgenden Menstruationszyklen als maßgebend für eine gesicherte Diagnostik der Anorexia nervosa, wobei das Vorliegen einer Amenorrhoe auch dann angenommen wird, wenn die Blutung nur nach der Verabreichung von Hormongaben, zum Beispiel Östrogen, erfolgt. (30)

Beim Ausbleiben der Monatsblutung bei bereits bestehendem Zyklus spricht man von einer sekundären Amenorrhoe. Treten die anorektischen Symptome vor Abschluss der pubertären Entwicklung auf, so kann eine sogenannte primäre Amenorrhoe – also das Nichteintreten der Menarche aufgrund einer bestehenden Magersucht unterstellt werden (68, S. 3; 93, S. 46). Aus medizinischer Sicht steht die Amenorrhoe bei Anorektikerinnen im Zusammenhang mit den niedrigen und nichtzyklischen Werten ovarialer Geschlechtssteroide. Sie beruht auf einem hypogonadatropen Hypogonadismus. Bei stark abgemagerten Patientinnen liegen niedrige Plasma- Gonadotropien- Werte vor. Da der Basalwert des luteinisierenden Hormons (LH) positiv mit dem Körpergewicht korreliert, tritt eine Normalisierung des LH-Spiegels mit einer Gewichtszunahme ein. Es kann in diesem Zusammenhang auf eine Vielzahl von Untersuchungen verwiesen werden, denen zufolge hinsichtlich der Geschlechtshormone eine Rückentwicklung auf eine präpubertäre Stufe bei bereits geschlechtsreifen anorektischen Frauen beobachtet wurde. Auch eine Einflussnahme mit Hilfe von Östrogengaben zeigte in diesen Fällen erst nach einer gewissen Gewichtszunahme eine Wirkung (21). Die Amenorrhoe kann bei manchen Frauen auch nach Gewichtsnormalisierung noch monatelang, sogar bis zu zwei Jahren, bestehen bleiben. Sowohl der Beginn der Amenorrhoe vor Gewichtsabnahme als auch ihr Weiterbestehen nach Erreichen eines normalen Gewichts geben deutliche Hinweise auf das Vorhandensein psychogener Ursachen. So gibt es zahllose Beispiele dafür, dass bei einem Weiterbestehen ungünstiger Einstellungen zu Essen und Nahrung auch nach erfolgreicher Behandlung mit deutlicher Gewichtsrestitution die Möglichkeit der Interaktion kognitiver und endokrinologischer Prozesse erhalten bleibt (68, S. 3) Auch Hilde Bruch bestätigt aus jahrzehntelanger Erfahrung in der Therapie Essgestörter die immense Bedeutung des Zusammenspiels zwischen Umwelteinflüssen und körperlichen Vorgängen (5, S. 44).

Bei Bulimiekranken konnten ebenfalls hormonelle Dysregulationen infolge großer Gewichtsschwankungen nachgewiesen werden, die bei ca. 45 % der Patientinnen zu einer sekundär starvationsbedingten Amenorrhoe oder zu Zyklusschwankungen führten (43, S. 30). Auf eine hohe Beteiligung emotioneller Faktoren bei der Entwicklung einer Amenorrhoe verweisen auch in anderen Zusammenhängen gemachte Beobachtungen hinsichtlich der Störbarkeit des Menstruationszyklus, etwa das Ausbleiben der Menses bei Frauen in Konzentrationslagern unmittelbar nach der Inhaftierung bei noch bestehendem Normalgewicht (21).

Bereits angeführt wurde die These, nach der die Amenorrhoe als Notmaßnahme des Körpers verstanden werden kann, einen belasteten Organismus vor den Anforderungen einer Schwangerschaft zu bewahren (93, S. 45). Der kurze Bericht Kristinas soll abschließend als Bestätigung einiger in diesem Abschnitt angesprochenen Faktoren als Beispiel dienen. *„Meine Tage hörten nach zwei Monaten Hungern in meiner Ausbildungszeit auf, da war ich noch nicht so superdünn. Als ich dann wieder angefangen hab zu essen, hat mein Körper sich erst mal verweigert. Auch mit Hormontabletten. Eigentlich hat sich das Problem noch über ein Jahr hingezogen, bis alles wieder normal war.“*

6. 7. 2 Störungen des Magen-Darm-Systems

Häufige Befunde werden im Bereich des Magen-Darm-Systems erhoben. Symptome wie Blähungen und Völlegefühl nach der Nahrungsaufnahme bis hin zur ausgeprägten Druckschmerzhaftigkeit erschweren die Abgrenzung zu anderen abdominellen Erkrankungen (16, S. 34). Nahezu jede Anorexiekranke klagt über Verstopfung, die als Folge der geringen Nahrungszufuhr zu werten ist. (22, S. 30). Daraus resultiert fast automatisch ein sich steigernder Abführmittelmissbrauch. Fachleute haben herausgefunden, dass die Darmentleerung vielfach hypochondrisch besetzt ist. . Ein leerer Darm wird in diesen Fällen von den Frauen mit Leichtigkeit und Reinheit gleichgesetzt. Beispielhaft sei hier eine Patientin angeführt, die berichtet, sie habe nach der Entdeckung der gewichtsreduzierenden neben der abführenden Wirkung ihre tägliche Laxantiendosis nach und nach auf bis zu 80 Tabletten gesteigert (22, S. 180). Schließlich kann der, auch bei Bulimikerinnen übliche, fortgesetzte missbräuchliche Konsum von Abführmitteln zu dauerhaften Schäden in Form einer verminderten Darmperistaltik und chronischer Obstipation führen (43, S. 30; 93 S. 47).

Patientinnen mit Heißhungerattacken können in seltenen Fällen eine akute Magenerweiterung mit Ösophagusrissen oder Rupturen der Magenwand erleiden, die notfallmedizinisch behandelt werden müssen (23; 34, S. 30; 93). Im längeren Verlauf einer Essstörung mit Heißhungerattacken kann es schließlich zu einer Erschlaffung des erheblich erweiterten Magens kommen. Die Säureproduktion nimmt bei Anorektikerinnen ab, während Bulimikerinnen aufgrund des Erbrechens häufig unter Sodbrennen zu leiden haben. (88, S. 13; 43, S. 30; 93, S. 48)

6. 7. 3 Störungen des Elektrolyt- und Säure-Basen-Haushalts

Bei Patientinnen mit Bulimie oder bulimischer Anorexie besteht aufgrund von Laxantienabusus und Erbrechen die Gefahr von Verschiebungen des Elektrolyt- und Säure-Basen-Haushaltes, wodurch es zu einer hyperkalämischen Alkalose mit erhöhten Serumbikarbonatwerten, Hypovitaminosen, Hypochlorämie und Hypokaliämie mit schwerwiegenden Folgen – etwa Störungen des kardialen Erregungsablaufes oder Nierenfunktionsstörungen kommen kann (30), womit Beschwerden wie Schwindelgefühle, Müdigkeit, Konzentrationsmängel, Kopf-, Rücken- und Brustschmerzen einhergehen können. Man geht davon aus, dass 50 % der Bulimikerinnen Elektrolytstörungen aufweisen (43, S. 30; 93, S. 48).

6. 7. 4 Störungen des Herz-Kreislauf-Systems

Aufgrund der permanenten Über- oder Unterernährung kann es bei Essgestörten zu gravierenden Herz-Kreislauf-Störungen kommen (94, S. 39). Zu nennen sind bei der Anorexia nervosa die Bradykardie, die Hypotonie und Hypothermie als Ausdruck eines reduzierten Stoffwechselgeschehens. Die Herzfrequenz fällt häufig auf sechzig Schläge pro Minute ab, die Pulsrate sinkt gelegentlich ab auf Werte bis dreißig. Die systolischen Blutdruckwerte erreichen oft nicht 100 Millimeter/Hg. Dagegen leiden übergewichtige Essgestörte oftmals unter Hypertonie. Über die Hälfte der Magersüchtigen weisen pathologische EKG-Befunde auf, wie zum Beispiel die Verlängerung des QT- Intervalls (24, S. 130). Bei Vorliegen eines gravierenden Untergewichts besteht das Risiko eines Herzmuskelschwunds, insbesondere der linken Herzkammer, was zu Rhythmusstörungen bis hin zum Herztod führen kann.

Bei Fettsüchtigen kommt es zu einem erhöhten Auftreten von Gefäßschäden der Arteriosklerose *„deren gefährlichste Erscheinungsformen als Herzinfarkt und Schlaganfall bekannt sind. Es kommt infolge der Fehl- und Überernährung zu krankhaften Ablagerungen von Stoffen (Lipoiden, Kalksalzen, Cholesterin), die auf eine Störung des Fettstoffwechsels hinweisen. Man könnte diese Vorgänge in vereinfachter Darstellung als Gefäßverfettung bezeichnen" (6, S. 21f).* Der Internist und Klinikleiter Max Otto Bruker († 2001) hat nachgewiesen, dass das Ausmaß des krankhaften Übergewichts und die Lebenserwartung in engem Zusammenhang stehen (6)

Bei anorektischen Patientinnen besteht auf Grund der meist vorhandenen Untertemperatur und Vasolabilität eine Neigung zum Frieren, kalten Händen und kalten Füßen. Auch Bulimiekranke klagen über verstärkte Kälteempfindungen. Bei Patientinnen im kachektischen Zustand sind Störungen der Temperaturregelung besonders ausgeprägt, werden aber aufgrund der veränderten Körperwahrnehmung häufig geleugnet. (16, S. 34/37; 43, S. 30; 93, S. 48; 94, S. 45) Übergewichtige Patienten hingegen leiden unter mehr oder weniger starkem Schwitzen.

6. 7. 5 Veränderungen des Mund- und Rachenraumes

Durch Einwirken der aggressiven Magensäure beim Erbrechen kann es bei Bulimikerinnen zu gravierenden Zahnschäden und Infektionen im Mund- und Rachenraum kommen. Aus der Induktion des Erbrechens können Speiseröhrenverätzung, Speiseröhrenrisse, Ohrspeicheldrüsenentzündung oder -schwellung resultieren. Bei den meisten Ess- Brech- Süchtigen sind die Atemwege angegriffen, da beim Erbrechen Flüssigkeit in die Luftwege gelangen kann. Folglich wird bei vielen von ihnen ein dauerhafter Husten festgestellt (43, S. 30).

6. 7. 6 Hautveränderungen

Neben den inneren Organen wird auch die Haut Magersüchtiger durch die Mangelernährung in Mitleidenschaft gezogen. Sie erweist sich als trocken, schuppig und grau; ihre Elastizität ist herabgesetzt.

Bei einigen Patientinnen bildet sich eine Lanugobehaarung, wobei in der Fachliteratur höchst unterschiedliche Auftretenshäufigkeiten genannt werden. Schütze, der sich auf Untersuchungen von Wright bezieht, spricht von der überwiegenden Anzahl der Patientinnen (88, S. 13), während Feiereis im Rahmen seiner eigenen Untersuchungen lediglich über 5 % von diesem Symptom betroffener Patientinnen berichten kann (16, S. 37). Die flaumartige Behaarung bildet sich vorwiegend an Unterarmen, Wangen und Rücken (94). Bei Lanugobehaarung handelt es sich laut Definition um ein *„wolliges Haarkleid der menschlichen Frucht vor der Geburt ..." (28).* So wird in diesem Zusammenhang dann auch von der „Wiederkehr der Lanugobehaarung" gesprochen (16, S. 37). Die Ursache für das Auftreten dieser Behaarung gilt als unklar. Es könnte dahinter jedoch eine Hilfsmaßnahme des Körpers zur Wärmeregulierung vermutet werden. Gerlinghoff et al. berichten über das seltene Auftretend feiner Blutungen in der Haut oder den Schleimhäuten Magersüchtiger, sogenannter Petechien, als deren Ursache Gerinnungsstörungen angenommen werden (24). Im fortgeschrittenen Krankheitsstadium kann es bei der Anorexie in Folge der Mangelernährung zu einem reversiblen Haarausfall kommen (88, S. 131; 93, S. 49)

6. 7. 7 Veränderungen der Muskulatur

Trotz des teilweise erheblichen Muskelschwunds als Folge der fortgeschrittenen Abmagerung bei Anorektikerinnen bleibt die Leistungsfähigkeit der betroffenen Mädchen und Frauen noch erstaunlich lange erhalten. Schwächezustände werden ignoriert und mit sportlichen Übungen bekämpft, was zu einer Übersäuerung der Muskulatur und zu Muskelschwäche führen kann (88, S. 13; 93, S. 50; 94, S. 40)

6. 7. 8 Störungen des Skelettbaus

Auch im Skelettbau der essgestörten Menschen lassen sich krankhafte Veränderungen beobachten. So konnte bisher eine verminderte Knochendichte mit erhöhtem Frakturrisiko und Osteoporose bei den Krankheitsbildern der Anorexia und der Bulimia nervosa nachgewiesen werden. Untersuchungen belegen eine negative Korrelation von Knochendichte und Krankheitsdauer. Adipöse leiden dagegen unter Gelenk- und Wirbelsäulenschäden auf Grund der Belastung durch das hohe Gewicht und der Einflüsse der Fehlernährung (34, S. . 30; 93, S. 50; 6)

6. 7. 9 Stoffwechselstörungen

Bekanntermaßen gehören Diabetes und Gicht als Folge eines gestörten Stoffwechsels häufig zu jenen Begleiterkrankungen der Adipositas, die durch eine Reduzierung des Körpergewichts und körperliche Betätigung nicht mehr reversibel, jedoch positiv beeinflussbar sind (6)

6. 7. 10 Weitere somatische Folgen und Gefahren

Es gibt kaum ein Organ des Körpers, das nicht in Mitleidenschaft durch die permanente Gewichtsreduktion beziehungsweise das Überessen gezogen wird, wodurch die Darstellung der somatischen Folgen auf die wesentlichen Punkte beschränkt werden musste und damit der Komplexität der Krankheitsbilder nicht voll umfassend gerecht werden kann (93, S. 50; 94, S. 40). Es ist notwendig, nochmals darauf hinzuweisen, dass den Organbefunden zugrundeliegende Essstörungen häufig unerkannt bleiben, was weitreichende Folgen haben kann. Die Gefahr, eine bestehende Essstörung zu übersehen, ist insbesondere bei Vorliegen gravierender Organbefunde gegeben und wird durch die typischen bagatellisierenden, abwehrenden und verleugnenden Verhaltensweisen der Betroffenen und auch deren Eltern, die eine primär körperliche Erkrankung einer psychischen Störung vorziehen, begünstigt (24, S. 131f).

Auch von Seiten der Ärzte wird nicht selten die organische Erkrankung weitaus stärker bewertet und entsprechend therapiert, was oft zu unnötigen und falschen, sogar gefährlichen Maßnahmen führt, wie zum Beispiel die häufig angeordnete Einnahme von Schilddrüsenhormonen bei herabgesetztem Stoffwechselgeschehen als Folge des Hungerns (24, S. 130). Bedeutsam ist demnach die Erstellung einer zutreffenden Diagnose, wenn es um die Wertung pathologischer Körperbefunde geht. Es hat sich erwiesen, dass Organfunktionen erstaunlich lang aufrecht erhalten werden können, wenn die Gewichtsreduktion langsam verläuft und damit dem Körper eine Anpassungsleistung ermöglicht wird. So kann beispielsweise ein unter normalen Umständen zum Tod führender Kaliumspiegel, der durch raschen Abfall zustande gekommen ist, bei langsamer Anpassung ohne weiteres toleriert werden. Das Übersehen oder Unterschätzen einer dem pathologischen Befund zugrundeliegenden Essstörung kann zu lebensbedrohenden Behandlungsfehlern führen, nämlich dann, wenn eine Normalisierung der bedrohlichen Werte aufgrund der gängigen Richtlinien erfolgt und durch drastische Maßnahmen forciert wird wie z.B. durch zu rasches Auffüttern mittels Sonde oder Infusion. Gerlinghoff und Kollegen führen beispielhaft an, dass ein meist bei Anorexiekranken bestehender chronischer Phosphatmangel (aufgrund Mangelernährung, Laxantienabusus, Erbrechen usw.) der durch künstliche Ernährung in ein akutes Phosphormangelsyndrom übergegangen ist, zu Lähmungserscheinungen bis hin zum Tod führen könne (24, S. 133). Aus nahezu der gesamten Fachliteratur geht hervor, dass die korrekte Diagnoseerstellung in den meisten Fällen viel zu spät erfolgt – oft erst nach umfangreichen medizinischen Maßnahmen. Essstörungen finden trotz ihrer Popularität in den Medien in ärztlichen Kreisen zu wenig Beachtung und werden als mögliche Diagnose erst sehr spät – wenn überhaupt – in Erwägung gezogen.

Einmal mehr erweist sich die Betrachtung des Menschen allein nach dem biomedizinischen Modell mit Fixierung auf körperliche Symptome als irreführend und wird mit den daraus folgenden Behandlungsstrategien der Gesamtheit des Individuums mit all seinen Aspekten nicht gerecht. (93, S. 52) Hurrelmann weist darauf hin, dass der Gesundheitszustand in hochentwickelten Industrieländern trotz hoher Leistungen des medizinischen Versorgungssystems nicht zufriedenstellend sei, was er auf dessen ungezieltes und wenig effizientes Vorgehen zurückführt (41). Dies zeigt die Notwendigkeit eines umfassenden Umdenkens. Im Falle der Essstörungen gilt es, schnell zu handeln etwa bevor Ängste vor Kontrollverlust die Therapierbarkeit der Patientinnen einschränken. Hilde Bruch, international anerkannte Koryphäe auf dem Gebiet der Behandlung insbesondere magersüchtiger Patientinnen wies immer wieder nachdrücklich auf die Bedeutung einer frühzeitig aufgenommenen Behandlung hin (5, S. 79). Dies gilt gleichermaßen hinsichtlich aller anderen Formen essgestörten Verhaltens (93)

6. 8 Psychologische/Psychiatrische Befunde

Zur Symptomatik der Magersucht und der Bulimie gehören eine Reihe typischer Verhaltensweisen und Ausdrucksformen, die das innere Erleben der betroffenen Patientinnen sichtbar werden lassen. *„Die Ausbildung der charakteristischen Merkmale erfolgt parallel zur Entwicklung der Magersuchtssymptomatik und insbesondere in Verbindung mit dem Grad der Abmagerung" (22, S. 32)* hat Lilli Gast bei der Arbeit mit anorektischen Mädchen und Frauen herausgefunden (22, S. 32). Psychopathologische Veränderungen gelten als schwer erfassbar auf Grund der vielfältigen Erscheinungsbilder und teilweise vorhandenen Widersprüche (88, S. 14). Studien zufolge kann bei einem Großteil der Essgestörten eine psychiatrische Diagnose, beispielsweise eine Persönlichkeitsstörung, gestellt werden. (72). Die Aachener Professorin Beate Herpertz-Dahlmann vertritt die Ansicht, die Anorexia nervosa sei bei vielen Patienten keine alterstypische Erkrankung in Form einer einzigen Episode, sondern stelle ein Glied in einer langen Kette von Störungen dar bei einer im psychiatrischen Sinn hoch vulnerablen Persönlichkeit (72).

In den folgenden Abschnitten wird auf die wichtigsten Erscheinungsformen des pathologischen Erlebens und Verhaltens, welche im Zusammenhang mit essgestörten Verhalten auftreten können, eingegangen.

6. 8. 1 Gestörtes Essverhalten – Erscheinungsformen, psychologische Hintergründe und Folgen

Nicht die Appetitlosigkeit darf fälschlicher weise als Ursache für den Gewichtsverlust der Anorektikerin angesehen werden sondern der unbedingte Wunsch, dünner zu werden. Selvini Palazzoli betont die enorme Triebkraft, mit welcher der ständige Kampf mit dem Hunger betrieben werde. Obwohl letztlich die An- oder Abwesenheit von Hunger nicht bewiesen werden könne, berichtet sie doch über dahingehende Eingeständnisse ihrer Patientinnen (90, S. 39ff.), eine Aussage, die auch durch Bruch bestätigt wird, die auf Grund ihrer Erfahrungen der Ansicht ist, dass Hunger beziehungsweise Appetit meist willentlich unterdrückt oder kontrolliert würden, beispielsweise durch skurrile Formen der Nahrungsaufnahme. (5) Feiereis spricht von der Reduzierung der Mahlzeit auf *„Ritual und Karikatur" (16, S. 34)* Nach seinen Erhebungen über die Verteilung von Appetitstörungen gaben 54 % der Betroffenen an, keinen Hunger zu verspüren, 21 % hatten Hungerdurchbrüche, die zu Fressanfällen führten, bei 15 % mit anschließendem Erbrechen (16, S. 36) Eine große Anzahl von Fachleuten ist von Sublimierungsvorgängen überzeugt, mit deren Hilfe Hungergefühle abgewehrt werden könnten.

„Das Hungergefühl wird zunächst unterdrückt, später oft nicht mehr wahrgenommen. Gleichzeitig findet ein Spaltungsvorgang statt, die Nahrungszufuhr wird altruistisch auf die Familie projiziert, für die nunmehr gekocht und gebacken wird. Zur Abspaltung gehört weiterhin die zwanghafte Sammlung großer Mengen der verschiedenen Nahrungsmittel und Zutaten bis hin zur Kleptomanie, zum Kaufrausch und daraus resultierenden finanziellen

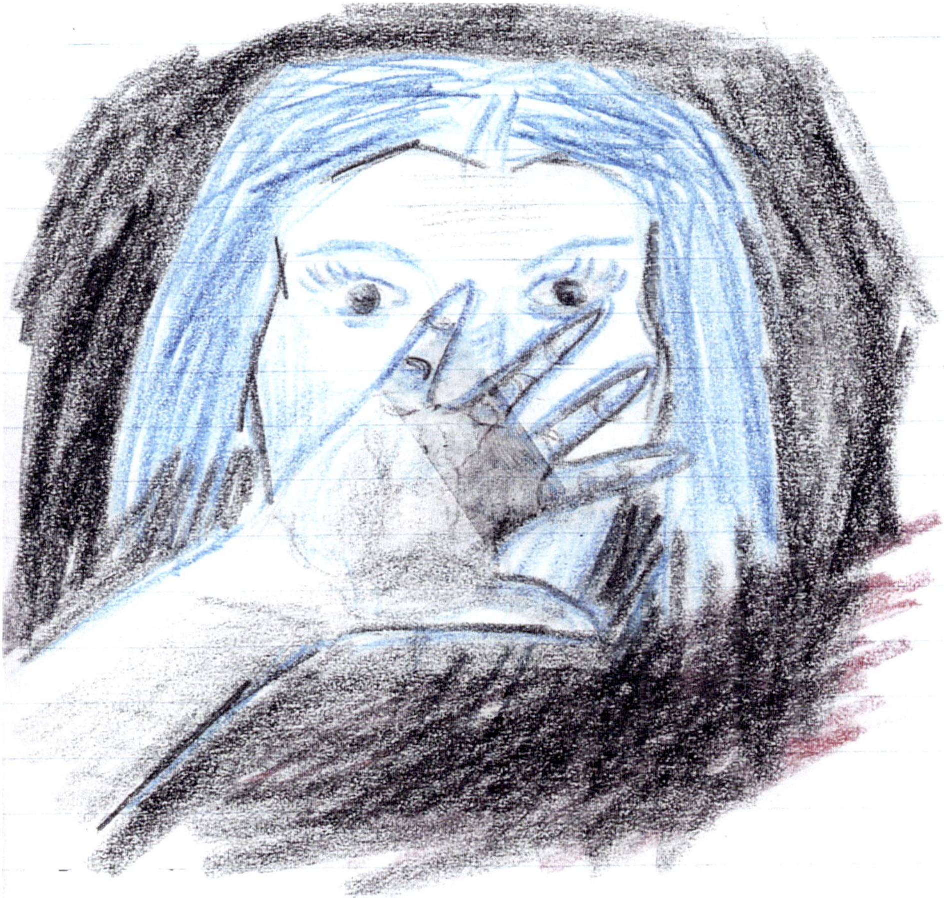

Abb. 5 Tagebuchauszug: „Ich fühle mich traurig und allein und weiß nicht, warum. Einsam!!! Ich weiß, dass ich nicht aus mir heraus selbstbewusst bin. Ich brauche immer eine Bestätigung von außen, dass ich geliebt werde. Ich will angenommen werden, wie ich bin, weil ich Ich bin und nicht wegen meiner Leistung. Ich weiß nicht, wo ich stehe, was ich will, was ich soll. Ich bin einsam, nicht gesehen. Ich habe Angst vor dem Leben".

Problemen und schließlich sozialem Abstieg mit Verwahrlosung (...). Die satte Familie entlastet und ist eine Energiequelle für die Verleugnung des Hungers." (16, S. 49). Letztlich werden die Fragen um das Thema Hunger wegen seiner schlechten Nachweisbarkeit nicht mit letzter Sicherheit zu klären sein. So schränkt Schütze mit Hinweis auf entsprechende Untersuchungen ein: *„Mit fortschreitender Erkrankung kann es dann möglicherweise zu einem Verlust von Hungergefühl, beziehungsweise Appetit kommen". (88, S. 17)*

Anders stellt sich die Symptomatik bei der Binge Eating Störung oder bei der Bulimie dar. Den rauschhaften Essanfällen liegen nach übereinstimmenden Aussagen keine Hungergefühle zu Grunde. Nach Auslösern befragt antwortet Birgit: *„Wenn ich in Zeitdruck bin, weiß, ich muss gleich wieder weg, da bin ich innerlich nervös und unruhig und ess' in mich rein, obwohl ich gar keinen Hunger hab' ... Ich fühl' mich nicht toll dabei, frag', warum musst du das jetzt machen? Wie so 'ne Automatik, wie von mir getrennt, hab's nicht im Griff, fühl' mich getrennt, abgelöst von mir". „Ab und zu stopfe ich in mich rein, obwohl ich weiß, es ist genug, mir ist schon fast schlecht, aber ich stopf' bis ich den Ekel krieg, bis zum Rand. Bis ich fast platz'. Bis es nicht mehr geht!"*

Bei der Anorexia nervosa wird die als Diät beginnende Nahrungseinschränkung zunehmend strenger gehandhabt. Von vielen Patientinnen werden kohlenhydrathaltige Nahrung sowie Süßigkeiten und Desserts gemieden. Es erfolgt eine Einteilung in „gute" und „schlechte" Nahrungsmittel; Essgewohnheiten erstarren zu Ritualen (21). Veränderte Verhaltensweisen wie eine *„schamvolle Isolierung bei der Minimalmahlzeit" (16, S. 98)* gelten als kennzeichnend für die Anorexie. Scham- und Schuldgefühle bis hin zur Depression begleiten auch andere Formen essgestörten Verhaltens (108). Birgit berichtet: *„Was ich nicht mach' in der Stadt so'n Würstchen kaufen, also das nicht, ich denk' immer, wenn so dicke Leute mit so was ... , also das mach' ich nicht. Oder überhaupt in der Öffentlichkeit, wenn jemand Pralinen oder so was auf den Tisch stellt, das meide ich ... aus Scham"*

Das Wohlbefinden der Essgestörten unterliegt starken Schwankungen und ist insbesondere bei der Anorektikerin abhängig vom Grad der Gewichtsabnahme. So *„schwanken die Gefühle beim täglichen Wiegen zwischen Freude, Befriedigung und Enttäuschung oder sogar Depression." (24, S. 61)* Nach Erreichen des ursprünglichen Gewichtsziels bleibt das Gefühl der Magersüchtigen, zu viel zu wiegen, bestehen, was die Festlegung eines neuen niedrigeren Zielgewichtes zur Folge hat (21). Zur Erreichung dessen werden die erlaubten Nahrungsmittel weiter eingeschränkt auf absolut kalorienarme Lebensmittel wie z.B. Gurken, Magerquark oder Ähnliches. Darüber hinaus wird die Nahrungsaufnahme zeitlich immer weiter hinausgezögert. Das Einkaufen und die Nahrungszubereitung dienen der Magersüchtigen als Kontrolle über das Essen (24, S. 66).

Die fortgesetzte Mangelernährung wirkt sich schließlich auf das Denken, Fühlen und Verhalten der Anorektikerin aus. So wird in Fachkreisen vielfach der Vergleich zu hungernden Menschen, zum Beispiel in Kriegssituationen gezogen. Garfinkel et al. fassen zusammen: *„Sie beschäftigen sich übermäßig mit Nahrung und träumen davon. Sie trödeln über den Mahlzeiten und werden launisch, was die Nahrung angeht; einige werden nach* *dem Essen eher hungriger, und andere wenige zeigen auch Bulimie-Episoden. In kognitiver Hinsicht zeigen Hungernde Dekonzentriertheit und Unentschlossenheit. Stimmungsmäßig herrschen Reizbarkeit, Angst und Labilität vor. Der Schlaf ist unterbrochen. Gewöhnlich kommt es zu mitmenschlichem Rückzug und Interesseneinengung." (21)*

Nach den diagnostischen Kriterien von Bruch gehört die Störung der Interpretation von Körpersensationen als Folge des Hungerns zu den Merkmalen der Anorexie. Hunger- beziehungsweise Sättigungssignale würden sowohl von Anorektikerinnen als auch von Bulimikerinnen und Esssüchtigen nicht mehr richtig gedeutet, was sich einerseits in der reduzierten Nahrungsaufnahme, andererseits – bei bulimischen Erscheinungsformen – durch mit Kontrollverlust einhergehenden Heißhungerattacken zeige, auf die Reaktionen wie Gefühle des Selbsthasses oder suizidale Tendenzen erfolgten.

Auf die weiteren Folgen der Fehldeutung von Körpersignalen wie übersteigerte Aktivität und das Ignorieren von Müdigkeit wird an anderer Stelle eingegangen. (siehe Abschnitt 6. 8. 5)

6. 8. 2 Körperwahrnehmung und Körperschemastörung

Erfahrungsgemäß liegen beim Krankheitsbild der Anorexia nervosa Störungen bezüglich der Beurteilung des eigenen Körperbildes vor, was sich in einer Gleichgültigkeit angesichts des körperlichen Verfalls und fehlender Betroffenheit äußert (22, S. 33; 5).

„Körperbild und Körperschema werden im Verlauf der Gewichtsabnahme mehr und mehr verzerrt erlebt" (16, S. 34). „Fehldeutungen entstehen (...) schon bald nach Einsetzen des Hungerns" (5, S. 104). Eine ständige Spiegelkontrolle entscheidet über Depression oder Zufriedenheit und Stolz *„über jedes abgenommene Pfund" (5, S. 101)* oder, wie Feiereis es ausdrückt : *„Je konkaver der Leib, desto größer die Euphorie." (16, S. 34).* Bruch hält das verzerrte Körperbild für ein Element eingeübter Selbsttäuschung und ist sich sicher, dass der außergewöhnliche Stolz auf das kachektische Aussehen – ist er erst fest begründet – schwierig aufzulösen sei (5, S. 101).

Die veränderte Wahrnehmung im Hinblick auf das Ausmaß des Gewichtsverlustes und die Körperproportionen führe dazu, dass jegliche Dramatik von den Frauen geleugnet werde. Ganz im Gegenteil werde von Betroffenen beklagt, sie fühlten sich noch immer zu dick, bzw. ein bestimmter Körperteil, etwa Bauch oder Oberschenkel, seien noch nicht dünn genug, weshalb sie ihren Körper zum Objekt ständiger Aufmerksamkeit und Überprüfung machten (94, S. 24; 21; 24, S. 181). Andererseits scheint in manchen Fällen bei Patientinnen noch ein Bewusstsein bezüglich ihres skelettartigen Körpers zu bestehen, denn trotz ihres körperlichen Idealbildes von extremer Magerkeit wird die Kachexie *„durch Tragen voluminöser Kleidungsstücke sorgfältig kaschiert ..." (16, S. 34).* Auch Selvini Palazzoli glaubt aufgrund ihrer Erfahrungen *„dass viele Patientinnen, was immer sie sagen mögen, nicht wirklich davon überzeugt sind, dass ihre skelettartige Figur vollkommen in Ordnung ist." (90, S. 46)* Auf eine völlige Verwirrung und Fehleinschätzung des Körpergewichts weist indes folgendes Zitat aus einem autobiographischen Bericht hin, nachdem die Betroffene festgestellt hatte, dass ihre Befürchtung hinsichtlich einer drastischen Gewichtszunahme in keiner Weise zutreffend war: *„Meine erste Reaktion war ungeheure Erleichterung, doch dann war ich bestürzt. Wie hatte ich mich so irren können? Anstatt mehr als zehn Kilogramm zugenommen zu haben, wie ich das befürchtet hatte, hatte ich über drei Kilo abgenommen. Ich empfand mich nicht als sechsunddreißig oder fünfunddreißig Kilo schwer: ich kam mir viel dicker vor, ich fühlte mich fett." (60, S. 152)*

Auch Bulimikerinnen und Esssüchtige leiden unter Körperschemastörungen, sind mit ihrer Erscheinung unzufrieden und beschäftigen sich übermäßig mit Gewicht und Figur (53). Hilde Bruch zufolge erlebten Adipöse ihren Körper als ekelerregend, grotesk, unförmig. Auch nach deutlicher Gewichtsreduktion gelinge es nicht, die Figur auf realistische Weise wahrzunehmen, insbesondere, wenn das Übergewicht bereits seit der Kindheit bestehe. *„Sie tragen das Bild ihrer vorherigen Figur wie einen Schatten mit sich herum" (H. Bruch, zit. in 76, S. 45)*

Aus feministischer Sicht wird die verzerrte Körperwahrnehmung unter anderem auch auf die gesellschaftlich bedingte Verunsicherung der Frauen in Bezug auf ihre körperliche Erscheinung zurückgeführt. *„Heutzutage hat keine Frau die Gewissheit, dass sie eine gute Figur hat. Denn heutzutage hat keine Frau den richtigen Körper länger als eine Saison. Das ästhetische Ideal ändert sich andauernd" (70, S. 93)* beklagt die Feministin Orbach. Die Allgegenwart des abgelehnten Körpers stört. Die Magersüchtige empfindet ihn als *„etwas, das im Wege steht und dabei oft verletzt wird" (88, S. 179).* Auf Grund dessen ist zu befürchten, dass mehr oder weniger alle Frauen, unabhängig von dem Bestehen einer Essstörung, Anfälligkeiten, ein negatives Körpergefühl zu entwickeln, besitzen." *Eine Frau (kann) im Laufe einer Stunde, eines Tages oder einer Woche ihren Körper durchaus unterschiedlich wahrnehmen" (70, S. 91)* fasst Orbach ihre Erfahrungen aus der Frauenarbeit zusammen.

Birgit berichtet zum Thema Körperwahrnehmung: *„Ich weiß, dass ich dick bin, völlig klar, aber bei manchen Sachen, die ich anzieh' denk' ich, ach ja, alles klar, seh' mich in diesem Moment nicht so dick wie ich bin. Manchmal empfind' ich's nicht mehr so extrem, wie vielleicht andere. Wenn ich dann aber in so 'ner Kabine bin, so ausgeleuchtet, dann krieg ich regelrecht' nen Schock. War schon hart, wie mal ein Mann zu mir gesagt hat, also mit meinem Umfang, da hätte er schon manchmal 'n Problem." „Meinen größten Frust hab' ich mit den Klamotten, so in der Kabine, wie schon gesagt, da krieg' ich Zustände, leg' dann oft alles wieder hin und geh' nach Haus. Nur ab und zu, da steh' ich zu mir wie ich bin, wenn ich mir sag', entweder mögen mich die Leute so oder gar nicht."*

Feiereis verweist auf eine Reihe von tiefenpsychologisch-psychoanalytischen Deutungen, die sich auf Grund der Erkenntnisse aus umfangreichen Studien ergaben. Danach stellt sich die Thematik als ein *„Zusammenhang zwischen dem Körperbildsymbol, dem Alter, dem Gewicht und der Abwehr des Ichs"* dar (16 S. 50). Die Auflösung des Körperbildes – also der Selbstrepräsentanz des eigenen Körpers zwischen den Polen Integration und Desintegration – sei durch einen ständigen Spannungszustand gekennzeichnet und gehe einher mit Zeichen der Fragmentierung, Verleugnung und Aufspaltung, wodurch letztendlich der Körperbildzerfall bedingt werde. Hieraus entstünden Wünsche wie jener, *„nur noch Neutrum"* oder *„nur noch Geist"* zu sein (16, S. 51). So wird nach den Erfahrungen aus der therapeutischen Praxis dann auch das Ich-Ideal anorektischer Patientinnen als *„ein von allen körperlichen und triebhaften Zwängen befreites engelhaftes Wesen zu sein" (58)* beschrieben. Derartige Wünsche können von Seiten der Behandelnden nur durch Auflösung der Abspaltungen zu einer positiveren und gesünderen Entwicklung hin beeinflusst werden. (16, S. 51)

Kristina sagt zum Stichwort Körperbild: *„Körperbild? ... ist schon sehr lange gestört. Hab als Kind schon ein Problem mit Körperlichkeit gehabt, hab zwar mit meinen Geschwistern gebadet, kann mich aber nicht erinnern, mit meinem Körper je locker umgegangen zu sein. Ich glaube, ich war schon immer verklemmt. Hab mich noch nie gern im Spiegel angeguckt – wenn, dann aus Kontrollgründen. Hab mich schon früh als zu dick und nicht besonders schön empfunden. Je mehr ich nachher gehungert hab, umso dicker hab ich mich gesehen. Auch wenn andere mir gesagt haben, wie ich abgenommen habe und ich gemerkt hab, dass meine Hosen zu weit werden. Hab immer gedacht: Bist du eklig und fett. Ich hatte nie was, was ich besonders schön fand an mir. Hatte an allen rumzumäkeln, besonders mein Gesicht, habe den Ausdruck Mondgesicht gehasst."*

Kommentar: Hier kann unterstellt werden, dass sich schon eine im Elternhaus vorhandene eher negative Einstellung zur Körperlichkeit als prägend und unter anderen Faktoren mitbedingend für die spätere Anorexie der Tochter ausgewirkt hat.

6. 8. 3 Weiblichkeit und Sexualität

Bereits vor mehr als hundert Jahren in den Anfängen der Erforschung der Magersucht wurden Thesen aufgestellt über die Zusammenhänge von Problemen mit der weiblichen Geschlechtsrolle und der Erkrankung. Siegmund Freud sprach von der Anorexia nervosa als einer *„Melancholie der sexuell Unreifen". (Freud, zit. in: 24, S. 97).* Auch Anna Freud, Tochter des Begründers der Psychoanalyse und schwerpunktmäßig mit jugendlichen Patienten arbeitende Analytikerin stellt einen Bezug her zwischen der Melancholie und *„besonders (...) oralen Tendenzen, die der Abweisung verfallen" (19, S. 121)*

Sie berichtet über pubertäre asketische Phasen, als deren Ursache sie die Furcht vor der Quantität, nicht vor der Qualität des Triebes annimmt. Sie hat beobachtet, dass das Misstrauen der betroffenen Jugendlichen nicht ausschließlich den sexuellen Trieben gilt, sondern ausgedehnt wird auf den Genuss im Allgemeinen; gesteigertem Verlangen werde ein gesteigertes Verbot entgegen gesetzt. Die Verweigerung könne sich von den wirklichen Triebwünschen angefangen bis hin zu alltäglichen körperlichen Bedürfnissen erstrecken. *„Wir fangen an, besorgt zu werden, wenn die Verweigerung sich auf harmlose und notwendige Dinge erstreckt, wenn der betreffende Jugendliche sich den gewöhnlichen Kälteschutz versagt, sich in jeder Beziehung kasteit, sich unnötigen gesundheitlichen Schädigungen aussetzt; wenn er nicht nur besondere orale Genüsse vermeidet, sondern auch die* *tägliche Nahrung aus Prinzip' auf ein bescheidenes Mindestmaß einschränkt". (19, S. 121)* beschreibt die Psychoanalytikerin Verhaltensmuster, die eine umfassende und den sexuellen Aspekt auf andere Bereiche ausdehnende Unreife attestieren und typischerweise bei der Magersüchtigen zu beobachten sind.

Sexuelle Unreife spiegelt auch folgende Aussage einer anorektischen Frau wieder: *„Sex ist in meiner Vorstellung etwas Schmutziges, Animalisches, Schmerzhaftes, Ekelhaftes und Verbotenes." (24. S. 97).* Wie kommt es zu einer solchen Einstellung kommen kann, beschäftigt seit jeher die Fachwelt. Viele mit der Erforschung der Ursachen von Essstörungen befassten Experten (z. B. 24, S. 97) werfen Fragen nach der häuslichen Atmosphäre auf. Wie ging man dort mit Emotionalität, Lust und Sinnlichkeit um?

Bei einem positiven Verlauf der Entwicklung, bilde das Mädchen nach entwicklungspsychologischen Erkenntnissen seine sexuelle Identität und die Geschlechtsrollenidentität heraus, was jedoch bei der Magersüchtigen nicht auf wünschenswerte Weise gelinge, was daran zu erkennen sei, dass in ihrem Empfinden weibliche Körpervorgänge mit Angst besetzt und als Bedrohung gesehen würden (86, S. 59). Die Veränderungen des Körpers in der Pubertät konnten psychisch nicht verarbeitet werden, insbesondere dann, wenn die Patientin von jeher lieber ein Junge hätte sein wollen, was erfahrungsgemäß bei anorektischen Mädchen häufiger zutreffend sei (16, S. 92). Es wird von Fällen berichtet, in denen Mädchen die Anzeichen der Pubertät durch verbissenes Hungern und entsprechend drastischen Gewichtsverlust zum Verschwinden gebracht hätten (5, S. 81). Gast sieht die Ursache solcher *„spezifischer Abwehrvorgänge in der krisenhaften Situation der Pubertät"* in einer typischen Magersuchtskindheit, die den Aufbau eines *„normalen"* Narzissmus verhindere und durch ein hohes Maß an verdeckten Aggressionen, eine auffallende Leistungsideologie, Kälte und Feindseligkeit seitens der Mutter gekennzeichnet sei (22, S. 98ff). Selvini Palazzoli hält es jedoch für eine zu oberflächliche Betrachtung, Anorektikerinnen lediglich eine Rückentwicklung in eine frühere Entwicklungsstufe als Ziel unterstellen zu wollen. Einerseits folge die Nahrungsverweigerung dem Zweck der Abwendung der als gefährlich erlebten Aspekte der Weiblichkeit (z. B. Schwangerschaft, Geschlechtsverkehr) und der Angst vor dem Verlust körperlicher Selbstbestimmung, andererseits sei das Hungern Ausdruck des Wunsches nach erwachsener Autonomie (90, S. 89ff).

Esssüchtige Frauen hingegen bringen mit Hilfe des Essens und ihrer Fettmassen symbolisch ihr Bedürfnis nach Liebe und Sexualität zum Ausdruck. Hier gehe es um Erfüllung im wörtlichen Sinn, die sich nicht nur auf orale Wünsche beziehe. Fehlentwicklungen bei der frühkindlichen Bildung einer Körperrepräsentanz auf Grund unzureichender oder gestörter Austauschprozesse zur weiblichen Bezugsperson gelten mit als Ursache für die Entwicklung einer Esssucht. Sabine Scheffler (Frankfurter Zentrum f. Essstörungen) erklärt hierzu: *„Die Vielfalt weiblicher Geschlechtlichkeit wird ja auch nicht differenzierter erfahrbar dadurch, dass sie nicht benannt und in Austauschprozessen gemeint ist. So bleibt sie entweder in der Phantasie unentdecktes Land oder ist Anlass für entwertende Phantasien, hinter denen zumeist die Lust verborgen bleibt." (83, S. 23)*

Von der Magersüchtigen würden eigene sexuelle Regungen oft hochgradig angstbesetzt erlebt und sollen durch das Hungern eliminiert werden. In Übereinstimmung mit der oben angeführten Anna Freud wird von vielen Seiten angenommen, dass in der Anorexie *„die Angst vor der Sexualität regressiv auf orale Prozesse verschoben wird"(76),* um Autonomie und Stärke zu erleben. In der Übersteigerung des asketischen Ideals wird als Hintergrund der *„Konflikt zwischen Geist und Materie oder Reinheit und Trieb" (11, S. 198f)* vermutet. Die Magersüchtige strebe Geschlechtslosigkeit und Abwendung von allen Aspekten der *„niederen Körperlichkeit"* an.

In engem Zusammenhang mit dieser Thematik sind die Menstruation und ihre Begleiterscheinungen von entscheidender Bedeutung, da sie beim Mädchen Furcht vor der eigenen Weiblichkeit auslösen können. Bruch ist vom Vorhandensein einer *„tiefsitzenden Angst"* überzeugt, die auf der Befürchtung des jungen Mädchens beruhe, *„dass mit zunehmender Körpergröße unabhängigeres Verhalten erwartet wird." (5, S. 82)*

Selvini Palazzoli nimmt zur Menarche auf sehr drastische Art Stellung und spricht von einem nicht zu unterschätzenden traumatischen Schock : *„(...) dass plötzlich Blut fließt, wirkt sich weitaus dramatischer aus, als die erste Samenejakulation. Die Menarche ist ein plötzliches, geheimnisvolles und demütigendes körperliches Geschehen, über das das arme Mädchen keinerlei Kontrolle hat."(90, S. 85)* lautet ihre Überzeugung.

Hier haben wir es also mit einem hochkomplexen Geschehen zu tun, das wohl deshalb so schwer verkraftet werden kann, weil es zwei widersprüchliche Aspekte in sich vereinigt, nämlich einerseits die Forderung nach Selbständigkeit und Unabhängigkeit, andererseits jedoch die Unterwerfung unter die spezifische weibliche Rolle, deren *„passiv-rezeptiven Aspekte" (90, S. 90)* Machtlosigkeit beinhalten. Hinzu kommen oft noch andere verwirrende und widersprüchliche Botschaften seitens der Familie des Mädchens. *„Nicht selten werden die Magersüchtigen von ihren Müttern über die bösen Männer aufgeklärt, deren wichtigstes Anliegen es sei, die Frau sexuell zu gebrauchen. In ihrer häuslichen Atmosphäre erleben sie Erotik oder Sexualität zumeist als Tabu. Dass es in vielen Familien, einem heutigen Klischee entsprechend, üblich ist, dass man sich unbekleidet voreinander zeigt, ist nicht dazu angetan, die Angst vor Sexualität zu mildern."(23, S. 65)*

In Anbetracht dieser Erkenntnisse vermag es nicht zu verwundern, dass Essgestörte sich oft in kindliche Vorstellungen von Sexualität flüchten, die sich *„in ihren Augen entweder auf Verwöhnen oder Verwöhnt werden beschränkt oder aber etwas mit gefürchteter bedingungsloser Auslieferung zu tun hat" (33).* (s. auch Kapitel 6. 7. 4) Es liegt nahe, dass derart problematische Einstellungen das Mädchen den Eintritt der geschlechtlichen Reife nicht gerade freudig begrüßen lassen. Die schwierige Einstellung zu den Aspekten des Frauseins ist sicher auch kulturell bedingt. Man denke nur an unseren Umgang mit der Menstruation, die möglichst unbemerkt von anderen zu verlaufen hat. Täglich wird uns die Gleichsetzung von Schmutz und Menstruationsblut durch die Binden- und Tamponwerbung unterschwellig suggeriert – anders als in manchen anderen Kulturen, wo Reifung und erste Menstruation eines Mädchens in besonderer Weise gefeiert werden. Zur Verdeutlichung ein Bericht aus Persien:

„Wenn es soweit ist, kriegen es die Familienmitglieder natürlich sofort mit, einfach, weil sie das Mädchen so aufmerksam beobachten. An diesem Tag wird dann eine besondere Süßspeise gekocht, keine zwei oder drei Gänge wie sonst, sondern nur diese Süßspeise. Wenn dieses Essen auf den Tisch kommt, wissen auch die Männer, dass das Mädchen zum ersten Mal ihre Regel hat. Dann schauen dich alle an und sagen dir mit den Augen, dass etwas Tolles passiert ist. Sie behandeln dich wie ein rohes Ei: Setz dich doch, bitte, willst du es warm haben oder was zu trinken oder zu essen? Du kannst wirklich die Königin spielen. Und ich hab das auch gemacht. Ich war unglaublich stolz." (3, S. 71f)

Die nicht auf diese Weise gestärkten Mädchen in unserer westlichen Kultur haben weitaus größere Hürden zu überwinden, was eben jenen offensichtlich am wenigsten zu gelingen vermag, die eine Anorexie entwickeln, typischerweise kurz nach der ersten Menstruation (54, S. 168). Häufig treten nach therapeutischer Erfahrung im Zusammenhang mit einer Essstörung auch Schwangerschaftsphantasien oder -ängste auf. So wird in manchen Fällen Nahrungsaufnahme mit oraler Empfängnis assoziiert und die Dickleibigkeit, aber auch Völlegefühle und Verdauungsvorgänge mit dem Zustand der Schwangerschaft, was besonders auch beim Krankheitsbild der Bulimie nach einem Fressanfall eine Rolle spielen könne. Das anschließende Erbrechen bringe psychoanalytischer Deutung zufolge die Ambivalenz uneingestandener Schwangerschaftswünsche zum Ausdruck, während der rektale Ausscheidungsprozess von den Betroffenen mit dem Vorgang der Entbindung verglichen werde (54, S. 169).

Eltern und andere Erwachsene seien durch die Vermittlung eines negativen Bildes von Sexualität oft Mitverursacher von Schwangerschaftsängsten (24, S. 98f; 106, S. 166). Simone de Beauvoir schildert dies in eindrucksvoller Weise. *„Oft kommt es ihr nicht mehr wunderbar, sondern entsetzlich vor, dass ein Fremdkörper im Inneren ihres Leibes sprossen soll. Die Vorstellung dieser monströsen Anschwellung entsetzt sie. Und wie soll das Baby herauskommen? Selbst wenn man ihr nie von den Schreien und den Leiden der werdenden Mutter gesprochen hat, hat sie Reden aufgefangen, die Bibelworte gelesen: Du sollst mit Schmerzen gebären. Sie ahnt Qualen voraus, die sie sich nicht einmal vorstellen kann." (9, S. 291).* Allerdings gibt es auch Anzeichen für gegenteilige Empfindungen und Assoziationen bei betroffenen Frauen und Mädchen. Bruch weist im Gegensatz zu anderen Fachkollegen die Unterstellung von Schwangerschaftsängsten bei Anzeichen von Vorwölbungen des Bauches nach vermeintlich zu reichlichem Essen zurück. Sie berichtet über Erfahrungen mit mehreren Mädchen, bei denen Schwangerschaftsphantasien mit positiven Gedanken einhergegangen seien (5, S. 105).

Einen besonderen Raum im Rahmen der Entstehungsbedingungen von Essstörungen nimmt der Themenbereich sexueller Missbrauch sowie phantasierter oder tatsächlicher Inzest ein. So stellte sich bei der therapeutischen Arbeit mit Essgestörten heraus, dass orale Empfängnisphantasien häufig mit Inzestvorstellungen in Verbindung gebracht werden (54, S. 169). In Kapitel 8. 4. 3. 1 wird näher darauf eingegangen

Ein weiterer überraschender Aspekt kann möglicherweise herangezogen werden als Ursache einer gestörten psychosexuellen Entwicklung bei den Betroffenen. In der gedanklichen und gefühlsmäßigen Verknüpfung von Sexualität und Tod kommt nach Meinung der Autorin eines autobiographischen Berichts eine tiefe Sehnsucht nach symbiotischer Vereinigung zum Ausdruck, verbunden mit der Frage nach dem Anfang und dem Ende des Selbst. Sie erklärt hierzu: *„Ebenso wie die Sexualität ist der Tod eine biologische Tatsache, Magersucht zieht jedoch die Verneinung der Biologie nach sich, besonders der Vorstellung von Biologie als Bestimmung. In meinem magersüchtigen Zustand schob ich die Vorstellung von mir als sterbliches Wesen ebenso auf, wie die Vorstellung als sexuelles Wesen. In der idealisierten Kinderwelt, in die ich zu gelangen oder wieder zurückzukehren versuchte, gab es weder Tod noch Sexualität außer als unbefugte Eindringlinge, und alles war eine paradiesische Einheit, wo individuell und autonom zu sein gleichbedeutend war mit Akzeptiertsein und Verstandenwerden." (60, S. 117)*

Das Thema Weiblichkeit und Sexualität scheint auch eine erheblichen Einfluss auf die Entwicklung der Magersucht bei Kristina ausgeübt zu haben: *„Hatte nie grundsätzlich was dagegen, als Mädchen geboren zu sein, so war's nicht, konnte aber nie mit Mädchenhaftem was anfangen. Habe mich immer besser mit Jungen verstanden. Nicht so was Pienziges, Gejammere. Wollte nie Prinzessin sein an Fastnacht, war mehr so der Kumpeltyp und wurde auch so wahrgenommen. Bei mir haben sich dann relativ früh rundliche Formen entwickelt, Brust und so'n weiblicher Bauch. Ich hab dann relativ früh meine Tage bekommen, eine der Ersten in meiner Klasse. Ich fand das furchtbar, wollte lieber Kind bleiben. Fand das eklig, so widerlich. Mit Tampons war' dann besser, nur dieses Einführen fand ich bescheuert. Ich wollte von da unten gar nichts wissen, von meinen Geschlechtsmerkmalen mein ich. Die Brust hätt' ich mir am liebsten abgeschnitten, wollte immer, dass die so klein ist, so wie bei meiner Schwester, hab mich immer mit der verglichen. Krasse Diskrepanz, die war knabenhaft und ich rund und weiblich. Die Anderen haben gesagt, ich spinne ja wohl, die konnten nicht verstehen, dass ich immer dagegen angekämpft hab'. Konnte mit dem Begriff „Frausein" nichts anfangen, wollte nicht, hab das jeden Monat als Strafe empfunden. Hab' regelrechten Hass auf meine Brust entwickelt, sie als nicht zu mit zugehörig empfunden. Nicht perfekt, so wie auf dem Werbeplakat. Später dachte ich dann, als das mit Freund oder Mann in meinen Gedankenbereich kam, wie soll mich ein Mann jemals akzeptieren, das war mir vor allen, auch sogar vor meiner Schwester unglaublich peinlich.*

Angst vor Sexualität. Das war ja für mich so, konnte mir das ja gar nicht vorstellen. Auch durch die Medien, was man so alles machen muss, was Sexualität so ist. Angst, Fehler zu machen, unter Druck gesetzt werden, abgelehnt werden, wenn ich Grenzen setze. Ich konnte mir nicht vorstellen, mit jemand darüber zu reden, hab mich deshalb lang nicht getraut, mich auf ne Beziehung zu einem Mann einzulassen."

Kommentar: In der obigen Schilderung lassen sich viele Hinweise für das Vorhandensein unbewusster Phantasien und Ängste finden, die sich auf Themen wie Frauen- und Mutterrolle und auf Sexualität beziehen und vorhandene Ambivalenzen widerspiegeln.

6. 8. 4 Beziehungs- und Freundschaftsproblematik

Das ständige gedankliche Kreisen der Magersüchtigen um Essen und Gewichtsabnahme, sowie die damit einhergehenden Anstrengungen wie rigorose Schönheitsübungen oder auch die Konzentration auf Schulleistungen sorgen dafür *„dass nach und nach soziale Bezüge vernachlässigt beziehungsweise ganz vermieden werden (21).*

Als weiterer Grund für diese Haltung wird die Angst vor Kontrollverlust angeführt, die nicht nur zur Abwehr sexueller Triebe, sondern jeglicher libidinöser Impulse führe und damit auch allen zwischenmenschlichen Beziehungen gelte. (34. S. 374). Magersüchtigen wird nachgesagt, sie unterschieden sich von anderen Menschen durch eine gewisse Exzentrik, die sich in ihrem Leistungsstreben, ausgefallener Kleidung, einem Hang zum Perfektionismus und auch künstlerischen Ambitionen zeige. Die Anorektikerin, um ihr Anderssein wissend, betone dieses und grenze sich zunehmend von anderen ab, obgleich sie unter Gefühlen von Leere, Sinnlosigkeit und Einsamkeit zu leiden habe. *„Ich hatte keinen Kontakt zur Außenwelt und lebte schließlich nur noch in der von mir aufgebauten Hungerwelt mit eigenen Gesetzen (23, S. 59)* schreibt eine Betroffene.

Gefühle tiefen Misstrauens seien, glaubt Gerlinghoff, oft das Resultat von Erlebnissen des Verlassenwerdens und von Enttäuschungen, weshalb die Magersüchtige aus Gründen der Schmerzvermeidung Empfindungen unterdrücke (23, S. 59). Die zunehmende Entfremdung der Essgestörten wird auch auf ihre verzerrte Körperwahrnehmung zurückgeführt. Aus dem Gefühl heraus, zu dick zu sein, isolieren sie sich aus Scham vor anderen. Bisweilen klagten sie, dass niemand sie anrufe oder einlade, um dann jedes von außen kommende Beziehungsangebot – manchmal auf verletzende Weise – abzulehnen. Dies führe insbesondere bei Anorektikerinnen häufig zu einer starken Anbindung an die Familie (106, S. 177). Diese Hinwendung, insbesondere zur Mutter, begünstige dann auch die Vorliebe für das Kochen und Backen für die Familienmitglieder, was fast der einzige soziale Faktor zu sein scheint, der von der Essgestörten akzeptiert werden kann. Gast berichtet aus ihren Erfahrungen von einem Spektrum von Beziehungsmodellen, das von aktiv herbeigeführter Isolation und Abschottung bis hin zu symbiotischen Liebesbeziehungen oder Beziehungswünschen reiche, wobei unter Umständen beide Pole in derselben Person vorhanden sein könnten. Sie folgert daraus das gleichzeitige Vorhandensein von Verschmelzungsängsten und Verschmelzungswünschen (22, S. 143f).

Selvini Palazzoli stellt die Einheit des Menschen als Wesen aus Körper und Geist, die untrennbar miteinander verbunden seien, in den Vordergrund ihrer Betrachtungen. Der Körper *„ist, was wir sind" (90, S. 181)* lautet ihre Überzeugung. Je nachdem, welche Bedeutung wir ihm zumessen, werde er reduziert auf die Dimension eines anatomischen Objekts oder er werde verwandelt in ein Subjekt. Als einziges Mittel, um uns auf andere zuzubewegen, sei er der Ort, wo wir uns mit anderen treffen und seine Ablehnung sei gleichzeitig die Ablehnung von Geselligkeit, Solidarität und Verantwortung; symbolisiere also einen sozialen Absentismus und die Weigerung, sich für andere zu engagieren

(90, S. 181). Eine magersüchtige Frau beschreibt: *„Ich interessierte mich für keinen Menschen, und kein Mensch interessierte sich für mich“ (23, S. 59)* *„Freundschaften, sofern sie tatsächlich noch existieren, sind für die Betroffenen etwas Exklusives und außerordentlich bedeutsam. Die Freundin ist häufig einziger emotionaler und zugleich stark idealisierter Bezugspunkt außerhalb der engen Lebensgemeinschaft, schon bevor die Essstörung ausbricht. Fällt diese Person weg (...), dann bricht das letzte stabilisierende Element der sozialen Identität, die Gemeinsamkeit und Verbundenheit verspricht, zusammen.“ (94, S. 80f)* bündeln Stahr et al. ihre Erfahrungen. Umso mehr sind Magersüchtige dann in übermäßiger Weise auf Lob und Anerkennung der Menschen, mit denen sie zusammenleben, angewiesen, da es ihnen laut Bruch *„an inneren Wegweisern“* fehle. Nur, wenn sie ein Bild der Perfektion aufrechterhalten könnten, fühlten sie sich vor Kritik sicher (5, S. 170).

Während der schlimmsten Krankheitsphase seien Anorektikerinnen so sehr mit ihrer Wirkung auf andere beschäftigt und darauf bedacht, ihre Überlegenheit zu beweisen, dass dies zu einem geschraubten Kommunikationsstil führe, der sie überheblich, anmaßend und humorlos wirken lasse. Die zugrundeliegenden Vorstellungen von Außergewöhnlichkeit dienten der Abwehr ihrer Unterlegenheitsgefühle (5, S. 166). Die Künstlichkeit einer Magersüchtigen könne sich erfahrungsgemäß jedoch auch in übernachgiebiger Anpassung an die jeweilige Freundin ausdrücken. *„Mit jeder neuen Freundin widmen sich Magersüchtige anderen Interessen und zeigen eine andere Persönlichkeit“ (5, S. 68)* beschreibt Bruch. Die Überzeugung, eigene Individualität nicht zum Ausdruck bringen zu dürfen, sowie das Gefühl von Leere sind nach ihrer Ansicht als verursachende Faktoren anzusehen (5, S. 68). Einen Eindruck soll folgende Beschreibung vermitteln: *„Ich mache viele beschissene Sachen, nur, um liebenswürdig zu erscheinen. Ich kann übertrieben aufmerksam, übertrieben ernsthaft sein, achte auf jede Kleinigkeit und bezeuge, wie wichtig mir der andere ist, In meinen Inszenierungen kenne ich mich aus. Ich kann mich vielen Situationen anpassen, ich kann meine Rollen auf Knopfdruck wechseln, je nach dem Menschen, mit dem ich zusammen bin, ändere ich meine Meinung, meinen Geschmack und meine Interessen. Mein Leben besteht inzwischen nur noch aus Spielen und Rollen. Ich bin der Überzeugung: Wenn ich so bin, wie ich bin, dann mag man mich nicht. Meine Gefühle sind Rollen und meine Meinungen auch. Ohne Rolle bin ich ein Nichts, bin ich allein, Ich selbst existiere nirgends. Alles ist Anpassung, und ich bin auf der Strecke geblieben.“ (24, S. 90)*

Den verzweifelten Wunsch nach Nähe und Verbundenheit zeigt Kristinas Schilderung zum Thema Freundschaft: *„Hab' schon immer nach sehr engen und intensiven Beziehungen gesucht. Immer den Freund oder die Freundin, mit der ich alles teilen kann, mich hundertprozentig versteht. Wollte immer die Einzige sein, bin enttäuscht worden, wollte auch da immer geliebt werden, Angst, falsch zu sein, dachte immer, es liegt an mir, wenn die Freundschaft auf einmal nicht mehr so eng war, bei mir Fehler gesucht. Ich hab' mich gesehnt nach'ner Freundin, also nach Körperlichkeit auch und in den Arm nehmen, wo ich mich selber 'n bisschen freier machen kann. Hatte ich aber nie. Freundschaften sind für mich oft auf tragische Weise auseinander gegangen. Immer die Unsicherheit in Beziehungen,* *gemocht und geliebt zu werden. Entweder ich hatte Freundinnen, wo ich mich schlechter gefühlt habe, vielleicht weil die gut aussahen oder selbstsicher waren oder ich war die Starke, musste die Starke sein und sie hat mich nicht gesehen, wie ich wirklich bin und dass ich auch andere Bedürfnisse habe und so. Beziehungen waren immer schwer für mich."*

Die seltenen sexuellen Beziehungen (siehe hierzu auch 6. 8. 3) stellen Anorektikerinnen vor ein besonderes Problem, welches aus dem *„Dilemma zwischen Sehnsucht und Angst"* besteht, wie Gast es ausdrückt. Die Stabilisierung der Ich-Grenzen im Größenselbst geschehen auf Kosten von deren Durchlässigkeit, wodurch Gefühle der Einsamkeit und Depression entstehen könnten. Die Aufgabe der Isolation im Größenselbst mit einem wirklichen Einlassen auf die Beziehung würde jedoch die gleichzeitige Aufgabe des schützenden Größenselbst bedeuten. Die Patientinnen scheinen das Problem zu lösen, indem sie sich zu einer Auslieferung des Körpers in der Sexualität entschließen, ohne sich innerlich im Kern berühren zu lassen, was zu einer Art Doppelleben führe, das einen Rückzug auf das Größenselbst als Zufluchtsstätte erlaube, wodurch eine, wenn auch nur formalisierte Beziehung ermöglicht werde. Die zu beobachtende Konsolidierung und Chronifizierung der Magersucht im Rahmen heterosexueller Beziehungen beweist die Ungeeignetheit der dargestellten Lösung, was nach Gasts Erfahrungen bei einem Teil der Frauen zur Entwicklung gleichgeschlechtlicher Liebesbeziehungen führt. (22, S. 145ff).

Schütze beschreibt Patientinnen bei fortgeschrittener Krankheit im kachektischen Stadium schließlich als autistisch eingeengt. Nach Abnahme der körperlichen und intellektuellen Leistungsfähigkeit sei eine Kontaktaufnahme zu anderen Personen kaum noch möglich; die Erkrankung gehe dann in das Finalstadium über, in dem Bezugspersonen kaum noch wahrgenommen würden und eigenes Handeln nicht mehr in Abstimmung mit der Umgebung erfolge. Die zu beobachtende Desorientierung und auftretende Halluzinationen gelte als Zeichen eines exogen-psychotischen Zustandsbildes und einer paranoiden Verkennung der Realität (88, S. 55f). Bei fortschreitender Genesung hingegen ist oftmals das Eingehen neuer Freundschaften zu beobachten, was Bruch stets als deutliches Zeichen eines Fortschritts deutet. Verstärktes Interesse an anderen Menschen und intensiven warmen Beziehungen zeigten eine Besserung des Zustandes an. Mit Veränderung des Körpergefühls und einem neuen Bewusstsein könnten dann wieder emotionale Bedürfnisse nach Zärtlichkeit und Liebe, sowie sexuelle Regungen wahrgenommen und zugelassen werden, belegen vielfältige Erfahrungen aus der Praxis (5, S. 171; 23, S. 143).

Die sozialen Auffälligkeiten der Bulimikerin sind nicht so offenkundig und extrem wie bei der Magersüchtigen. So gelten Ess- Brech- Süchtige als unauffälliger, da sie eher am gesellschaftlichen Leben teilnehmen und im Gegensatz zu den meisten Anorexiekranken auch sexuelle Beziehungen pflegen. Dennoch kommt es nach allgemeiner Erfahrung im Verlauf der Krankheit zunehmend zu Problemen in Partnerschaft, Familie, Freundeskreis und Beruf und die Erkrankten geben frühere Interessen auf (53). Das Drama der Beziehung Übergewichtiger zu ihren Mitmenschen kann in einem kurzen Satz zusammen gefasst werden: *„Die meisten Menschen möchten lieber mit schlanken Menschen als mit Adipösen befreundet sein" (Pudel und Becker, zit. in 94, S. 85)*

Übergewichtige wissen um die positiven Zuschreibungen wie Attraktivität, Willensstärke oder Erfolg im Leben, die an eine schlanke Erscheinung gebunden sind. Das daraus resultierende Problem erheblicher Selbstwertminderung führe zu angepasstem Verhalten und Unterordnung, nach dem Motto *„Viel Anpassung bringt viel Anerkennung" (94, S. 45)* glauben Stahr et al. – eine Rechnung, die selten aufgehe und in der betreffenden Person das Gefühl, ein benachteiligtes Opfer zu sein, das ausgenutzt werde und dazu bestimmt sei, stets nur die Bedürfnisse anderer Menschen erfüllen zu müssen. An die Stelle von Durchsetzung oder Abgrenzung trete das übermäßige Essen. Der dicke Körper diene zur Auseinandersetzung mit der Umwelt und gleichzeitig zur Auflehnung gegen Rollenerwartungen oder Überforderung. Ein wirkliches Konfliktaustragen in zwischenmenschlichen Beziehungen werde vermieden zu Gunsten depressiver Entwicklungen. *„Nach deutschen Statistiken sollen 25 bis 30% der Frauen mit extremem Übergewicht im Laufe ihres Lebens an einer Depression leiden, im Vergleich zu nur 17% der normalgewichtigen Frauen" (25, S. 67)*

Fritz Riemann bestätigt dies aus langjähriger Erfahrung und schreibt Esssüchtigen ebenfalls eine meist depressive Persönlichkeitsstruktur zu. Seiner Einschätzung nach *„zeigen die Träume depressiver Menschen besonders häufig die Essthematik, oft verbunden mit Enttäuschung und Resignation die das nicht gewagte Zugreifen verdeutlichen (...). Wer nicht zugreifen darf, ist darauf angewiesen, dass ihm seine Wünsche erfüllt werden – das gibt den Hintergrund ab für Schlaraffenträume, wo einem alles Gewünschte mühelos zufliegt; so wird er mit seiner Bequemlichkeit und mit seinen passiven Ansprüchen konfrontiert."(78, S. 103f).* Aufgrund dessen wird die häufiger zu beobachtende Isolation, in welcher Adipöse sich befinden, leichter erklärbar. Sie ziehen sich vor der Umwelt zurück, um sich in unrealistische Träume zu flüchten.

Auch Birgit bringt- wenn auch selbstkritisch – „Schlaraffenträume" und damit verbundene Wünsche an die Beziehung zu ihrem Partner zum Ausdruck: *„Was wünsch' ich mir? ... einen Mann wie ein Baum zum Anlehnen, einer der mich nicht maßregelt, der lieb zu mir ist, einer, der mich so nimmt, wie ... Mir fehlt einer, der so reagiert, wie ich's gern hätte (ich tu' ihm jetzt unrecht, hab' nicht den schlechtesten Ehemann ...) oder vielleicht n'toller Beruf, oder zehn Jahre jünger, schlanker? Bilderbuchfantasien, ich weiß, so was gibt's nicht."* Utopische Träume ersetzen also das notwendige Setzen von Grenzen im realen Leben. Selten gelingt übergewichtigen Frauen ein Ausleben lebendiger und wirklich erfüllender mitmenschlicher und vor allem gleichberechtigter freundschaftlicher oder partnerschaftlicher Beziehungen. Mitunter führt dies dauerhaft ins soziale Abseits oder zu extremer Abhängigkeit oder Unterordnung.

6. 8. 5 Hyperaktivität und Motorik

Der unbeherrschbare Drang, sich in Bewegung zu halten gilt als häufiges Merkmal bei Anorexie, insbesondere in den Anfangsstadien, wobei darauf hingewiesen werden muss, dass es sich bei der in der Fachliteratur angeführten Hyperaktivität nicht um eine Störung im Sinne des bei Kindern vorkommenden Krankheitsbildes mit gleicher Bezeichnung handelt, sondern um eine willentlich gesteigerte Aktivität. Die Patientinnen nutzen erfahrungsgemäß jede Gelegenheit zur Bewegung, betreiben auf exzessive Weise Sport, wie z. B. Jogging, Schwimmen, Tennis oder Gewaltmärsche, um das Ziel der Gewichtsabnahme schneller zu erreichen (90, S. 35; 16, S. 35f). Ihrer Vorliebe für ritualisierte Abläufe folgend gehen sie dabei oft nach einem streng ausgeklügelten Trainingsplan vor, an den sie sich akribisch halten mit der Tendenz, Anstrengungen und Schwierigkeitsgrade ständig zu erhöhen, bis sie sich schließlich keine Minute der Ruhe mehr gönnen. (24, S. 72)

Aufgrund der gestörten Wahrnehmung von Körperempfindungen scheinen sie eine *„fakirhafte Unempfindlichkeit gegen Schmerzsensationen zu besitzen: gegen Kälte (sie sind im Winter unzureichend bekleidet, geradezu zwanghaft verzichten sie darauf, ihre Mäntel zuzuknöpfen, und sie verabscheuen Unterkleidung); gegen Ermüdung (sie stehen stets, wenn sie arbeiten, lernen, stricken oder öffentliche Verkehrsmittel benutzen, und selbst wenn sie sich setzen, hocken sie auf dem Stuhlrand; sie gehen spät zu Bett und stehen sehr früh auf.“ (90, S. 35f)* beschreibt Selvini Palazzoli das auffällige und für ihre Umgebung unbegreifliche Verhalten Magersüchtiger. Muskelschwäche und Konzentrationsstörungen als Folge des exzessiven Fitnesstrainings führten keineswegs zur Verminderung der Anstrengungen, sondern sorgten bei den leistungsorientierten Mädchen und Frauen vielmehr für verstärkte Bemühungen (94, S. 40). Man ist sich einig darüber, dass das übersteigerte Maß an Bewegung neben dem Bestreben, eine Gewichtsreduktion zu forcieren, auch dem Ausagieren aggressiver und sexueller Impulse diene. Erkenntnisse aus der therapeutischen Arbeit mit Magersüchtigen belegen, dass durch die sportliche Betätigung ein Gefühl der Selbstkontrolle und Kompetenz durch die Bewältigung des Körpers bei den Betroffenen entstehe (68, S. 5). Schließlich wird von Fachleuten eine mit der Bewegungsunruhe einhergehende Änderung der Körpermotorik beschrieben, die marionettenhaft steif und durch eine maskenhaftstarre Mimik und eingeschränkte Gestik eigentümlich automatisiert wirke. Bereits im Jahr 1913 wurde von einem Arzt namens Nogues die Hyperaktivität der Magersüchtigen als *„Marschieren ohne Ziel, nur um Kilometer zu machen“*, charakterisiert (88, S. 18). *„Später, wenn die Krankheit ihren Tribut fordert“* ändert sich das oben beschriebene Verhalten. Die Patientinnen klagen über Kälte und *„dies und das“,(90, S. 36)* weiß Selvini Palazzoli zu berichten, die Hyperaktivität sei oft eher scheinbar als real, wirke doch selbst die geringste Aktivität bei einem Menschen aus Haut und Knochen auf den Beobachter vollkommen verblüffend.

Die folgende autobiographische Schilderung gibt Aufschluss über die anfänglich befreiende Wirkung exzessiver Bewegung auf die Psyche der Anorektikerin.

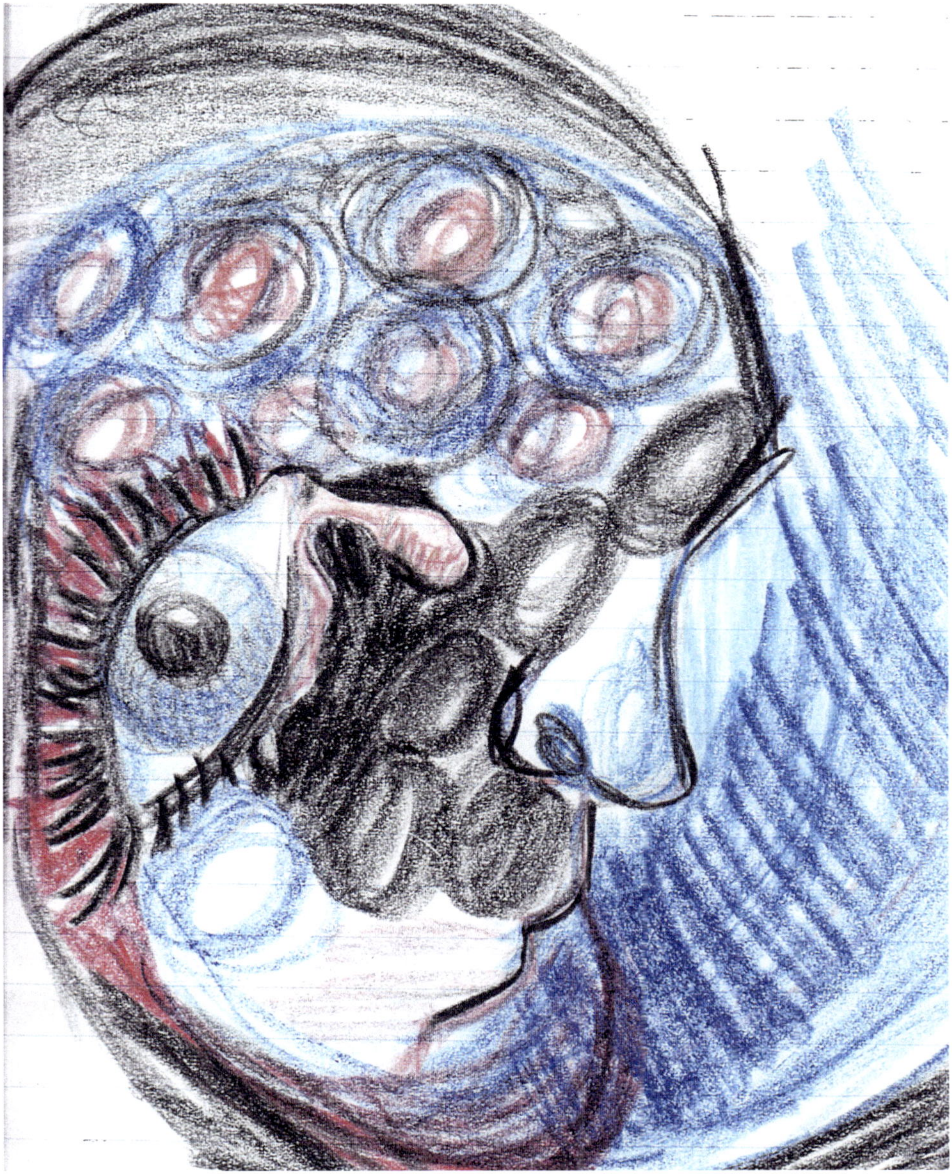

Abb. 6 Tagebucheintrag: Ich fühle mich unsicher, nicht geliebt, unter Druck und traue mir nichts zu. Immer diese Angst vor der Zukunft. Ich kann nirgendwo anrufen. Fühle mich klein und mies.

„In der Zeit vor meiner Magersucht steht in meinem Tagebuch häufig etwas über eine belastende Niedergeschlagenheit, die ich mit mir herumzutragen meinte. Nachdem ich magersüchtig geworden war, verschwand diese Last zusammen mit meinem Gewicht. Ich wurde leichtfüßiger, war voller Energie und guter Dinge, und während des Sommerhalbjahres hatte ich sogar großes Gefallen an Tennis gefunden und übte mit dem gleichen Fleiß, den ich vorher für das Klavierspielen aufgebracht hatte (...) Was die körperlichen Aspekte dieses Verhaltens angeht, lautet der erkennbare Text: Mein Körper ist stark und gesund, kerngesund, trotz eurer Behauptung, dass ich krank sei." (60, S. 100)

Ein völlig anderes Bild ergibt sich bei der esssüchtigen Frau. Oft mutlos und niedergeschlagen begebe sie sich in den Kreislauf aus Depression und Frust-Essen, das Gewicht steigt kontinuierlich. Aus dem Gefühl der Ausweglosigkeit ziehe sie sich in die Lethargie zurück und versage sich viele Aktivitäten, weil sie sich zu dick fühle, erklärt eine Therapeutin. (25, S. 70) Dadurch wirkten Esssüchtige auf ihre Mitmenschen oft *„passiv, gesetzt und isoliert". (94, S. 45).* Während also die Anorektikerin im Zusammenspiel mit der Hyperaktivität oft in eine euphorische Stimmungslage gerät, fällt die körperlich träge adipöse Frau in die innere Leere, begleitet von einer vagen Sehnsucht nach intensiven Gefühlen.

Birgit berichtet: *„Ich hab' das Gefühl, manchmal keine Gefühle mehr zu haben, so was Überschwängliches, das ist so selten, so was Erhabenes, wo man eine Gänsehaut kriegt. ."*

6. 8. 6 Leistungsstreben

Übereinstimmend findet man in der Literatur über Magersucht den Hinweis auf ein extremes Leistungsstreben der Betroffenen, das sich nicht allein auf schulische oder berufliche Anforderungen, sondern auf alle Lebensbereiche erstrecke. Hierzu zählen sportliche Leistungen oder das Bezwingen des Hungers ebenso wie die Formung des Körpers als Herausforderung – immer einhergehend mit dem Gefühl des Getriebenwerdens und der hohen Anforderung an sich selbst, dem Bild, das sich andere machen, entsprechen zu müssen. Dies führe zu folgenschweren Verhaltensweisen, Selbsttäuschungen und falschen Schlüssen. Eine Betroffene schreibt: *„Das Wissen, ich könnte und dürfte etwas essen, aber ich musste nicht, hatte es gar nicht nötig, gab mir ein Gefühl der Überlegenheit. Ich kam mir nicht mehr so klein und wertlos neben anderen vor, denn auch ich hatte etwas geschafft. Hungern! Ich war der festen Überzeugung, sehr selbstbestimmt und unabhängig zu leben. Und das war es, wonach ich strebte" (33, S. 15)*

Die Belohnung für die Erfüllung selbstauferlegter Leistungsanforderungen bestehe in dem Gefühl der Außergewöhnlichkeit. So beschreibt Bruch: *„Je länger die Krankheit andauert, umso überzeugter werden Magersüchtige, dass sie etwas Besonderes, dass sie anders sind als andere, dass ihr Dünnsein ihnen dazu verhilft, wertvoll, bedeutsam, außergewöhnlich, hervorragend zu sein ... "(5, S. 95).* Besonders die schulischen Leistungen betreffend gestatten Magersüchtige sich keine Nachlässigkeiten. Es wird berichtet, dass Magersüchtige durchweg *„sehr gute Schülerinnen und intellektuell außergewöhnlich begabt"* seien (52, S. 55.). Bereits in jungen Jahren ist eine hohe Erwartungshaltung der Eltern bezüglich ihrer Leistungen zu verzeichnen. Diese Erwartungen, auch dann von den Mädchen sensibel wahrgenommen wenn sie nicht ausdrücklich ausgesprochen werden, führen zu den hohen Anforderungen an sich selbst, wie der Kommentar einer Patientin verdeutlicht: *„In Wahrheit war es ein Druck, den ich mir selbst auferlegt habe, denn Vati hat mich nie direkt zum Lernen angehalten. Ich tat, was ich nur konnte, doch vermutlich war es nie genug ...“ (5, S. 103)*

Die Ausmaße, die das *„geistig-intellektuelle Ideal der anorektischen Frauen“ (22, S. 39)* und ihr Ehrgeiz annehmen können, beschreibt folgende Schilderung einer Betroffenen *„Als ich spürte, dass ich die Anforderungen, die ich im Sport an mich stellte, nicht mehr erfüllen konnte, verlegte ich sie in die Schule (...). Ich meldete mich bei jeder Gelegenheit und arbeitete wie besessen. Ich schrieb Seiten weise Aufsätze als Zusatzaufgabe und machte zu Hause, soviel ich konnte (...). Ich drehte fast durch, wenn es in der Schule locker zuging, so wie vor den Ferien, wenn die anderen sich unterhielten oder einen Film ansahen.“ (22, S. 76)*

Tatsächlich scheint nach übereinstimmenden Erfahrungen aus der Praxis ein besonderes Merkmal Magersüchtiger ihre überdurchschnittliche Intelligenz zu sein. Untersuchungen zufolge lagen anorektische Mädchen mit einem durchschnittlichen Intelligenzquotienten von 128 deutlich über den Werten von Vergleichsgruppen. Parallel dazu haben TherapeutInnen ein meist zwanghaftes Streben nach Perfektion beobachtet; das Erleben von Niederlagen werde von den Betroffenen als Existenzbedrohung eingestuft (22, S. 39). Leistung diene ihnen als Mittel, dieser zu entgehen und Anerkennung zu erlangen. Sie werde zur Vorbeugung von Versagensängsten eingesetzt und sei deshalb auch auf überwiegend schulisch vorgegebene Bahnen mit Fixierung auf die Schulnoten beschränkt (88, S. 16). Eine Betroffene bringt noch einen anderen Aspekt ins Spiel, mit der Feststellung: *„Die Vorstellung, mir Nahrung durch besondere Leistungen verdienen zu müssen, ist tiefer in mir verankert, als ich bisher ahnte. Diesen Teufelskreis konnte ich noch nicht durchbrechen.“ (33, S. 31).* Diese Aussage verdeutlicht auf erschreckende Art und Weise das geringe Selbstwertgefühl dieser Mädchen, die glauben nur durch das Erbringen von außergewöhnlichen Leistungen die Legitimation zur Nahrungsaufnahme zu erwerben. Mit dem Fortschreiten der Erkrankung trete für die Magersüchtige die Freizeitgestaltung immer stärker in den Hintergrund. *„Ruheperioden mit wohligem Genuss“* machten einer hektischen Betriebsamkeit, in der sich Betroffene unerschöpfliche Durchhaltefähigkeit abverlangen, Platz, wird von Schütze berichtet. (88, S. 16).

Zusammenfassend lässt sich sagen, dass Leistung bei Anorektikerinnen weniger intrinsisch als von Außen kommend motiviert zu sein scheint, dient sie doch allen Anzeichen nach hauptsächlich der Abwehr von Ängsten und dem Versuch, Selbstachtung, besonders auch durch Lob und Aufmerksamkeit ihrer Mitmenschen, zu erlangen. Die Schilderung Kristinas lässt ein erschütterndes Bild der Verzweiflung im Ringen um Liebe und Anerkennung entstehen: *„Ich war immer streng mit mir selber. Ich dachte immer, ich muss zu den Besten gehören. Musste immer alles auf Anhieb können, wenn nicht,* *habe ich resigniert. Ich dachte, ich werde nicht geliebt, wenn ich nicht was Tolles leiste. Ich verwechsle immer noch Leistung und Liebe, also wenn Leute mich bewundern, dann ist das ja nicht unbedingt, dass sie mich lieben. Ich durfte niemals durchschnittlich sein, sondern musste überragend sein, sonst konnte ich es innerlich nicht aushalten. Ich dachte dann, ich bin total Scheiße, wertlos. Auch wohl deshalb, weil meine guten Leistungen nur hingenommen wurden als selbstverständlich. Wenn was nicht so klappt, ist das ein totaler Angriff auf meine Persönlichkeit. Es gibt entweder nur überragend oder nur Scheiße. Ich hab mich noch nie besonders toll gefühlt, auch wenn ich sehr gute Leistungen erbracht habe. Grundgefühl ist immer noch: doof und unbegabt. Man hat mir nie wirklich was zugetraut. Das verfolgt mich noch heute.“*

Die Bulimikerin bleibt in der Regel auch in dieser Hinsicht nach außen hin unauffälliger. In ihrem Bestreben, nicht aufzufallen oder gar anzuecken, sei sie darauf bedacht, an sie herangetragene Leistungserwartungen zu erfüllen, wodurch sie innerlich einen großen Druck aufbaue, der sich dann in heimlichen Fress- Kotz- Anfällen entlade, berichten Experten.

Der innere Zwang bulimischer Frauen, ihrer Umwelt eine schlanke und attraktive Figur vorweisen zu müssen resultiere wahrscheinlich aus negativen Erfahrungen und Verletzungen, weshalb sie sich Höchstleistungen abverlangten, um dem vorgegebenen Idealbild zu entsprechen. *„Solange ich kotzen konnte und nicht zunahm, konnte ich dieses Leben ertragen“*, sagt Sandra, eine junge Bulimikerin (in: 33, S. 121) *„Übergewichtige werden in unserer Gesellschaft sozial stigmatisiert, was wiederum Auswirkungen auf das Verhalten dieser Personen hat. Allein auf Grund von äußeren Erscheinungsmerkmalen haben sie mit Vorurteilen und Benachteiligungen zu kämpfen, so werden ihnen bestimmte Berufsfelder vorenthalten und Aufstiegsmöglichkeiten erschwert“ (94, S. 46)* umreißen Stahr et al. die Situation Adipöser, die schließlich selbst ihre Leistungsfähigkeit anzweifeln. Daraus resultierende Resignation und Antriebslosigkeit bis hin zu lethargischen Haltungen lassen Menschen mit diesem Störungsbild nicht selten an Lebenszielen scheitern.

Birgit sagt im Interview: *„Was Leistung betrifft, da hab' ich 'n Komplex seit vielen Jahren. Riesenproblem! War nicht auf dem Gymnasium. Handelsschule und kaufmännische Ausbildung, das war ja früher so. Hab' meiner Mutter immer die Schuld in die Schuhe geschoben, dass ich nichts anderes gemacht … , die dachte, das ist was Gediegenes. Ich weiß, dass es ja an mir liegt, auch, also, wie ich ausseh', kein Wunder, dass du so aussiehst, sag' ich mir, wenn ich mich so von außen betrachte … , kann mich selbst nicht leiden. Der Komplex zieht sich so durch mein Leben. Alle um mich 'rum haben studiert, nur ich bin ein Nichts! Hab' mir einiges angeeignet, aber im Zweifel werden eben Fachkräfte eingestellt. Hat alles keinen Sinn. Ich wollt' dann noch mal eine Ausbildung machen mit 'ner Freundin zusammen, aber …“*

6. 8. 7 Weitere Psychische Befunde

Die in den vorangegangenen Abschnitten beschriebenen Persönlichkeitsaspekte und Verhaltensmuster lassen eine deutliche Abweichung vom „Normalbild“ erkennen, was Experten auch auf eine Steigerung prämorbider Wesenszüge zurückführen, deren Ursprung sie in einer Störung der Ich-Integration bei der kindlichen Persönlichkeitsentwicklung sehen. Danach komme es mit zunehmender Abmagerung mehr und mehr zur Ausbildung eines psychopathologischen Erscheinungsbildes, welches nahezu alle magersüchtigen Frauen kennzeichne (88, S. 15). Hier sei nochmals auf die zum Teil widersprüchlichen Aspekte hingewiesen, wie zum Beispiel Pedanterie und Nachlässigkeit, Introvertiertheit außerhalb der Familie und egozentrische Anspruchshaltung den Eltern gegenüber, Beziehungsabbrüche und *„bis ans Paranoide grenzende Beziehungsideen“*, Nahrungsverweigerung bis zur Skelettierung und die Unfähigkeit, diese körperliche Realität korrekt wahrzunehmen, um nur einige Punkte aufzugreifen (88, S. 16f). In der Literatur finden sich darüber hinaus Hinweise auf das Vorliegen depressiver, hysterischer oder schizoider Persönlichkeitszüge. (z. B. bei 77; 78)

Feiereis fasst die Ergebnisse umfangreicher Untersuchungen zusammen. Danach ist bei den Krankheitsbildern der Anorexia nervosa, der Bulimia nervosa sowie der Esssucht eine höhere Depressivität als in Kontrollgruppen zu verzeichnen. Hinweise auf symptomatische Psychosen oder psychotische Entwicklungen wie zum Beispiel Schizophrenie sind bei manchen Autoren zu finden. Auch psychopathologische Folgesymptome der Magersucht oder Bulimie wie Zwangsverhalten oder autoaggressive Tendenzen wurden festgestellt (16, S. 49f). Emotionale Labilität, Stimmungsveränderungen und Befindlichkeitseinschränkungen lassen auf manisch-depressive Erscheinungsformen schließen und sind bei allen Störungsbildern anzutreffen. Verschiedene Untersuchungen berichten über das Auftreten psychotischer Zustände sowie schizoider Persönlichkeitsdefekte als bleibende Folge der Anorexia nervosa (88, S. 19; 53). Ebenso weisen auch de Zwaan u. a. auf ein mangelndes Selbstwertgefühl und das Vorhandensein von Persönlichkeitsstörungen – insbesondere auch der Borderlinestörung bei Bulimikerinnen – als prognostische Faktoren für einen mangelnden Therapieerfolg hin (53). Bleibt also beispielsweise eine schizoide Persönlichkeitsstruktur zurück, so kann man ungeachtet der körperlichen Wiederherstellung kaum von einer Heilung im eigentlichen Sinne sprechen, wenn man die folgende Definition zugrundelegt: *„Der Terminus schizoid (...) bezeichnet einen Menschen, in dessen Persönlichkeit Neigungen zu einem schizophrenen Zustand bestehen. Bei diesen Neigungen handelt es sich um*

1. *Spaltung der ganzheitlichen Funktion der Persönlichkeit. Der Betreffende tendiert beispielsweise dazu, Denken vom Fühlen zu trennen. Was er denkt, scheint kaum einen Zusammenhang damit zu haben, was er fühlt und wie er sich verhält.*
2. *Rückzug nach innen, Unterbrechung oder Verlust des Kontaktes zur Außenwelt oder zur Realität. Der schizoide Mensch ist nicht schizophren und braucht es nie zu wer-*

den, aber die betreffenden Tendenzen sind in seiner Persönlichkeit vorhanden. Sie werden meist gut kompensiert."

Der Fachausdruck schizoid kennzeichnet also einen Menschen, der ein begrenztes Selbstwertgefühl, ein schwaches Ich und einen stark reduzierten Kontakt zu seinem Körper und dessen Gefühlen hat. (59, S. 131). Dem schizoiden Persönlichkeitstypus-überwiegen bei Magersüchtigen anzutreffen- sei hier die eher Esssüchtigen zuzuordnende depressive Persönlichkeitsstruktur gegenübergestellt, von Fritz Riemann charakteristisch dargestellt auf einer Linie, angefangen bei „... *nicht völlig gesund zu nennenden depressiven Einschlägen über leichtere bis zu den schweren und schwersten depressiven Persönlichkeiten: wir können sie folgendermaßen skizzieren: Kontemplation, Beschaulichkeit-stille Introvertierte- Bescheidenheit, Schüchternheit- Gehemmtheit im Fordern und sich Behaupten, Bequemlichkeit, rezeptive Passivität- passive Erwartungshaltungen (Schlaraffenerwartungen vom Leben) – Hoffnungslosigkeit – Depression – Melancholie. Nicht selten steht am Ende dieser Linie der Selbstmord oder die völlige Apathie und Indolenz, oder es wird ausgewichen in eine Sucht (...)" (78, S. 101)*

6. 9 Sind Essstörungen Suchterkrankungen?

Im Verlauf des zunehmenden Interesses am Erscheinungsbild der Essstörungen unter Berücksichtigung psychogener Faktoren für ihre Entstehung tauchte in der Fachwelt schließlich die Frage nach dem Vorhandensein von Suchtkriterien auf, wie die deutschen Bezeichnungen Magersucht, Ess-Brech-Sucht und Esssucht nahe legen. Die Klärung dieser Frage ist nicht zuletzt von sozialpolitischer Relevanz, hat dies doch Auswirkungen auf die öffentliche Bereitstellung von Hilfsangeboten und deren Finanzierung (93, S. 75; 93, S. 28). Folgende Definition von Sucht soll weiteren Überlegungen vorangestellt werden: *„Sucht ist eine körperliche Abhängigkeit, nachgewiesen entweder durch Toleranz- oder Entzugserscheinungen. Es besteht eine pathologische Anwendung der Substanz, die zum Nachlassen der sozialen und beruflichen Leistung führt. (...) Definition nach dem DSM IV-Klassifikationssystem in (20)."In süchtigem Maße lässt sich sehr vieles konsumieren: Drogen, Arbeit, Fernsehen, Essen, Autofahren, Spielen, Sexualität, Sport usw. Normale Tätigkeiten können unter bestimmten Umfeldbedingungen oder persönlichen Veränderungen süchtige Merkmale enthalten" (20, S. 938).*

Folgt man diesen Ausführungen, dann liegt es nah, Essstörungen als Sucht einzuordnen. Auch wenn weitreichende Untersuchungsergebnisse bislang fehlen, geht doch eine Reihe von Fachleuten aufgrund ihrer Erfahrungen in der therapeutischen Praxis von Bestehen suchtartiger Abhängigkeit bei Essgestörten aus, was teilweise sogar bis zu einer Gleichsetzung des „Suchtmittels Essen" mit harten Drogen führt (z.B. bei Orbach und Langsdorff). Folgende Darlegung verdeutlicht diese Sichtweise: *„Wie bei jeder Sucht werden zunehmend für das Leben wichtige Dinge zugunsten des süchtigen Verhal-*

tens zurückgestellt. Der Alltag besteht dann zum großen Teil aus der Beschäftigung mit der Nahrung in jeder erdenklichen Form. Der Betroffene muss seine Verhaltensweisen aufrecht erhalten, um die erwünschten Erlebniszustände erreichen zu können, z. B. wenn er sich „in Ordnung" fühlen möchte. Zumeist verbinden sich Essstörungen beim Erwachsenen auch mit anderen Süchten (Alkohol-, Nikotin-, Medikamentenmissbrauch, letzteres z. B. mit Abführ- und Beruhigungsmitteln) und sind Teil einer Mehrfachabhängigkeit" (55, S. 106).

Essgestörte, eher Bulimikerinnen und Esssüchtige als Magersüchtige, stammen häufig aus Familiensystemen in denen eine Suchtproblematik – etwa Alkohol-, Drogen- oder Medikamentenabhängigkeit in Verbindung mit weiteren Risikofaktoren wie broken home Situation, Mangel an emotionaler Zuwendung oder Lebenskrisen, vorliegt. (106, S. 93; 50, S. 63). Die Gemeinsamkeiten von Esssüchten und Alkoholsucht bestehen vor Allem in der Veränderung des physiologischen und psychologischen Zustandes, der zumindest in der Anfangsphase der Erkrankungen zur Entspannung und zur Reduzierung von Ängsten führt. Das Bagatellisieren der typischen selbstzerstörerischen Verhaltensweisen gilt ebenfalls als kennzeichnend für eine Sucht (94, S. 30). Langsdorff sieht jedoch bei der Bulimie ein zentrales Kriterium, nämlich das Erreichen eines Wohlbefindens durch das Suchtmittel, nicht erfüllt, wohingegen der Verzicht darauf euphorisierende Wirkung haben könne. Dies lässt sich gleichermaßen auf das Krankheitsbild der Anorexia nervosa übertragen. (50, S. 56). Essstörungen stellen innerhalb der Palette der Suchterkrankungen insofern eine Besonderheit dar, als das *„Suchtmittel Nahrung grundsätzlich nicht vermeidbar"* ist (87, S. 19). Daraus folgt, dass die Erkrankungen nicht durch die Strategie des Verzichts, wie bei anderen Süchten, behandelbar sind. (94, S. 31; 87 S. 119; 93, S. 77).

Willenberg kommt anhand folgender Zusammenfassung von verschiedenen Faktoren zu der Überzeugung, dass psychogene Essstörungen den Suchterkrankungen zuzuordnen seien. Er zählt auf: *„Das exzessive Essen, die gewohnheitsmäßige Wiederholung von Gewichtskontrollritualen, die unabweisbare Dranghaftigkeit, die Okkupierung des Denkens und Wollens, die Zurückdrängung anderer Interessen und Lebensbereiche, die Heimlichkeit sowie die skrupellose Unehrlichkeit legen die Kennzeichnung psychogener Essstörungen als Manifestation einer süchtigen Fehlhaltung nahe (...). Der Begriff der Sucht hebt die hilflose Abhängigkeit und das Leiden (Sucht = Siech ...) hervor." (111, S. 71)*

Folgender Überblick fasst abschließend wesentliche Definitionskriterien von Sucht zusammen und stellt Bezüge zu Esssucht, Magersucht und Ess- Brech- Sucht her.

1. **Der Kontrollverlust**
   Das „Nicht-mehr-aufhören-können" gilt als zentrales Merkmal von Sucht (94, S. 29). Wir erkennen dieses Merkmal bei der Binge Eating Disorder ebenso wie bei der Bulimie in Form unmäßiger Nahrungsaufnahme. Bei der Anorexie kann die Erkrankte das exzessive Hungern nicht mehr beenden.

2. **Entzugserscheinungen**
   stellen sich bei Unterbleiben der Zufuhr des gewohnten Suchtmittels ein (94, S. 29) Esssüchtige sowie Bulimikerinnen und Anorektikerinnen werden von Gefühlen der inneren Unruhe heimgesucht, wenn sie an der Ausübung ihrer Suchtpraktiken gehindert werden.
3. **Der Wiederholungszwang**
   führt zu ständig wiederkehrenden süchtigen Verhaltensweisen, da die Erkrankte ohne das Suchtmittel nicht auskommen kann (94, S. 29)
   Dies erhält bei allen Essstörungen einen süchtigen Teufelskreis aufrecht, da nur mit Hilfe des Fressens oder Hungerns das psychische Gleichgewicht bewahrt werden kann.
4. **Eine Toleranzentwicklung und Dosissteigerung**
   entsteht durch Gewöhnung an das Suchtmittel und führt zum Nachlassen der erwünschten Wirkung (94, S. 29).
   Wir erkennen dies beispielsweise an der Zunahme der Fressattacken bei Binge Eatern oder Bulimikerinnen beziehungsweise an immer rigider werdenden Ausprägungen des Hungerns bei Magersüchtigen.
5. **Der gesellschaftliche Abstieg**
   ergibt sich durch die Zentrierung auf das Suchtmittel mit einer gleichzeitigen Vernachlässigung anderer Lebensbereiche, was letztendlich in der Isolation und Diskriminierung mündet. (94, S. 29)
   Mit einigen Süchten sind Beschaffungskriminalität, hohe Verschuldung, Prostitution usw. verbunden. Bulimikerinnen und Esssüchtige müssen erhebliche Summen für Nahrungsmittel aufbringen, die Magersüchtige fällt mit fortschreitender Abmagerung in die soziale Isolation.
6. **Psychischer und körperlicher Verfall**
   ist die zwangsläufige Folge einer anhaltenden und unzureichend behandelten Suchterkrankung (94, S. 29).
   Bei den Esssüchten ist eine breite Palette von zum Teil schwerwiegenden somatischen und psychischen Begleiterscheinungen bekannt (s. Kapitel 6. 7 und 6. 8)
   Am augenscheinlichsten sind kachektische Ausprägungen bei der Anorexia nervosa oder ein extrem überhöhtes Körpergewicht bei der Adipositas. Sehr oft fehlt jegliche Krankheitseinsicht.
7. **Der Rückfall**
   gilt als Bestandteil von Sucht im Rahmen eines Entzugs und ist ein häufiges Merkmal innerhalb der therapeutischen Behandlung essgestörter Menschen (94, S. 27)

Als Ergebnis der Überlegungen zum Thema Sucht kann festgehalten werden: Auch wenn in der Fachwelt aufgrund unterschiedlicher zugrundegelegter Kriterien keine vollständige Übereinstimmung erkennbar ist, wird jedoch mit großer Mehrheit das Vorhandensein von Elementen süchtigen Verhaltens nicht bestritten (112, S. 40f; 94, S. 31).

Keinen Zweifel am Suchtcharakter ihrer Erkrankung lässt die Aussage einer anorektischen Frau aufkommen: *„Für mich kommt dem Magersein (...) die Funktion einer Droge zu, mittels der man versucht, sich passiv in eine paradiesische Welt zurückversetzen lassen kann. Auch unter diesem Aspekt ist Magersucht eine Sucht. (Jemand sagte einmal, „Sucht" käme von Suchen, obwohl dies ethymologisch natürlich nicht stimmt.)" (26, S. 15)*

6. 10 Tod als Risiko

Der Tod ist die denkbar schlimmste Folge einer Essstörung. Er weist viele Facetten auf und muss sowohl aus medizinischer als auch aus menschlicher Sicht betrachtet werden.

In den letzten Jahren machten spektakuläre Todesfälle magersüchtiger Models auf die Gefährlichkeit der Anorexia nervosa aufmerksam und führten zu unterschiedlichen Reaktionen im In – und Ausland, darunter die Gründung der Initiative „LEBEN HAT GEWICHT- gemeinsam gegen den Schlankheitswahn". Eine Frauenzeitschrift widmet dem Thema im Frühjahr 2008 gar ein ganzes Dossier und konfrontiert ihre Leserinnen mit der Tatsache, dass Magersucht mit einer Sterblichkeitsrate von rund 15% als Todesursache Nummer eins bei Frauen zwischen 15 und 24 Jahren gilt. (98)

Der Tod kann sowohl die Folge fehlgeschlagener medizinischer Interventionen als auch durch Suizid infolge schwerwiegender Psychopathologie durch die Betroffenen selbst herbeigeführt sein. (93, S. 77). Die Tragik von Todesfällen besteht in ihrer – zumindest teilweisen – Vermeidbarkeit im Falle einer rechtzeitigen Diagnosestellung und frühzeitigem Beginn einer geeigneten Therapie. *„Die Begegnung mit einer magersüchtigen Frau ist die Begegnung mit einer Frau, die dabei ist, bewusst zu verhungern" (70, S. 132)* beschreibt eine Therapeutin ihre Überzeugung, deren Klarheit keine Zweifel zulassen. Verwirrung entsteht indes, wenn man sich verdeutlicht, dass paradoxerweise meist das Hungern als Mittel zur Erhaltung oder Wiederherstellung von Selbstbestimmung und Selbstachtung mit Überleben gleichgesetzt wird. Die Bedeutung des Essens erfahre eine Umkehrung. Nahrung werde von der Erkrankten als Autonomie gefährdende Bedrohung erlebt, ist man sich in Fachkreisen einig. (70 S. 132f; 93. S. 77).

Auszehrung als Mittel zum Überleben oder prolongierte Suizidalität (91, S. 375), Lebenwollen oder Todeswunsch? Diese Frage wird seit Langem diskutiert, ohne dass man zu allgemeingültigen Antworten gekommen wäre. *„Man muss darauf hinweisen, dass es über den Tod nicht viele gesicherte Erkenntnisse gibt." (24, S. 134),* sind auch Gerlinghoff et al. überzeugt. Eine Betroffene stellt in ihrer autobiographischen Schilderung die Behauptung auf, *„dass jemand, der Magersucht hat, Selbstmord nicht braucht. Wenn es schlimmer wird, sagt der Selbstmörder, kann ich mich jederzeit umbringen. Und unter ähnlichen Bedingungen kann die Magersüchtige sich jederzeit wieder aushungern"*. Dennoch räumt sie ein, dass Suizid und Anorexie sich nicht gegenseitig ausschließen, beispielsweise in jenen Fällen, *„in denen die Depression einen besonders spektakulären Sieg davongetragen hat" (60, S. 111)* wie bei Valerie Valère, die mit ihrem aufrüttelnden autobiographischen Roman einen hohen Bekanntheitsgrad erlangt hat. Als erst Fünfzehnjährige sinniert sie über den eigenen Tod: *„Manche behaupten, er sei eine runzlige alte Frau, ich aber weiß, dass er schön ist, die schönste Frau, die man je gesehen hat, allein ihre Gegenwart wird die Macht haben, mich diese Wände, diese Finsternis, dieses Grauen vergessen zu lassen (...). Ich bin fest entschlossen, meine geliebte Herrin wiederzufinden, die schönste von allen."* oder: *„Und ich, was tue ich in eurer Welt? (...) und in der Metro zieht mich der metallische Glanz der Schienen an, wühlt mich auf wie etwas, das anderswoher, aus dem tiefsten Innern meines Selbst gekommen ist ..." (101, S. 171)*

Valerie Valères Geschichte endet tragisch. Zwar wurde sie aus der Klinik entlassen und studierte für kurze Zeit Literaturwissenschaften an der Pariser Sorbonne, aber dann war die Liebe zum Tod stärker als die Liebe zum Leben. Sie beendete es im Alter von nur einundzwanzig Jahren (56, S. 86)

Klinischen Erfahrungen zufolge gibt es im Gegensatz zu der kämpferischen Magersüchtigen gelegentlich auch den Typ der *„übermäßig braven Patientin"* die zwar nach außen gut funktioniere, aber häufig suizidgefährdet sei, weshalb gerade bei jenen Betroffenen eine erhöhte Aufmerksamkeit angebracht sei. (7, S. 96). Gerlinghoff hat nach langjähriger Erfahrung den Eindruck gewonnen, dass in den meisten Fällen dem Schwanken zwischen Todessehnsucht und Todesangst der Wunsch nach Befreiung aus der Unerträglichkeit zugrunde gelegen habe. (23, S. 44). Sie hat anhand zahlreicher Gespräche mit Magersüchtigen die Schlussfolgerung gezogen, dass der erklärte Todeswunsch dem Gefühl der Ausweglosigkeit und der Sehnsucht nach dem Auslöschen des gegenwärtigen quälenden Zustandes entspringe, aber nach ihrer Vermutung mit der Realität des Todes nichts zu tun habe." (23, S. 117). Nach psychoanalytischer Deutung verbergen sich hinter der Todessehnsucht Symbiosewünsche mit der Mutter. Feiereis macht darauf aufmerksam, dass dies nicht mit dem Todestrieb im Freudschen Sinne gleichzusetzen sei (16, S. 59). Selvini Palazzoli sieht als treibende Kraft, die hinter diesen Empfindungen und Wünschen steht, die Entschlossenheit der Patientin, den Körper dem Geist zu unterwerfen. Der Wunsch nach *„Unfleischlichkeit"* ist ihrer Ansicht nach aber nicht als Todeswunsch zu verstehen. *„Patientinnen spielen mit dem Tod wie Kinder, die glauben, sie könnten verschwinden, indem sie sich tot stellen," (90, S. 102)* fasst sie Ihre Überzeugung in Worte. Langsdorff sieht bei Bulimikerinnen in stärkerem Maß als bei Magersüchtigen die Gefahr des Selbstmordes als Kurzschlusshandlung und führt dies auf den Umstand zurück, dass der Ess- Brech- Süchtigen *„sehr viel eher die Tragweite ihres Handelns bewusst ist als der Anorektikerin und (sie) dementsprechend unter einem unvergleichlich höheren Leidensdruck steht ... " (50, S. 99)*

Da Bulimikerinnen nicht die äußerliche Auffälligkeit von Anorektikerinnen mitbringen, erregen sie nicht die Aufmerksamkeit und Besorgnis ihrer Mitmenschen, was für sie zu einer besonderen Gefahr wird. Während sich die Magersüchtige durch ihren extremen Gewichtsverlust manchmal offenkundig in akuter Todesgefahr befindet, bedeutet Bulimie nach Ansicht Langsdorffs *„unerkannter schleichender Selbstmord- ein Selbstmord auf Raten unter Zeugen, die nichtsahnend nebenher leben." (50, S. 100).* Feiereis kommt auf Grund von Erfahrungen mit ca. 130 erwachsenen anorektischen und bulimischen Patientinnen zu dem Schluss, dass bei chronisch rezidivierenden Verläufen sowie bei primärer Erkrankung im späteren Lebensalter die therapeutische Aufgabe erschwert sei. Er erkennt den Grund hierfür im Vorhandensein von Todesneurosen und nahezu unbeeinflussbaren Todessymboliken, deren Ursprung er in vielfältigen Traumatisierungen in der Kindheit sieht. (16, S. 59ff)

Allgemein bekannt ist das Risiko vorzeitigen Ablebens durch die Fettsucht. *„Dass Übergewichtigkeit nicht als harmloser Schönheitsfehler abgetan werden kann, sondern Ausdruck einer echten und ernst zu nehmenden Krankheit ist, geht unter anderem daraus hervor, dass sie eine nachweisbare Verkürzung der Lebensdauer bewirkt ...* " schreibt der Internist und Naturheilkundler M. O. Bruker und fügt hinzu: *„Wenn das Übergewicht sich in der Sterblichkeit nicht noch viel stärker auswirkt, so nur deshalb, weil Mittel und Techniken der Lebensstützung in einem früher ungeahnten Ausmaße eingesetzt werden.“ (6, S. 15f)*

J. Degenhard, Klinikleiter und Professor der Sozialmedizin zeigt den Zusammenhang zwischen krankhaftem Übergewicht als Abwehrmaßnahme einer Depression und seinen lebensbedrohenden Folgeerkrankungen auf und plädiert für ganzheitliche Behandlungskonzepte: *„Depression, abgewehrt durch Fettsucht hat Folgekosten: Überfettung, Gefäßrisiko am Herz, Gehirn, Niere und Peripherie mit den Erkrankungen der Schlaganfälle, etc. Es nutzt der Volksgesundheit nicht, dem Schlaganfallrisiko allein dadurch präventiv zu begegnen, indem man über Blutfette aufklärt. Letztere können eine Folge von Fettsucht, eine Folge der Abwehr der Depression sein. Hier müssen Psychotherapie und Somatische Medizin zusammenarbeiten. Der Arzt kann nur bei Beachtung beider Paradigmen den Menschen heilen.“ (10, S. 124). “Trauer ist für die Reifung unabdingbar“* erklärt Degenhard. Statt mit der Trauer anstehende Reifungsschritte zu vollziehen, bringe die Abwehr der Depression die Fettsüchtige stattdessen in Todesgefahr oder sei verantwortlich für ein vorzeitiges Ableben. (10, S. 124). Der Tod infolge anderer gravierender somatischer Befunde sowie von Behandlungsfehlern wurde bereits thematisiert. Ergänzend sei erwähnt, dass besonders im kachektischen Zustand der Magersüchtigen eine Todesgefahr dann gegeben ist, wenn Komplikationen wie Lungenentzündung, Nierenversagen oder andere schwerwiegende organische Probleme oder Störungen im Elektrolythaushalt als Folge von Erbrechen und Missbrauch von Laxantien und Diuretika hinzukommen.

Überraschende Todesfälle nach jahrelangem pathologischen Status geben auch heute noch Rätsel auf, da selbst bei Sektionen kaum morphologisch fassbare Veränderungen entdeckt worden sind. Es scheint jedoch als gesichert zu gelten, dass Medikamentenmissbrauch und bulimische Erscheinungsformen in diesem Zusammenhang ein besonderes Risiko darstellen.

Abschließend bleibt zu sagen, dass mit zunehmender Dauer der Erkrankung ein Anstieg der Mortalität zu verzeichnen ist. Beträgt sie beim Krankheitsbild der Anorexia nervosa nach vier bis fünf Jahren ca. 5 %, so liegt sie nach zwanzig bis dreißig Jahren bei 15 bis 20 % (34). Über die Mortalität bei der Bulimia nervosa liegen noch keine gesicherten Daten vor (24, S. 135; 93, S. 80) Es gilt jedoch als erwiesen, dass eine erhöhte Todesgefahr bei untergewichtigen Bulimikerinnen gegeben ist, deren Herz bereits durch einen gestörten Elektrolythaushalt angegriffen ist. (108)

Für die Fettsucht wurde festgestellt, dass das Todesrisiko korreliert mit dem Ausmaß des Übergewichts. Auf Platz eins der Todesursachen in der westlichen Welt befinden sich seit vielen Jahrzehnten die Herz- Kreislauferkrankungen, die als herausragende Begleiterscheinungen der Adipositas gelten. (6)

7. Differentialdiagnose

Die Diagnosestellung bei Essstörungen erfolgt in der Regel per exclusionem, das heißt, andere medizinische und psychiatrische Erkrankungen müssen mit Sicherheit ausgeschlossen werden. Dies geschieht anhand internistischer und endokrinologischer Untersuchungen und therapeutischer Versuche. Selten leiden Anorexie- oder Bulimie-Patientinnen zumindest in den Anfängen sowohl an einer Essstörung als auch an einer weiteren Krankheit. In diesen Fällen wird die Diagnose anhand der vorhandenen Kriterien, beispielsweise nach dem DSM gestellt. Die somatische Erkrankung wird ebenso wie die Essstörung für sich diagnostiziert und behandelt (22, S. 9)(30).

Als von der Anorexie bzw. Bulimie abzugrenzende Krankheiten gelten insbesondere alle chronischen konsumierenden Krankheiten wie Tumoren oder Tuberkulose, hypothalamische Erkrankungen, Morbus Crohn sowie endokrine Störungen wie Vorderlappeninsuffizienz oder Simmondsche Krankheit, die lange Zeit am häufigsten mit der Anorexia nervosa verwechselt wurde, darüberhinaus die Addisonsche Krankheit, Hyperthyreose, Hypothyreose und Diabetes. Insbesondere mit der Anorexie können psychiatrische Störungen wie Schizophrenien, Konversionsneurosen und Depressionen verwechselt werden (21). Halmi weist überdies auf Somatisierungsstörungen hin (30).

Es gilt als relativ gesichert, dass auf Grund des Stands der Entwicklung der modernen Medizin körperlich-neurologische aber auch psychiatrische Störungen schnell ausgeschlossen werden können. (53)

7. 1 Abgrenzung der klassischen Magersucht von anderen Anorexieformen

Bezogen auf die Magersucht spricht sich Selvini Palazzoli dafür aus, die Bezeichnung Anorexia nervosa ausschließlich auf jenes klinische Syndrom anzuwenden, welches bei vorpubertären bzw. pubertierenden Mädchen auftritt und sich auszeichnet durch die bewusste Weigerung zu essen zur Erzwingung einer Gewichtsabnahme sowie dem Vorliegen von Amenorrhoe, Obstipation und Hyperaktivität. Als weitere Merkmale gelten in der Regel Gesundheit in der prämorbiden Phase bis auf eine kleine Minderheit der Betroffenen, deren neurotische Symptome in der Vorgeschichte bereits auf eine mögliche spätere Erkrankung hinweisen. Selvini Palazzoli hält zu einseitige Definitionen der Magersucht wie jene von Bliss und Branch, die als Hauptmerkmal eine Gewichtsabnahme von mindestens zehn Kilogramm in den Vordergrund stellen, für verfälschend und zu diagnostischer Verwirrung führend, da den obengenannten spezifischen Zügen nicht genügend Rechnung getragen werde. Gleichzeitig würden durch die Überbetonung der Gewichtsabnahme neurotische Abmagerungsformen einbezogen, welche mit dem eigentlichen Krankheitsbild der Anorexia nervosa nichts zu tun hätten, wie beispielsweise. Dysphagie, Schluckphobie, ösophagische Krämpfe, chronische Anorexie infolge hypochondrischer Dyspepsie oder hysterisches Erbrechen. Darüber hinaus sollte eine klare Abgrenzung zu anderen Abmagerungsformen, die leicht zur Verwechslung mit der klassischen Anorexia nervosa führen können, vorgenommen werden (90, S. 43), nämlich einmal zu der bereits genannten chronischen Anorexie und der sekundären neurotischen Anorexie. Anders als die primäre (echte) Magersucht beginnt diese in der frühen Kindheit in Verbindung mit schweren rezidivierenden Darmstörungen die nach einer vorübergehenden Besserung in der Adoleszenz schließlich in chronischer Entkräftung mündet, begleitet von hypochondrischen und psychischen Begleitsymptomen. Sekundäre Anorexien können in jedem Lebensalter, meist als Reaktion auf traumatische Erlebnisse oder unerträgliche Situationen auftreten. Bei Chronifizierung infolge fortgesetzter Problemlagen haben sekundäre Anorexien eher appellativen Charakter, sind also im Gegensatz zur echten Magersucht nach außen gerichtet und suchen weder eine Konfliktlösung durch die Abmagerung, noch einen Weg, um Selbstachtung zu erlangen (90, S. 43f). Gast kritisiert in Übereinstimmung mit Selvini Palazzoli die bei der Diagnoseerhebung oftmals zu geringe Beachtung der psychischen Hintergründe und spezifischen Verhaltensmuster der Patientin. (22, S. 11). Von anderer Seite hingegen wird die Stellung einer eindeutigen Diagnose als unproblematisch erachtet, denn *„körperliches und psychisches Bild der Magersucht (seien) so typisch, dass Fehldiagnosen selten gestellt"* würden (76). Garfinkel et al. sehen in der korrekten Diagnoseerhebung kein Problem, wenn sich nach eingehender Anamnese ein Bild ergibt, welches Selvini Palazzolis Kriterien entspricht, ergänzen es jedoch das Vorhandensein die bulimischer Erscheinungsformen wie Horten von Nahrungsmitteln, Laxantienmissbrauch sowie selbstinduziertes Erbrechen (21). Eine korrekte Abgrenzung der Magersuchtformen untereinander hängt von einer sorgfältigen Betrachtung aller relevanten Aspekte, die sich bei einer Patientin zeigen, ab. Die Voraussetzungen für einen Behandlungserfolg sind nach übereinstimmender Sicht nur bei einer zutreffenden Diagnose gegeben.

7. 2 Abgrenzung zu somatischen Erkrankungen

Die folgenden Ausführungen dienen einer kurzen Beschreibung abzugrenzender somatischer und psychiatrischer Krankheitsbilder, die einer zusätzlichen Erläuterung bedürfen.

Hypothalamische Tumoren

Bei diesem Krankheitsbild kommt es neben der Gewichtsabnahme und Amenorrhoe nicht zu anderen typischen Symptomen (21; 93).

Tumor des Zentralnervensystems

Ein Tumor des Zentralnervensystems kann in seltenen Fällen Verursacher bulimischer Verhaltensweisen sein (30; 93).

Hypophysenvorderlappeninsuffizienz „Simmondsche Krankheit"
Neben einem weniger dramatischen Gewichtsverlust unterscheidet sich dieses Krankheitsbild von der Anorexie durch den Verlust der sekundären Geschlechtsmerkmale, sowie einer organisch bedingten Unterfunktion, der Hypothyreoidose, welche eine Erniedrigung der Wachstumshormone verursacht.

Hyperthyreose
Hierbei kann es zu einem starken Gewichtsverlust kommen, die Unterscheidung zur Anorexie besteht aber in der Anhebung der Puls- und Atemfrequenz, des Blutdrucks, sowie schweißigen und warmen Extremitäten.
Allerdings können Bulimie-Patientinnen ähnliche Symptome nach Heißhungerattacken zeigen, unterscheiden sich aber durch ihre Schilddrüsenparameter, welche nicht im hyperthyreotischen Bereich liegen.

Hypothyreose
Der häufig vorkommende erniedrigte Thyroxinwert bei Anorexiepatientinnen ist die Folge des Hungerns – jedoch kein echter hypothyreotischer Zustand und sollte im Rahmen der Anorexia nervosa-Therapie nicht durch Thyroxingaben behandelt werden.

Diabetes mellitus
Gewichtsverlust, gepaart mit Polydipsie und Polyurie könnte einen Hinweis auf eine Diabeteserkrankung geben. Deshalb ist zu klären, ob eine erhöhte Flüssigkeitsaufnahme tatsächlich einem Durstgefühl folgt oder der Unterdrückung des Hungers dient.
Die Häufigkeit einer Kombination von Diabetes mellitus und der Bulimie wird von verschiedenen Autoren mit Werten zwischen 20–35 % angegeben. Doch sind Berichte über das Auftreten einer Doppelerkrankung recht spärlich. Diabetes kann nach Rodin et al. *„als ein weiterer Risikofaktor für die Bulimie angesehen werden, da es dabei zwangsläufig zu einer erhöhten Beschäftigung mit diätetischen Kontrollvorgängen und dem eigenen Leib kommt" (21)*

Als Ursachen für eine erfolglose Einstellung eines insulinpflichtigen Diabetes können zufällige oder bewusste Diätfehler, eine mangelhafte Compliance, aber auch eine Insulinresistenz verantwortlich gemacht werden. In der Differentialdiagnose wird die Kombination der Diabetes mellitus mit der Bulimie oft nicht in Erwägung gezogen, da durch die Verheimlichung der Essstörung der behandelnde Arzt bezüglich deren Existenz in Unkenntnis gelassen wird. Die meisten Bulimiekranken mit Diabetes mellitus wüssten, dass durch ein Ansteigen des Blutzuckerspiegels das Erbrechen über die Niere/Glukosurie) das Erbrechen des Mageninhalts ersetzt und setzten dieses Wissen gezielt im Umgang mit ihrer Krankheit ein. Viele Betroffene kontrollierten ihr Gewicht durch die Reduktion der Insulingabe, wodurch sie eine Verstärkung der Komplikationen provozierten, berichtet Feiereis. Man geht in Fachkreisen davon aus, dass diese Umgangsweise mit der Doppelkrankheit unter Umständen einen tödlichen Verlauf nehmen könne. (16, S. 55ff; 93, S. 84). Diabetes Typ II tritt häufig und in den letzten Jahren deutlich beobachtbar in immer jüngerem Lebensalter als Begleiterkrankung der Adipositas auf (6)

Addisonsche Krankheit
Diese endokrine Störung ist durch Gewichtsverlust aufgrund adrenaler Insuffizienz gekennzeichnet. Weitere Merkmale, die denen einer Anorexie sehr ähnlich sind, machen eine Unterscheidung recht schwer. Hier sind insbesondere Erbrechen, reduzierte Nahrungsaufnahme, Hypotonie sowie unter Umständen Hypoglykämie und das Auftreten von Hautpigmentierungen zu nennen.
Die Unterschiede zur Anorexia liegen im Appetitmangel der Patientinnen, ihrer Inaktivität und Antriebsreduziertheit. Laborbefunde ergeben einen erhöhten Kaliumspiegel sowie erniedrigte Natriumwerte, was dem Bild einer Magersucht widerspricht, bei der häufig ein Kaliummangel vorliegt. Addison-Patientinnen streben keine Gewichtsabnahme an (21; 93).

Morbus Crohn
Als *„Fallgrube womöglich folgenschwerer Verzögerung der Diagnose"* sieht Feiereis die Dickdarmerkrankung Morbus Crohn an. Die abdominelle Symptomatik könnte auch als funktionell wie bei der Anorexia nervosa angesehen werden. Erschwerend kommt hinzu, dass Morbus Crohn im gleichen Lebensalter auftritt und anorektische Erscheinungsformen als Folge der entzündlichen Prozesse auftreten können. Nicht zuletzt besteht auch die Möglichkeit des gleichzeitigen Auftretens beider Krankheiten (16, S. 106; 93, S. 85).

Somatisierungsstörungen
können sich durch Gewichtsschwankungen und Erbrechen zeigen, sowie mit einer auffälligen Art des Umgangs mit Essen einhergehen. Als Unterscheidungsmerkmal bei der Abgrenzung zur Anorexia nervosa gelten der geringere Gewichtsverlust, eine weniger als drei Monate bestehende Amenorrhoe sowie die fehlende Besorgnis bezüglich einer Gewichtszunahme (23; 93 S. 86).

7. 3 Abgrenzung zu psychiatrischen Erkrankungen

Konversionsneurose
Dieses Krankheitsbild wurde bereits angesprochen im Zusammenhang mit der so genannten sekundären Anorexie, die sich von der primären oder echten Magersucht insofern unterscheidet, als die Gewichtsabnahme dem Ziel von Machtausübung und Konfliktvermeidung anstatt deren Lösung dient. Die typischen Erscheinungsformen der

Magersucht fehlen. Patientinnen mit Konversionsneurosen verleihen der Nahrung und ihren Ausscheidungen einen hohen symbolischen Stellenwert. Abgesehen von den genannten Symptomen funktionieren diese Menschen überwiegend normal, zeigen weniger zwanghafte Verhaltensweisen und weniger psychosoziale Defizite (21).

Depression

Nach Garfinkel et al. ist bei der Depression die *„Vernachlässigung des Essens Folge erlebter Wertlosigkeit"* und dient nicht dem Ziel der Gewichtsreduktion. Depressive Patientinnen leiden in der Regel unter wirklichen Appetitstörungen, während die Anorektikerin ihren Hunger leugnet – zumindest in den Anfangsstadien der Erkrankung (21).

Die ausgeprägte körperliche Aktivität der Anorektikerin ist gekennzeichnet durch einen ritualisierten und geplanten Ablauf, wodurch eine Abgrenzung zur agitierten Unruhe der Depressionskranken erfolgen kann.

Das Interesse depressiver Patientinnen bezieht sich in der Regel nicht übermäßig auf Kaloriengehalt, Kochrezepte und Zubereitung von Speisen; ebenso liegt weder eine ausgeprägte Angst vor dem Dickwerden noch eine Körperschemastörung vor, wodurch von der Magersucht deutlich unterschieden werden kann (30).

Schizophrenie

Bei schizophrenen Patientinnen ist auf einem Wahn beruhende Nahrungsverweigerung zu beobachten. Auch bei der Anorexia nervosa können schizophrene Züge zu Tage treten. *„Bei oberflächlichem Zusehen können sozialer Rückzug, Negativismus und Entscheidungsunfähigkeit, wie sie bei der Anorexia vorkommen, den für Schizophrenie charakteristischen Willensstörungen ähneln" (21)* halten Garfinkel et al. fest und weisen überdies auf die Gefahr einer Verwechslung bezüglich der gestörten Leibwahrnehmung bei der Schizophrenie und der Körperschemastörung im Zusammenhang mit der Magersucht und anderen Essstörungen hin.

Deutlich unterscheidet sich die Schizophrenie von der Anorexia nervosa indes durch das Auftreten von Wahnvorstellungen sowie durch Störungen des Denkens und der Affektivität (21).

8. Erklärungsansätze

Essstörungen sind nach übereinstimmender Ansicht auf eine Ursachenvielfalt zurück zu führen. Daher wird heute in Fachkreisen ein multidimensionales Erklärungsmodell bevorzugt, welches gesellschaftliche, soziokulturelle, familiendynamische und psychoanalytische sowie biologisch-genetische Faktoren mit einfließen lässt. Dabei galt bislang der Anorexie durch die von ihr ausgehende Faszination die größere Aufmerksamkeit.

Forschungsergebnisse für das Krankheitsbild der Bulimia nervosa, beziehungsweise der Binge Eating Disorder liegen bei Weitem nicht in diesem Umfang vor, da es sich bei diesen Störungen um noch „recht junge" als eigenständig anerkannte psychosomatische Krankheiten handelt.

8. 1 Biologisch-genetische Ansätze

Die Bedeutung biologisch-genetischer Faktoren bei der Entstehung von Essstörungen sind innerhalb der Forschung umstritten, werden jedoch als mitbedingend in Betracht gezogen. Befunde aus der neurophysiologischen Forschung legen nahe, dass es *„zumindest eine körperlich angeborene Disposition für Anorexie gibt"* (94, S. 54) Des Weiteren können Daten aus der Zwillingsforschung, Untersuchungen zu Krankheitshäufigkeit bei nahen Verwandten Betroffener, Ergebnisse aus der Hirn- und Hormonforschung und aus Tierversuchen herangezogen werden. (94, S. 54; 93 S. 89). Beispielsweise konnte anhand einer Studie von 1991 nachgewiesen werden, dass die Wahrscheinlichkeit einer Erkrankung bei eineiigen Zwillingen wesentlich höher liegt als bei zweieiigen Zwillingen. Man geht von einem Erkrankungsrisiko von 56 % beziehungsweise 35 % für den zweiten Zwilling aus, wenn der erste Zwilling unter einer Essstörung leidet.

Unter Geschwistern fand man Bulimieerkrankungen vermehrt bei den später Geborenen in der Geschwisterfolge. Familiäre Häufungen stellte eine Studie von 1990 bei Verwandten ersten Grades der unter Bulimia nervosa leidenden Probanden fest. (23; 93, S. 89f). Aus der Hirnforschung liegen Ergebnisse vor, nach denen das Problem der Magersucht nicht wie vorher angenommen im Hypothalamus sondern *„in der Großhirnrinde (Kortex)- quasi dem 'Sitz des Geistes' anzusiedeln"* sei. Man fand in den meisten Fällen eine Erweiterung der kortikalen Furchen und eine Vergrößerung der Hohlräume (Ventrikel). Im Zuge der Genesung fand regelmäßig eine zumindest teilweise Rückbildung statt.

Des Weiteren traf man bei Magersüchtigen auf abnorme Erregungsmuster auf der rechten Gehirnseite und im frontalen Hinterlappen, wodurch sich auffallende Parallelen zu den Merkmalen bei Zwangserkrankungen offenbarten. Die Leiter dieser Studie schlussfolgerten daraus, dass diese Besonderheit als Voraussetzung für die Entwicklung eines Komplexes aus Wahn, Sucht und Zwangsvorstellungen unter Stress oder dem Druck gesellschaftlicher Leitbilder zu sehen ist. (94, S. 54 f)

Weitere Hypothesen, die für die Erklärung der Entstehung von krankhaftem Übergewicht herangezogen werden können, stützen sich auf die Bedeutung der Kontrolle bei der Nahrungsaufnahme durch den Hypothalamus, der als Hauptzentrum aller homöostatischen Prozesse gilt. Forscher identifizierten zwei Teile des Hypothalamus als mögliche Kontrollzentren. Die so genannte duale Hypothalmustheorie des Hungers besagt, dass der laterale und der ventromediale Hypothalamus den Beginn und die Beendigung der Nahrungsaufnahme steuern.

Sowohl bei der Kontrolle des Essens als auch des Nicht-Essens fand sich ein Zusammenspiel von Faktoren biologischen, psychischen oder gemischten Ursprungs. Zu nennen wären hier beispielsweise die Höhe des Blutzuckerspiegels, Körpersignale wie ein voller oder leerer Magen, angenehme oder unangenehme geschmackliche Reize, sozial angeregtes Essen in angenehmer Atmosphäre bzw. streßbedingtes Essen, Essen als Prävention gegen Substanzabbau bzw. kultureller-gesellschaftlicher Schlankheitszwang oder psychisch bedingte Anorexia. (114, S. 419)

Die genetisch bedingte *„innere biologische Waage"* sorgt für die entsprechende Information des Zentralen Nervensystems. *„Immer dann, wenn in den speziellen Fettzellen gespeicherte Fette ein bestimmtes Niveau unterschreiten, das als Sättigungspunkt (critical set point) bezeichnet wird, werden Hungersignale gesendet. Diese innere Schwelle übt einen beträchtlichen Einfluss auf die Menge dessen aus, was man isst und wiegt. Menschen, die darauf programmiert sind, übergewichtig zu sein, haben mehr Fettzellen, als normale Menschen, entweder als Resultat genetischer Faktoren oder auf Grund von Überfütterung während kritischer Phasen in der frühen Kindheit. Nach der Kindheit verändern Diät oder übermäßiges Essen die Größe der Fettzellen, nicht aber deren Anzahl" (114, S. 420).* Eine Person mit einer hohen Anzahl von Fettzellen kann mit Hilfe von Diäten Gewicht verlieren bis hin zur Abmagerung. Der Sättigungspunkt bleibt jedoch erhalten, wodurch er immer ein „hungriger, latent Übergewichtiger" bleibt. Dies erklärt die schwere Beeinflussbarkeit der Adipositas, denn *„allmählich regulieren die Instanzen des Körpers dessen Gewicht wieder selbst und stellen sein Gewicht wieder her (...), die Biologie setzt sich gegenüber der Psychologie durch" (114, S. 421).*

Auch umfangreiche Untersuchungen zur Bulimia nervosa weisen auf Probleme sowohl bei der Impulskontrolle als auch bei der Regulierung des Sättigungsgefühls hin. Halmi sieht darin eine Begründung für die unterschiedliche Konsequenz bei der Durchsetzung einzelner Diäten und Fastenkuren. Auch das Auftreten von Heißhungerattacken im Rahmen einer Bulimie oder Binge Eating Disorder lässt sich vor diesem Hintergrund leicht einordnen. Auf Grund von Ergebnissen einiger Studien kann angenommen werden, dass Bulimieerkrankte an einer reduzierten serotonergen Funktion leiden. Daraus wird geschlussfolgert, dass die ausreichend nachgewiesene serotonerge Dysfunktion bei Bulimiepatienten eine Vulnerabilität des serotonergen Neurotransmittersystems als Risikofaktor" für die Entstehung der Krankheit angesehen werden kann (23)

In jüngerer Zeit setzt sich die Erkenntnis durch, dass auch in unserer modernen Zivilisationskost enthaltene Zusatz- und Ersatzstoffe für eine Vielzahl körperlicher Störungen mitverantwortlich gemacht werden können. Eine bemerkenswerte These zur Entstehung von Übergewicht vertritt in diesem Zusammenhang Hans-Ulrich Grimm und stützt sich dabei auf US-Studien, denen zufolge Amerikaner trotz deutlicher Bevorzugung kalorienreduzierter Nahrung ständig dicker wurden. Besonders betroffen waren nach einer Untersuchung an 80 000 Frauen jene, die Süßstoffe dem Zucker vorzogen. Dieses Phänomen ist nach Grimm physiologisch so zu deuten, dass der Körper nach Empfang des Geschmackssignals süß mit vermehrter Insulinausschüttung beginnt, *„kommt dann nichts, reagiert er mit dem cephalischen Insulin-Reflex -Heißhunger“ (27, S. 123)* erklärt der Autor.

Mehrere Untersuchungen legen nahe, dass die Entwicklung eines zwanghaften Kreisens der Gedanken um das Thema Nahrung und Gewicht von einer Abweichung der Vasopressinsekretion abhänge. Man geht davon aus, dass das Zusammenwirken des Oxytozin- und Vasopressinspiegels, welche beide Differenzen zu den Normalwerten aufweisen, die Einstellung des Denkens beeinflussen. (93, S. 91; 94, S. 56). Dass jener Aspekt nach der *„das genetische Potential eines Organismus () im Augenblick seiner Empfängnis festgelegt, doch das Ausmaß, in dem sich dieses Potential entfaltet, () von seiner Interaktion mit der Umgebung.“ (94, S. 57)* abhänge, nach Ansicht Bruchs unbedingt bei der Erforschung von Essstörungen Berücksichtigung erfahren müsse, fand bisher in der Wissenschaft zu wenig Anklang. Einen Grund dafür sehen viele Fachautoren in dem bedauerlichen Mangel an interdisziplinärer Forschung.

Allerdings gibt es bereits Modelle, die Ergebnisse der Hirn- und Hormonforschung mit dem oben angesprochenen Anlage – Umwelt – Aspekt zu verbinden suchen und entsprechend interpretieren. Einem solchen Ansatz zufolge stellen Hormone das Bindeglied zwischen Körper und Geist dar. Die Verarbeitung von Umwelteinflüssen und die Speicherung daraus resultierender Erfahrungen finde im Gehirn statt und wirke von dort auf das Hormonsystem ein. Hormone nehmen somit Botschaften aus der Umwelt auf und leiten diese an die Körperzellen weiter. Da während der Weiterleitung die Produktion der Hormone verändert werde, führe diese Reaktion zu physiopsychischen Veränderungen des Körpers (93, S. 91;94, S. 57).*“Interpretieren wir Essstörungen als ein komplexes Zusammenwirken körperlicher und Umweltfaktoren, die sich gegenseitig beeinflussen und verstärken, so wird die Prozesshaftigkeit und die entscheidende Bedeutung sozialer Erfahrungen für die Entstehung von Essstörungen deutlich.“ (94, S. 57)* resümieren Stahr et al und warnen vor einer Überbewertung biologisch- medizinischer Erkenntnisse und einer *„einseitigen Kausalitäts- und Determinierungsthese“*.

8. 2 Psychoanalytischer und sozialpsychologischer Ansatz

Psychoanalytische und sozialpsychologische Erklärungsansätze werden von der überwiegenden Mehrheit der Fachleute, die sich mit der Ursachenerforschung von Essstörungen befassen, herangezogen. Dabei kommt es zu unterschiedlichsten Akzentuierungen, die untereinander heftiger Kritik standhalten müssen. Hier soll ein Abriss über die gängigsten Theorien gegeben werden.

Die Basis aller Ansätze besteht in der Objektbeziehungstheorie der Psychoanalyse; wobei die Triebtheorie von Siegmund Freud keine Berücksichtigung findet. Essstörungen gelten aus psychoanalytischer Sicht sowohl als Folge einer Körperwahrnehmungsstörung als auch als primäre neurotische Störung innerhalb eines innerpsychischen Spaltungsprozesses. (94, S. 60). Psychoanalytiker gehen davon aus, dass die Interaktionsbeziehungen des Kindes während der oralen Phase für die Entwicklung zu einem selbstbewussten und sicheren Menschen im Jugend- und Erwachsenenalter von fundamentaler Wichtigkeit sind. Unterschiedlichen sozialen Prägungen wird dabei ein zentraler Wert bei psychosozialer Anpassungs- und Integrationsfähigkeit zugeschrieben. Die Psychoanalyse arbeitet auf der Basis der Annahme, dass Erlebnisse, Gefühle, Bedürfnisse und Erfahrungen im Gedächtnis behalten werden und im späteren Leben das Verhalten des Individuums prägen (93, S. 92;94, S. 59).

Bei Störungen der Interaktion während dieser frühen Lebensphase könne es später möglicherweise zu einer Essstörung als unangemessener Abwehr von *„Unlustempfindungen, depressiven Gefühlen, Ängsten und narzisstischen Kränkungen kommen (...). Als mögliche Ursachen gelten die emotionale Überfrachtung von Essen in der frühen Kindheit oder einerseits sowohl emotionale Mangelerlebnisse als andererseits auch Verwöhnung und Überbehütung" (83, S. 21)*

Als hauptsächliche Ursache der kindlichen Fettsucht sieht Hilde Bruch die Reaktion der Mutter auf ein unerwünschtes Kind: *„Statt Liebe gibt die Mutter dem Kind Nahrung und behält es bei sich zu Hause, weil sie befürchtet, es könne sich beim Spielen mit anderen Kindern verletzen." (57, S. 9).* Zusammenfassend können aus psychoanalytischer Sicht aufgrund zahlreicher Untersuchungsergebnisse folgende Ursachen für Fehlentwicklungen, also auch für die Entstehung von Essstörungen, als mitbedingend gelten. (94):

1. *„Nichtbeachtung oder Fehlinterpretation der Körperreaktionen und Bedürfnisse des Kindes*
2. *Fehlende Unterstützung der Autonomie- und Unabhängigkeitsbestrebungen*
3. *Abspaltung und Ablehnung des bedürftigen, hungrigen, verlangenden, lustvollen Selbst*
4. *Schizoide Spaltung des totalen, ursprünglichen Ichs in ein „Zentrales, inneres Ich" und ein „Körper-Ich" des Kindes*
5. *Introjektion und Inkorporation der negativen Aspekte der Mutter als „böses" Objekt und als Abwehr, um das „ursprüngliche" Ich zu schützen*
6. *Tochter als „Erweiterung" der Mutter*
7. *Zu früh vollzogener Objektwechsel und die Zerstörung des basalen Gefühls von Sicherheit*
8. *Probleme mit der Aneignung einer weiblichen Körper- und Geschlechtsidentität."*

Die feministische Psychoanalyse sieht als Grundlage der späteren Essstörung eine ausgeprägte Selbstwertproblematik auf Grund einer Störung in der oralen Phase innerhalb der gleichgeschlechtlichen Beziehung zwischen Mutter und Tochter. Durch das Scheitern beim Aufbau eines autonomen weiblichen Körperselbst und infolge nicht ausgelebter Aggression gegen die Mutter bleibe die zu enge emotionale Bindung bestehen und verhindere eine angemessene und altersentsprechende Ablösung des Mädchens (94, S. 61).

Stahr et al. fassen zusammen, dass die *„Identitätsentwicklung der Frau in einem ausgewogenen Verhältnis zwischen Körper, Geist und Psyche im Kontext der sich wandelnden und erweiternden sozialen Beziehungen zu interpretieren" sei (94, S. 61).*

Aufgrund abweichender Forschungsergebnisse werden im Gegensatz zu obigen Ausführungen Auffassungen vertreten, nach denen die frühkindliche Erziehung keine bedeutende Rolle spiele, stattdessen die Phase der Adoleszenz weit mehr Beachtung verdiene. Vertreter dieser Sichtweise kritisieren die fehlende Theoriebildung hinsichtlich der Adoleszenzproblematik in den psychoanalytischen Modellen. (93, S. 93)

Psychopathologische Abweichungen, verbunden mit der Funktion des Essens, könnten als weitere Ursache für Essstörungen angesehen werden. So wird davon ausgegangen, dass der Ursprung in *„bestimmten Störungen der Ich-Funktionen und der Ich-Integration, den sogenannten strukturellen Ich-Störungen" liegt (112, S. 91).*

Dazu werden (89, S. 91f):

a. Störungen der Affektentwicklung, des Selbst- und Fremdbildes, der Affekt und Impulskontrolle, der Urteilsfunktion zum eigenen Handeln
b. Primitive Abwehrmechanismen wie Verleugnung und Spaltung und
c. Störungen der Über-Ich-Entwicklung gezählt.

Nach dieser überblickartigen Darstellung psychoanalytischer Deutungen sollen nachfolgend die Erklärungsansätze von Hilde Bruch und Mara Selvini Palazzoli beispielhaft herausgegriffen und näher ausgeführt werden, da sie als relevante Modelle in Fachkreisen weitgehend Zustimmung erfahren und sich *„vor allem durch das Bemühen auszeichnen, das Phänomen der Magersucht im weiteren Sinne phänomenologisch anzugehen und damit der Versuchung widerstehen, die Betroffene in ihrem spezifischen Lebensstil den Gesetzen und Theorien einer Schule unterordnen zu wollen." (22, S. 54)*

8. 2. 1 Der Ansatz von Hilde Bruch

Nach Hilde Bruch, der *„Wegbereiterin psychotherapeutischer Forschung zu Essstörungen" (108)*, liegt die Wurzel der späteren Magersuchtsentwicklung in einer Störung der frühen Mutter- Kind- Interaktion. Als Folge davon sieht sie die wahnhafte Störung des Körperbildes, woraus ein völliges Nichtbeachten der Abmagerung und die Leugnung der Abnormität resultiere. Es erfolge eine Identifizierung mit dem skeletthaften Körper und damit die Interpretation jeglicher Gewichtszunahme als eklatante Körperveränderung. Auf einer tieferliegenden psychologischen Ebene bestehe seitens der Essgestörten eine Unfähigkeit zur Wahrnehmung des Körpers als Bestandteil ihrer selbst (90, S. 45) (22, S. 56). Des weiteren führt sie den Verlust der Fähigkeit zur Wahrnehmung und Identifizierung von Körperreizen an, was bei der Magersucht in besonderer Weise in der Negation der Hungersignale und daraus folgender Reduktion der Nahrungsaufnahme zum Ausdruck komme. Durch Interpretationsdefizite seien ebenso Gefühlszustände betroffen, die nicht angemessen aufgenommen und verarbeitet zu einem reduzierten emotionalen Erleben führten.

Ein dritter Faktor bestehe in einem lähmenden Gefühl der Ohnmacht, welches das Denken und Handeln beherrschend zu der Überzeugung führe, Forderungen aus der Umwelt ohne eigene Initiative erfüllen zu müssen. Mit dem Mangel an Autonomie und Selbstbestimmung gehe ein Gefühl der Hilflosigkeit einher, verbunden mit Negativismus und sozialer Isolation. Der Gewichtsverlust erhalte dann eine enorme Bedeutung, da er der Anorektikerin die lange entbehrten Gefühle von Macht und Kontrolle, Leistung und Kompetenz vermittle (22, S. 57)(90, S. 47f). Die anorektischen Erscheinungsformen, auf die Interaktionsstörung zwischen Mutter und Kind in der oralen Phase und damit der ersten Stufe der Libidoentwicklung zurückgeführt, schließen Erfahrungen des sozialen Lernens mit ein. Erste Objektbeziehungen beruhen danach auf Erfahrungen mit der Nahrungsaufnahme, wobei das Erleben der Objekte vom Grad der durch sie erfahrenen oralen Befriedigung abhänge. Eine Störung dieser Interaktion sei etwa durch eigene Konflikte der Mutter und der daraus resultierenden Unfähigkeit eines angemessenen Eingehens auf die kindlichen Bedürfnisse gegeben (22, S. 58).

Die spätere Körperschemastörung habe ihren Ursprung in der beim Säugling zunächst nicht vorhandenen Fähigkeit, Unlustgefühle wie Hunger, Kälte, Müdigkeit oder Nähewünsche präziser zu identifizieren. Eine klare Differenzierung der Wahrnehmung sei erfahrungsgemäß nur möglich durch Unterstützung und Bestätigung durch die Umwelt, woraus gefolgert wird, dass die Kenntnis von Körpergefühlen nicht angeboren, sondern als Ergebnis eines sozialen Lernprozesses zu sehen sei (22, S. 58). Erst angemessenes Eingehen auf Bedürfnisse ermögliche dem Kind die korrekte Einordnung von Körpersensationen. Die später erworbene Fähigkeit zum Benennen und Unterscheiden können gilt als Grundlage für die Bildung einer stabilen Körperidentität. Bei Störungen innerhalb dieses Lernprozesses komme es zu einem Verlust von Autonomie und Authentizität (22, S. 59).

Ergänzend sei die erhebliche Bedeutung der legitimierenden Bestätigung der kindlichen Wahrnehmungen durch die Mutter angeführt, durch die das Recht auf eigene Bedürfnisse und Wünsche anerkannt werde. Zahlreichen Untersuchungen zufolge erhalten Mädchen deutlich seltener als Jungen diese Bestätigung, was angesichts der *„spezifischen Realität von Frauen in einer Männergesellschaft"* zu erklären sei, in der die Frau und Mutter *„selbst kaum jemals das Recht auf eigene Bedürfnisse und autonome Bedürfnisentfaltung zugestanden"* bekomme (22, S. 60).

So werde in der Interaktion diese Erfahrung während der gesamten Kindheit als Verhaltensmuster an die Tochter weitergegeben, die so nicht die eigentliche Reihenfolge von empfundenem Bedürfnis und einem Signal nach außen nach angemessener Reaktion schließlich das Gefühl von Bedürfnisbefriedigung erfahren könne. Damit weite sich die Konfusion aus, nicht zuletzt dadurch, weil gleichzeitig die äußerlich gute Versorgung über die Nichtbeachtung der wahren Bedürfnisse hinwegtäusche. Dies münde schließlich in Gefühlen von Fremdbestimmung und Hilflosigkeit und führe langfristig gesehen zur Empfindungsarmut. Die Nahrungskarenz sieht Bruch als eine unbewusste Maßnahme zur Überwindung dieser Gefühle und zur Aneignung des eigenen Körpers, der als Eigentum der Mutter, die seine Bedürfnislage besser zu kennen vorgibt, empfunden werde. (22, S. 61f).

Auch Bulimikerinnen und Fresssüchtige berichten über Probleme bei der richtigen Zuordnung von Körperempfindungen, deren Ursprung in der von Bruch angenommenen Dynamik innerhalb der frühen Mutter- Kind Interaktion angenommen werden kann. Häufig berichten sie von *„unangenehmen Gefühls- und Spannungszuständen"* zu Beginn einer Heißhungerattacke. Anstatt ihre wirklichen Bedürfnisse zu spüren, nehmen sie ein *„diffuses Gefühl von Unbehagen, das als Hunger oder Appetit interpretiert wird, wahr" (94, S. 61).* Die Verwirrung angesichts von Körperreizen und ihre Fehlinterpretation haben weitergehenden Überlegungen zufolge in der Bulimie, der Anorexie oder der Esssucht eine Bewältigungsstrategie gefunden, um ersehnte zwischenmenschliche Beziehungen zu ersetzen (112, S. 92). Während das Unvermögen der realistischen Körperwahrnehmung bei Magersüchtigen oft zu Empfindungen, dick und aufgedunsen zu sein, führe, liegt das Problem der Fettsüchtigen nach Ansicht Bruchs anders: *„Sie haben häufig Schwierigleiten, ihre Körpermaße mit den, was sie essen und ihrem eingeschränkten Bewegungsvermögen in Verbindung zu bringen." (Bruch, zit. in: 94, S. 60)* fasst sie die Erfahrung ihrer therapeutischen Arbeit zusammen.

Auf Nichtbeachtung frühkindlicher Bedürfnisse weist der Bericht Birgits hin: *„War mehr so wohlbehütet, Prinzessin und Einzelkind. Hab' angeblich am Anfang zu wenig gegessen. Ich erinnere mich noch, hab' immer Rotbäckchen trinken müssen. Mein Vater hat immer gesagt, am Essen wird bei uns nicht gespart. Bei meiner Mutter war das so, da musste ich schon den Teller leer essen. Was ich mittags absolut nicht aufessen konnte, hab' ich dann abends wieder gekriegt."*

8. 2. 2 Der Ansatz von Mara Selvini Palazzoli

Der Ansatz Selvini Palazzolis baut auf Bruchs Betrachtungen auf und erweitert diese zu einem komplexeren analytischen Modell. Hierbei fließen vorrangig die Objektbeziehungstheorien nach Fairbairn mit ein, auf die sie sich im wesentlichen stützt (22, S. 64). Ihr Modell bezieht sich auf die Anorexia nervosa. Erwiesenermaßen liegen, wie oben erwähnt, anderen Essstörungen ähnliche frühkindliche Bedingungen zu Grunde. Danach ist eine Internalisierung des Objekts in der frühen Kindheitsphase einschließlich der positiven und negativen Aspekte unvermeidlich, da dies die einzige Form der Beziehungsaufnahme darstelle (22, S. 64). Die fundamentalen Erlebnisse des Kindes mit dem Objekt könnten positive oder auch negative körperliche Erlebnisse, also sowohl Wohlbefinden als auch Unbehagen sein.

Das Kind sei in dieser frühen Phase noch nicht in der Lage, sich von seinem Objekt körperlich zu unterscheiden. Was unter einer guten körperlichen Erfahrung zu verstehen ist, wird folgendermaßen beschrieben: *„... das Erleben des Körpers in der Beziehung zur Mutter als Quelle vorwiegend lustvoller Sensationen, doch ohne vorzeitige genitale Erregung, die wegen ihrer aggressiven Komponente Angst auslösen würde. Das bedeutet, dass die primäre Beziehung des Kindes zum guten Objekt als angenehme Erotisierung der kutanen, mukösen, oralen, gastrischen und passiv-motorischen Bestandteile des Körpers zu behandeln ist. (...). Das Kind, das unterschiedliche Objekte noch nicht wahrnehmen kann, erlebt seinen eigenen Körper als gutes Objekt." (90, S. 105f)*

Bei mangelhafter emotionaler Beziehung entsteht nach dieser Theorie eine pathologische Situation aufgrund der Internalisierung der „bösen" Aspekte des Objekts, welche das Kind in der Interaktion nicht zu verarbeiten in der Lage sei. Aus der Abwehr der wahrgenommen Bedrohung ergebe sich eine schizoide Spaltung des ursprünglichen Ichs in ein zentrales inneres Ich und ein äußeres Körper-Ich. Davon ausgehend, dass die erste Erfahrung des Kindes mit dem Primärobjekt eine körperlich- inkorporative ist, wird die Inkorporation der negativen Aspekte in der Interaktion mit der Mutter und die darauffolgende Unterdrückung und Abwehr gegen eine Wiederkehr dieses Objekts in das Bewusstsein als Grundlage für das gestörte Körpererleben in der Essstörung gesehen (22, S. 64f) (94, S. 58).

Übereinstimmend werden die Mütter Magersüchtiger als dominierend, ehrgeizig und aggressiv-überbehütend beschrieben, was sich beispielsweise auch in der rituellen Art des Fütterns zeige, die auf eine mangelhafte emotionale Interaktion hinweise. In allen Entwicklungsphasen des Mädchens bestehe eine Unausgewogenheit zwischen responsivem und stimulierendem mütterlichen Verhalten, was letztendlich die Bildung einer eigenständigen Identität auf Seiten der Tochter, die sich zunehmend mit dem negativen Teilobjekt der Mutter identifiziert, verhindere. Ein einschneidender Punkt werde in der Pubertät erreicht, wenn als Entwicklungsaufgabe die narzisstische Libido vom infantilen nun auf den weiblichen Körper gerichtet werden soll. Die Ähnlichkeit des eigenen Leibs mit dem inkorporierten „bösen" Objekt werde als bedrohlich erlebt; es komme zur Abspaltung des äußeren Körper-Ichs, was dem Schutz des inneren Ichs und der Abgrenzung diene. Mit der Entledigung des bösen Objekts gehe gleichzeitig die Idealisierung eines desexualisierten fleischlosen Selbstbildes einher, welches bekanntermaßen als maßgebliches Kennzeichen der Magersucht gilt (90, S. 108) (22, S. 66) (94, S. 60).

In der Kindheit und Latenzperiode ständiger elterlicher Eingriffe und Kritik ausgesetzt, komme es zur Verkümmerung eigener Emotionen, dem Gefühl von Unzulänglichkeit und einem willfährigen, angepassten Verhalten, bis schließlich in der Pubertät aufgeschobene fundamentale Konflikte aufbrechen, was zu der oben beschriebenen

Entwicklung führt, in deren weiterem Verlauf alles Negative auf den Körper projiziert werde. Der Drang nach Beherrschung der körperlichen Bedürfnisse werde stets begleitet durch ein allgegenwärtiges Gefühl der Bedrohung durch das „böse" Objekt. Die nun endgültige Spaltung zwischen dem zentralen Ich und dem Körper-Ich diene der Abwehr gegen den Zustand der Depression oder der Regression in eine Schizophrenie zugunsten der Entwicklung eines Identitätsgefühls. Nun werde auch die Entladung eigentlich dem Primärobjekt geltender aggressiver Impulse in Form des Ausagierens gegen den Körper als inkorporiertes Objekt möglich, was früher aufgrund starker Ambivalenzen dem realen Objekt gegenüber nicht gelungen sei. Selvini Palazzolis Erfahrungen zufolge wird der Körper jedoch auch als faszinierend erlebt, so dass er nie ganz verlassen werden könne, sondern unter Kontrolle gehalten werde, denn sein Wachstum würde wiederum ein Schrumpfen des Selbst bedeuten. Es wird in diesem Zusammenhang wird von einer Versklavung des Körper-Ichs durch das zentrale Ich gesprochen (90, S. 115f)(22, S. 65ff). Selvini Palazzoli unterscheidet zwischen zwei Abwehrformen, der analen und der phallischen Form, deren Ursprung in der individuellen tiefenpsychologischen Entwicklung der Patientin liege. Die anale Abwehr beziehe sich vor allem auf die Angst vor Kontrollverlust über passive Regungen und Objekte, führe zu Bestrebungen des *„In-Schach-Haltens"* und spiegele Aspekte der Suche nach Macht wider. Sie diene also eher der *„Flucht vor der passiven Seite der Existenz"* und gelte als kennzeichnend für Mädchen des asketischen intelligenten Typus. Die phallische Abwehr hingegen sei eher gegen Rivalitätsbestrebungen gerichtet, wie sie in der ödipalen Phase anzutreffen sind. Dahinter verbergen sich nach Ansicht Selvini Palazzolis Wünsche wie bewundert zu werden oder stark und unbesiegbar zu sein (90, S. 114f).

Zusammenfassend wird festgehalten, dass Magersucht als besondere Abwehrstruktur zwischen Depression und Schizophrenie anzusiedeln sei. Die Zwiespältigkeit des Körpererlebens wird wie folgt charaktrisiert: *„Es liegt halbwegs zwischen dem Nicht-Ich und dem schlechten Ich, ist fremd und gleichzeitig ihr eigen, Verfolger und verfolgt, ein zerstörerisches Nicht-Selbst, das in das Selbst eindringt." (90, S. 115).*

In jedem Fall sei die Magersucht – so Selvini Palazzoli – ein Schutz vor dem Abgleiten in die Schizophrenie, indem nicht akzeptierte Persönlichkeitsaspekte – auf den Körper projiziert, kontrollierbar würden und gleichzeitig trotzdem ein Bezug zur externen Welt möglich sei. Das „gute" idealisierte Ich könne unangetastet bleiben durch die Ausgrenzung des Körpers, wodurch die Krankheit einen Schutz vor Depression und Suizid gewährleiste (90, S. 115f)(22, S. 68). Die dreifache Bedeutung des Magersuchtsymptoms stellt sie folgendermaßen heraus: *„Um den Körper zu bewahren, behandelt ihn die Patientin als ihr eigen und besetzt ihn libidinös; es gibt keine somatische Depersonalisierung. Um den Körper als schlechtes Objekt abzuwehren, hält sie ihn vom Selbst fern. Das zentrale Ich bleibt respektabel, so dass keine Depression auftritt. Um den Körper als schlechtes Objekt zu kontrollieren, muss sie ihn in Schach halten. Sie bleibt im Sattel, die Objektwelt bleibt gut, und es gibt keine Schizophrenie." (90, S. 116)* . Die eben aufgezeigten Zusammenhänge bieten eine Erklärung der auffallenden Stabilität des anorektischen Syndroms. Selvini

Palazzoli weist ausdrücklich auf die Bedeutung des sogenannten „magischen Gewichts“ (akzeptierte Gewichtsobergrenze), kennzeichnend für viele Besserungen, hin, das für die Betroffenen zu einer gewissen psychischen Sicherheit und Akzeptanz von Weiblichkeit innerhalb eng gesteckter Grenzen beitrage (90, S. 116).

Es wird vor diesem Hintergrund deutlich, dass in jenen Fällen nicht von Heilung im eigentlichen Sinn gesprochen werden kann, wenn eine junge Frau *„kein anderes Mittel zum In- der- Welt-Sein“ (22, S. 69)* gefunden hat, als die strikte Unterschreitung einer magischen Gewichtsgrenze. Als Ergebnis einer so gearteten permanenten Selbstkontrolle beschreibt Selvini Palazzoli eine Persönlichkeit, die den Eindruck einer *„kalten, verstümmelten und viel zu oft tragischen Existenz“ (90, S. 117)* abgebe. Da psychoanlytische Erklärungsmodelle überwiegend auf die frühkindliche Mutter-Tochter-Beziehung abzielen, werden sie der Ursachenvielfalt bei der Entstehung der Essstörungen nicht in vollem Umfang gerecht. So wird in manchen Fachkreisen die fehlende Berücksichtigung der gesellschaftlichen Situation kritisiert. Auch wird von verschiedenen Seiten, die adoleszenten Entwicklungsproblemen einen größeren Stellenwert zu als der Phase der frühen Kindheit zumessen, den rein psychoanalytischen Deutungen skeptisch begegnet.

Nicht zuletzt werden in psychoanalytischen Theorien enthalte Zuschreibungen als typisch geltender Persönlichkeits- und Neurosenstrukturen vielfach kritisch hinterfragt (94, S. 62). Dennoch können psychoanalytische Ansätze in Kombination mit anderen Modellen als wichtiger Beitrag zur Erklärung der Entstehung von Essstörungen herangezogen werden.

8. 3 Kognitiv-verhaltenstherapeutische Erklärungsmodelle

Die kognitiv-verhaltenstheoretischen Erklärungsmodelle stützen sich auf Erkenntnisse des Behaviourismus und der kognitiven Psychologie. Das behaviouistische Modell bezieht sich ausschließlich auf das äußerliche sichtbare Verhalten des Individuums und dessen Beziehung zu Reizgegebenheiten in dessen Umwelt. Biochemische Prozesse sowie hypothetische innere Motivationen für ein Verhalten finden keine Berücksichtigung. (114, S. 9). *„Nach dem kognitiven Modell sind Kognitionen (lat.: cognitio = Erkenntnis) der primäre Gegenstand der Psychologie. Der Begriff der Kognition umfasst alle Prozesse und Strukturen, die traditionellerweise mit dem Etikett geistig versehen werden, also etwa die Prozesse des Wahrnehmens, Schlussfolgerns, Erinnerns, Problemlösens und Entscheidens und die Strukturen des Gedächtnisses, der Begriffe und Einstellungen.“ (114, S. 11)*

Die verhaltenstherapeutischen Modelle vereinigen beide Ansätze miteinander und unterstellen der Essgestörtensymptomatik einen rein funktionalen Charakter. Im Gegensatz zu anderen Erklärungsansätzen geht man daher nicht von tieferliegenden Persönlichkeitsstörungen aus. Vielmehr werden die Symptome als gelernte inadäquate Reaktionsmuster interpretiert. Es wird angenommen, dass essgestörtes Verhalten in seiner quantitativen und qualitativen Ausprägung von dem Vorhandensein positiver beziehungsweise negativer Verstärkung abhängig ist. Die Aufrechterhaltung des krankhaften Verhaltens, beispielsweise der Wechsel zwischen Fressen- Kotzen- Hungern- Fressen, wird mit dem Bestehen einer Reiz-Reaktionskette im Sinn zirkulärer Prozesse erklärt.

Untersuchungen von Brand-Jacobi zeigen Ursache-Wirkungs-Zusammenhänge auf, deren Ausgangspunkt die Angst vor dem Dickwerden ist. Gezügeltes Essverhalten im Rahmen verschiedener Diäten und regelmäßige Gewichtskontrollen werden als Maßnahmen zur Gegensteuerung ergriffen, woraus nach der Erfahrung des Klinikleiters schließlich unwiderstehliches Verlangen nach Essen im Zusammenspiel mit Fressattacken und Gefühlen des Nicht- mehr- Aufhören- Könnens resultieren. (112, S. 97). Auch eine umgekehrte Kausalität wird von Brand-Jacobi als Möglichkeit ein Erwägung gezogen, nach der am Anfang die Fressattacke stehe, die mit gezügeltem Essverhalten beantwortet werde. Insbesondere Bulimikerinnen, die dem Körpergewicht und besonders ihrem äußeren Erscheinungsbild eine überhöhte Bedeutung zumessen, scheitern trotz eines manchmal enormen Kontrollaufwandes und geraten immer wieder in den bulimischen Teufelskreis. Tragischerweise erleben nach der Auffassung der Verhaltenstheortiker Ess- Brechsüchtige schließlich das Erbrechen als Mittel der Gewichtskontrolle im Sinne einer positiven Verstärkung, wodurch eine Aufrechterhaltung des krankhaften Verhaltens vorprogrammiert und schwer zu durchbrechen sei.

Latent Adipöse hingegen, die ein relativ normales und konstantes Gewicht durch gezügeltes Essverhalten aufrecht erhalten, erfahren nach dieser Theorie die erfolgreiche Kontrolle als positive Belohnung oder Verstärkung. *„Schließlich bleibt offen, ob überhaupt Kausalketten im Sinne linearer Logik vorliegen, ob also die Korrelation Ausdruck einer zirkulären Verkettung ist“ (112, S. 97)* relativieren Wittchen et al. die recht eingeschränkte Sichtweise der Verhaltenstheoretiker. Kognitiv-verhaltenstheoretische Ansätze beziehen auch biologisch-physische Gegebenheiten als Bedingungsfaktoren für die Entstehung von Essstörungen mit ein. Geht man davon aus, dass gesteigerter Appetit aus einem biologischen Ungleichgewicht infolge eines Energiemangels resultiert, würden damit auftretende Heißhungerattacken erklärbar. Das heftige Verlangen nach Nahrung könne dann als Hinweis darauf interpretiert werden, dass der Organismus unterhalb seines biologischen Gleichgewichts – auch set-point genannt – liege und noch unter Energiemangel leide (112, S. 98). Vor diesem Hintergrund könne übermäßiges Essen als reaktive Antwort des Organismus verstanden werden und nicht als *„Verhaltensstörung im Sinne von Defekten“*. (112, S. 99) Vielfach wird von Vertretern der verhaltenstherapeutischen Richtung auch übermäßiger Stress oder auch Langeweile, etwa das *„Leben aus zweiter Hand“* vor dem Fernseher als Ursache für die Entwicklung gestörten Essverhaltens verantwortlich gemacht. Das daraus resultierende gesteigerte Bedürfnis nach Nahrung wird dabei erklärt als innengesteuerte Disposition, die sich auf das Verhalten auswirken könne, wenn durch entsprechende Gegebenheiten die Kontrollfunktion herabgesetzt sei. (48, S. 147; 112, S. 99; 93, S. 100f). Eine Aussage von Interviewpartnerin Birgit weist auf diese Zusammenhänge hin: *„Ich hab' gestern gemerkt – als ich wegen H. so gestresst war, also da hab' ich gemerkt, ich brauch jetzt dringend Süßigkeiten.“*

Die Basis für die Manifestation des Symptomverhaltens besteht nach der Erklärung kognitiv- behaviouraler Modelle in einer übersteigerten Angst der Betroffenen vor einer Gewichtszunahme. Insbesondere ein unsicheres Individuum mit ausgeprägter Selbstwertproblematik versuche, mit seinem Verhalten den von außen wahrgenommenen Erwartungen im Ringen um soziale Anerkennung zu entsprechen. Das daraus resultierende Bemühen leistungsorientierter Essgestörter um Kontrolle ihres Gewichts bestehe in einem gezügelten Essverhalten. Beispielsweise geben Erhebungen zufolge 62% der Bulimiekranken an, ständig Diät zu halten, um geltenden Schönheitsnormen gerecht werden zu können. Dieses von der Umwelt meist durch anerkennende Reaktionen positiv verstärkte Verhalten lasse die Frauen und Mädchen in einen verhängnisvollen Kreislauf geraten, der jeweils mit einer anorektischen Symptomatik beginne (112; 93).

Eine geringe Frustrationstoleranz sowie vermehrte Spannungs- und Erregungszustände führen jedoch oftmals dazu, dass die Erkrankten durch das gedankliche Kreisen um das Gewicht und das Essen, bald unter Heißhungerattacken leiden. Um diese Fressanfälle wieder auszubügeln, erlernen Bulimikerinnen und Anorektikerinnen mit bulimischer Symptomatik sehr schnell, Gegenmaßnahmen anzuwenden. Wittchen et al. beschreiben diesen Vorgang folgendermaßen: *„Der Patient lernt, dass durch dieses Verhalten unangenehme Gedanken, Gefühle oder Situationen instrumentell beseitigt werden können und greift schließlich aus diesem Grunde immer häufiger darauf zurück, sodass mit der Zeit andere Lösungsstrategien – die er früher beherrschte – immer mehr an Bedeutung verlieren.“ (112, S. 103).* Mit fortschreitender Krankheitsdauer geraten Betroffene immer mehr in die Isolation, Gedanken gelten nur noch um dem Essen und sie gelangen zu der Überzeugung, weder normal essen noch auf Gegenmaßnahmen verzichten zu können. Auch bei Übergewichtigen und Binge Eaterinnen führt nach dem Scheitern unzähliger erfolgloser Diätversuche die Erkenntnis, sich nicht mehr anders verhalten zu können, meistens zu Selbstverachtung und Versagensgefühlen bis hin zu Depressionen und einer sich steigernden Verstärkung vorhandener Minderwertigkeitsgefühle.

Unter Bezugnahme auf Watzlawick kann zusammenfassend festgehalten werden, *„dass viele Probleme erst durch falsche Lösungsversuche manifest werden und schließlich die eingeleitete Lösung selbst das Problem darstellt, da immer starrer an ihr festgehalten wird.“ (112, S. 105)*

Kognitiv-verhaltenstherapeutische Modelle weisen in ihrer Akzentuierung deutliche Unterschiede auf. So wird einerseits schwerpunktmäßig davon ausgegangen, dass Gewichtsschwankungen und variierende Angstzustände für die Manifestation der Essstörung von entscheidender Bedeutung sind. Dagegen wird von anderer Seite auf den Aspekt der Spannungs- und Erregungskontrolle innerhalb Konfliktsituationen der größere Wert gelegt. (93, S. 103). Innerhalb der Fachwelt werden kognitiv-verhaltenstherapeutische Modelle vielfach kritisch beurteilt, da wesentliche Faktoren wie zum Beispiel soziale und gesellschaftliche Einflüsse, soziale Beziehungen, geschlechtsspezifische Sozialisation und vieles mehr zu wenig oder keine Berücksichtigung finden.

Die Entwicklung der Eigendynamik bei einer Essstörung kann mit diesen Ansätzen recht anschaulich verdeutlicht werden, jedoch sollte darüber eine ganzheitliche Betrachtung der Problematik von Essstörungen mit all ihren Facetten nicht versäumt werden.

8. 4 Familiendynamische Ansätze

Das wachsende Interesse an den Interaktionsmustern in den Familien Essgestörter lag die Beobachtung starker Spannungen zwischen den Familienmitgliedern zu Grunde (94, S. 63). Auch aus soziologischer Sicht wird die Bedeutung des familiären Einflusses für die Entwicklung des Individuums bestätigt, was folgende Aussage belegt: *„Die Familie ist die erste und wichtigste Primärgruppe des Menschen. Wenn sie gestört ist, sind negative Folgen für die Persönlichkeitsentwicklung zu erwarten. Störungen können auch auf familialer Überorganisation beruhen ...“ (113, S. 215).*

Den theoretischen Ausführungen voranstellend soll den Lesern eine Schilderung von Christoph Meckel (62) nicht vorenthalten werden. Sie erscheint mir in Übereinstimmung mit Gerlinghoff et al. überaus geeignet, die Atmosphäre in Magersuchtsfamilien zu vermitteln: *„Wenn die Kinder nach Hause kamen, aus Freundschaften, Ferien und erster Liebe, aus Epochen des Lichts und der Unbedenklichkeit, Zeitaltern voll Schnee. Wenn sie erschöpft in der Gartentür standen, mit Fahrrädern, Schultersäcken, Beulen und Sonnenbrand. Wenn sie mit zerrissenen Hosen kamen, mit kleinen Schulden und wenig Verspätung, mit ruinierten Schuhen und schmutzigen Pfoten wenn sie mit heißen Köpfen durch die Wohnung rannten, voll märchenhafter Berichte, und ihre Begeisterung zeigten (ein furchtbarer Fehler). Wenn sich herausstellte, dass sie glücklich waren, außerhalb des Hauses, in aller Welt, auf Festen und Vagabonden, jenseits des Vaters. Wenn sie in vollem Umfang (so schnell nicht wieder getarnt) die enge, immer gleiche Wohnung füllten –*

Dann war der Zauber nach einer Stunde vorbei. Der Vater ließ das Badewasser ein.

Es folgte die gründliche Beseitigung alles Eingeschleppten: der Staub an den Beinen und die offene Freude, der Schweiß in den Haaren und die befreite Erfahrung, das Glück ohne Elternteile, Kontrolle und Pflicht. Das Kind hatte Ferien gehabt, jetzt wurde seine Schultasche aufgeräumt. Nach einer Stunde erschien es in der üblichen Pressform: als Familiengeschöpf. Die laute Lebendigkeit war verstummt, gewöhnlicher Mehltau deckte die Träume zu. Der Vater war mit dem Anschein von Ruhe zufrieden. Er hatte die Abwesenheit der Kinder benutzt, um ihre Schränke aufzuräumen.

Alles in Ordnung.

Alles was der Kindheit und Jugend fehlte. Alles Fehlende zusammengenommen. (...).

Alles Überflüssige fehlte.

Nicht Überfluss wurde vermisst, sondern Vielfalt im Wesen des Vaters und Offenheit im Alltag der Familie. Da alles eingeteilt war und verrechnet wurde, fehlte das Ungeteilte, der Überschuss. Es fehlte das gute Unberechenbare, die improvisierten Feste und das schmatzende und schlürfende Fressen einer reifen Birne. Das Herrliche fehlte noch im besten Moment, das Fehlen schien ohne Anfang und nahm kein Ende.

Die Freude fehlte.
Die große, umfassende Freude war nicht da. Sie fehlte an allen Tagen, in allen Nächten, bei allen Gelegenheiten, zu jeder Zeit. Sie war schon vor dem Aufwachen weg und fehlte lange noch in den Schlaf hinein. Es fehlte das unbelastete Atmen und Träumen, es fehlte die unbedachte Zärtlichkeit. Der sinnlose Jubel ohne Anlass. Der begeisternde Anlass. Es fehlten die unbedenklichen Wörter und die schwerelosen Unterhaltungen, es fehlten die Lässigkeit, Langmut und Frivolität. Es fehlte ein Vorschuss von Sympathie für den Vater, ein laisser faire für die Schwächen der Kinder, es fehlte das grenzenlose Verzeihen und also die Liebe.
Es fehlten die akustischen und optischen Sensationen, der sensuelle Reiz nicht alltäglicher Sachen, Verschwendung von Blumensträußen, Kleidern, Musik, es fehlten die sprühenden Farben und dampfenden Schüsseln. Es fehlte der Raum für die Wut und das raumlose Lachen – aber die dicke Luft war raumfüllend da. Die Pflichtverordnung war da (wozu hat man Kinder), erzwungene Ruhe, betonte Harmonie.
Unausgelebte Wut und unausgelebte Freude. Sie packten zusammen und gingen woanders hin. (...).
Es fehlte die gute und schöne Maßlosigkeit, aber der Mehltau, der Mehltau war immer da. Er deckte glanzlos die Familie zu. Der Vater hieß Mehltau, die Kinderkrankheit war Mehltau. Mehltau, Mehltau. Niemals fehlte der Mehltau.
Wo waren Familien, in denen menschenmöglich gelebt wurde?
Wo wurde bei offenen Fenstern umarmt und gelacht? Wo wurde gespielt, gesungen und musiziert ohne Nebenabsicht, Erlaubnis, Uhrzeit und Grund? Wo lebten Leute, die vor Vertraulichkeit kicherten, Salz in die Betten streuten und mit Pappnasen beim Essen saßen? Wo war das königliche Gelächter, das Rollenverteilungen ad absurdum führte? Wo war ein Lachen, das angestrengte Gesichter schön machte? Es fehlte, es fehlte.
Es fehlten Umarmungen, Selbstironie und Gedankenschärfe. Es fehlte die offene Strömung lebendigen Lebens. Es fehlten Konfettischwärme himmlischen Unsinns, und es fehlte der kleinste Schlenker von Zweckfreiheit. Es fehlte die unbedenkliche Verschwendung von Zeit und also fehlte ein Zeithaben überhaupt. Es fehlte die Körperfreiheit zwischen Eltern und Kindern, es fehlten die offenen Worte und Zimmertüren. Es fehlte die Freude an Nacktheit oder ein Lachen darüber.
Es fehlte zum Himmelschreien und Gotterbarmen.
Es fehlte in allem, für alles ein echtes Wort.
Es fehlte der lebendige Widerspruch, weil der Vater fehlte, der sich auf Widerspruch einließ. Es fehlte nicht an Spott und Rebellion, es mangelte nicht an auswärts gelebter Freude – es fehlte bloß die Luft im Familiengefängnis. (...). Es fehlte die Bejahung ungewaschener Kinderhälse, und es fehlte die Bejahung vaterfremden Denkens. Es fehlten weder Goethes noch Schillers Gedichte, aber es fehlte die Anerkennung von Interessen, die in der Familie nicht vorhanden waren. Was der Vater betrieb, war die konstante Entwertung seiner selbst und des Lebens der anderen.
Er war der Entwerter.
Das Leben war anderswo.“

Die Lektüre dieses Textes vermittelt einerseits Beklemmung und ein Gefühl, das unter die Haut geht – andererseits lässt sich auch viel „Normales“ darin entdecken. *„Dramatisch an diesen Familien ist das Undramatische.“ (24, S. 24).* Ihre Charakterisierung könnte folgendermaßen aussehen: In der Regel handelt es sich um eine durchschnittliche Mittelstands-, manchmal auch Oberschichtfamilie, die sich sehr umeinander kümmert. Sie legt großen Wert auf gesellschaftliche Normen und Konventionen und achtet auf Pflichterfüllung, Anstand und Ordnung. Ihren Kindern bietet sie Vorteile und Privilegien durch Förderung von beispielsweise musischen und sportlichen Interessen. Leistung und Bildung sind herausragende Werte innerhalb dieser Familie, deren Selbstdarstellung häufig ein Bild des glücklichen Heims liefert. Hinter dieser Fassade verbergen sich Probleme und Spannungen, besonders zwischen den überbeschützenden Eltern. Die Kinder sind hohen leistungsmäßigen Ansprüchen ausgesetzt, denen die später magersüchtige Tochter stets nachzukommen versucht, um die Erwartungen zu erfüllen. Eigenständige Interessen müssen mangels Unterstützung oder Ermutigung zurückgestellt werden, was die Entwicklung von Autonomie, Entscheidungsfähigkeit und Bildung eigener Urteile erschwert (24, S. 24)(5, S. 42)(112, S. 68).

8. 4. 1 Entwicklungsbedingungen in der Kindheit und ihre Auswirkungen

Wenn man davon ausgeht, dass die hier dargestellten Familienstrukturen krankmachend sind, drängt sich die Frage auf, warum gerade die eine Tochter eine Essstörung entwickelt, während die Geschwister unauffällig bleiben. Ein Rückblick auf die Kindheit der Betroffenen trägt manchmal zur Erhellung bei. So beschreibt Stierlin bereits die Schwangerschaft der Mutter als belastet von Ängsten, welche sich auf Todesfälle, Katastrophen und frühe Verluste bezogen nie thematisiert und damit unausgesprochen im Erleben der Familie präsent geblieben seien. Das „neue“ Kind mobilisiere bei der Mutter Ängste vor weiteren Katastrophen, weshalb sie sich diesem Kind besonders zuwende, gleichzeitig bestehe aber eine ungewöhnlich starke uneingestandene Ambivalenz, welche oft dem verleugneten Wunsch nach einem Jungen sowie der Sehnsucht, als Mutter nicht schon wieder die Gebende sein zu müssen, entspringe. Gefühle von Enttäuschung und Belastung formten sich um in *„unausgesprochene Verwünschungen“ (107, S. 52)* und würden von der sensiblen und stark auf die Mutter fixierten Tochter registriert (107, S. 51ff). Bruch beschreibt die aufgrund oben beschriebener Einflüsse entstandene Irritation so: *„Die Eltern betonen mit Stolz, sie hätten ihren Kindern ein glückliches und harmonisches Familienleben gegeben. Doch genau das ist unter Umständen nicht das, was das magersüchtige Mädchen erfahren hat ...“ (5, S. 47).* Vielmehr quäle die Tochter sich mit der Frage, ob sie wirklich bedingungslos um ihrer selbst willen geliebt und geschätzt werde, eine Frage, die jedoch unbeantwortet bleiben müsse. Aus Schutzgründen seien Mutter und Tochter daran interessiert, die Ungewissheit bezüglich einer Antwort aufrecht zu erhalten. Das Ausmaß dieses Dramas zeige sich später in der Magersucht (107, S. 53).

Schilderungen magersüchtiger Mädchen zeugen von einer Kindheit voller Angst und Stress mit Gefühlen eigener Unzulänglichkeit und Befürchtungen, nicht den Erwartungen von außen entsprechen zu können. Alle Anstrengungen gelten offensichtlich dem Verbergen der wahren Unzufriedenheit; vielmehr täten sie alles – so Bruch – um ihre Eltern in Sicherheit zu wiegen, *„indem sie sich so verhielten und handelten, als seien sie glücklich" (5, S. 58)* und entwickelten schließlich das Gefühl, kein eigenes Leben zu führen (112, S. 69). So mangele es diesen Kindern an Zuversicht, Selbstwert, Identität und Autonomie. Sie fühlten sich fremdgesteuert und ohne eigene Kontrolle (5, S. 58). In der Pubertät kann erfahrungsgemäß diese Ballung negativer Empfindungen zu einem umfassenden Gefühl hilfloser Ohnmacht eskalieren, zumal die Wahrnehmung von Ineffektivität sich nun auch auf unbeeinflussbare körperliche Veränderungen beziehe, was dann schließlich in den Ausweg der Essstörung einmünde 112, S. 49). Eine Betroffene schreibt (23, S. 42f): *„Hungern war etwas, das niemand beeinflussen konnte, etwas an meiner Persönlichkeit, das mir Kraft verlieh und ich musste es mit niemandem teilen; die Magersucht war mir Ersatz für Liebe, Ersatz für alles."*

Über eine interessante Entdeckung berichtet Bruch bezüglich der Denkentwicklung Magersüchtiger, die sie als Folge einer unzureichend fördernden und ermutigenden Umwelt einordnet. Sie hat in ihrer langjährigen Arbeit herausgefunden, dass Magersüchtige (nach den Kriterien von Piaget) in der entwicklungspsychologisch früheren Phase der Egozentrizität mit ihren Vorstellungen von magischer Kraft und früher moralischer Überzeugungen stecken geblieben seien. Zumindest im Umgang mit persönlichen Problemen könne man nicht von einer alterstypischen Entwicklung, welche die Fähigkeit zu abstraktem Denken, selbständiger Beurteilung und Einschätzung beinhalte, sprechen. Trotz der großen Wissensmengen, die Anorektikerinnen aufgrund ihres hohen von Eltern oder Lehrern übernommenen Leistungsideals angehäuft hätten, seien ihre Denkfunktionen auf einem nicht altersgemäßen Niveau, was zu dem Bestreben führe *„gut zu sein, nach Regeln zu leben, keinerlei Kritik oder Unbehagen bei Lehrern oder Eltern hervorzurufen" (5, S. 66).*

8. 4. 2 Die Mütter essgestörter Töchter

„Die Rollenverteilung entspricht der Tradition: Der Vater ist der Ernährer, die Mutter übernimmt Haushaltsführung, Kindererziehung und Kontaktpflege mit der Verwandtschaft" (24, S. 24) umreißen Gerlinghoff et al. (24, S. 24) das typische Bild. Die Pflege und Versorgung während der Kindheit werde von den Müttern nach außen hin aufopferungsvoll und mit großer Verantwortung übernommen, während im Hintergrund Gefühle des Verzichts zugunsten der Familie bestünden, besonders dann, wenn die Mütter früher selbst leistungsorientiert und beruflich erfolgreich gewesen seien. (94, S. 64)

Viele Mütter kompensierten ihre negativen Gefühle, indem sie hinsichtlich der Haushaltsführung, perfektionistische Züge entwickelten, etwa, im immerwährenden Kampf gegen vermeintlichen Schmutz. *„Oft nimmt es die Hausfrau voller Wut mit ihm* *auf"* *(9, S. 430)*, beschreibt Simone de Beauvoir das Gebaren solcher Frauen, welches sie jedoch nicht vor einer gedrückten Stimmung bewahre, die sich wiederum auf die Familie übertrage. *„Sie äußern sich nicht direkt, sondern mit schweigendem Vorwurf oder leiden unter psychosomatischen Störungen" (24, S. 31).* Gleichwohl beteuerten sie, dass es ihre schönste Aufgabe sei, sich für die Familie aufzuopfern. Stierlin ist von einer *„kumulativen Mehrgenerationendynamik"* überzeugt, die bewirke dass sich Merkmale von Opferbereitschaft und Selbstlosigkeit im Laufe der Generationen – besonders in den Familien der Mütter – offenbar verstärkten von der Urgroßmutter über die Großmutter zur Mutter, wobei die Tochter als gewissermaßen letztes Glied der Kette das *„Familien-Credo"* durch ihr Hungern auf die Spitze treibe und gleichzeitig ad absurdum führe (107, S. 49f). Was hier als körperlich sichtbarer Protest deutlich werde, stehe in krassem Gegensatz zu der nach außen getragenen Idealisierung der Mutter – Gerlinghoff ist vom Vorhandensein symbiotischer Beziehungen (23, S. 63), zwischen vielen Anorektikerinnen und ihren Müttern überzeugt. Das Selbstverständnis dieser Frauen basiere weniger auf ihrer Weiblichkeit als auf ihrer Mutterrolle (23, S. 63; 24, S. 32).

Eine Magersüchtige berichtet (24, S. 32): *„In der Rolle als Frau, glaube ich, hat sich meine Mutter niemals ganz zurecht gefunden. Ich meine, dass so was wie Körpergefühl fehlt; schöne Kleider und jede Art von Luxus hat sie sich niemals gegönnt. Im Vordergrund und über allem standen immer Verstand und Vernunft."* Traditionellen Konventionen und Traditionen entsprechend werden sie eher als solide, adrett und sportlich, beschrieben. Sie achteten auf ihre Figur, aber strahlten kaum Lust und Freude aus, ordneten sich nach außen hin unter, herrschten jedoch nicht selten innerhalb der Familie. Ihre Kinder seien ihr Werk und Erfüllung, besonders auch deshalb, weil ihnen die Ehe oft nicht das zu geben scheine, was sie nach außen vorzuspiegeln versuchten. (5, S. 55; 24, S. 32)

Eine Magersüchtige beschreibt: *„Wir Kinder waren ihr Werk. Wir benahmen uns höflich und zuvorkommend, redeten nicht dazwischen, wenn Erwachsene sprachen und interessierten uns ausschließlich für Dinge, die bildeten, wie klassische Musik und gute Bücher. Da wir außerdem sehr gut in der Schule waren, unserer Mutter im Haushalt halfen und uns kleideten, wie unsere Eltern dies wünschten, entsprachen wir den Erwartungen, die man an wohlerzogene Kinder stellt." (24, S. 25)*

Ein weiteres Phänomen innerhalb der Mutter-Tochter-Beziehung wird in gehäuftem Maß beobachtet, das -in der Fachsprache Parentifizierung genannt- eine Rollenumkehrung meint, in der die Tochter elterliche Funktionen und damit Verantwortung für die Mutter übernimmt, etwa, indem sie therapeutische Funktionen, aber auch versorgungstechnische Aufgaben erfüllt, beispielsweise, wenn die Mutter selbst an einer Suchterkrankung wie Alkoholismus oder Drogen- oder Medikamentenabhängigkeit, nicht selten in Bulimikerfamilien anzutreffen, leidet. Es liege – so die Therapeutin Bärbel Wardetzki – immer der Wunsch nach Zuwendung und emotionaler Sättigung seitens der Mutter einer solchen Rollenübernahme zu Grunde. Auf der anderen Seite könne es auch zu einer heftigen Ablehnung alles Weiblichen und damit der Mutter, der die Tochter auf keinen Fall gleichen will, kommen, besonders dann, wenn eine Idealisierung des

Männlichen stattgefunden habe was erfahrungsgemäß bei Ess- Brech- Süchtigen häufiger der Fall zu sein scheint (106, S. 144). Schließlich fallen nach der Erfahrung Gerlinghoffs überraschende Übereinstimmungen auf zwischen der typischen Magersuchtsmutter und der so genannten „schizophrenogenen Mutter" (24, S. 35), die außerordentlich tief in das Leben des Kindes eingreife, indem sie dem Kind vermittle, ohne es sei ihr Leben sinnlos und sich von ihr zu trennen hieße, sie zu töten und gleichzeitig selbst unterzugehen. Dadurch fühle sich das Kind verpflichtet, Lebensinhalt der Mutter zu sein. In der Adoleszenz könne es daraufhin beim einen zum Ausbruch einer Psychose, beim anderen zur Entwicklung einer Anorexie kommen (24, S. 35).

Kristina beschreibt ihre Mutterbeziehung als „ ... *sehr enge Bindung, ich wollte immer so sein, wie sie. Also so'ne Bewunderung und Identifikation. Ich hab mich schon sehr abhängig von ihrer Meinung gemacht. Es war schon wichtig, dass sie gut findet, was ich mache. Habe mich mit ihr verglichen und gemerkt, dass ich scheiße bin ... Verlustängste, das Gefühl, dass ich sie schützen muss, auch vor meinem Vater, so in Streitsituationen. Hab extrem die Nähe zu ihr gesucht, hab aber da das Gefühl gehabt, nie genug zu kriegen; hatte Phantasien, wieder in sie reinzukriechen, so als Embryo, also so'ne totale Nähe wie es sie gar nicht geben kann.*

Ich konnt's nicht aushalten, mit ihr zu streiten, hab mich dann so schuldig gefühlt. Hab mir gewünscht, dass sie mich dann einfach in den Arm nimmt, das ist aber nie passiert. Ich hab dann so gekämpft und darum gebettelt, dass sie mich in den Arm nimmt, fand das aber so beschämend. Ich wollte einfach nur, dass sie das von sich aus tut. Ich dachte, irgendwas an mir ist falsch. ... Sie war für mich unantastbar, hab sie irgendwie glorifiziert, bin ihr immer nachgelaufen. Ich konnte nie richtig innerlich glauben, dass sie mich liebt. Hab sie das ständig gefragt, um mich zu versichern. Brauchte immer ihr Lob. Hab mir nie erlaubt, was gut zu finden, was sie schlecht fand, hab mich halt total mit ihr identifiziert. Ich wusste, dass ich eigentlich ganz anders als sie bin und dachte, das muss ich mir abgewöhnen.

Über die Jahre hat sich so'ne Verlustangst aufgebaut, dass ich Panikattacken hatte. Hatte dann so Vorstellungen, sie geht ins Bett und wacht morgens nicht auf, ist einfach tot. Hatte Angst vor so einer schicksalhaften Wiederholung, weil meine Mutter ihre Mutter auch so früh verloren hat."

8. 4. 3 Die Rolle der Väter

Die Väter Essgestörter werden vielfach als leistungsorientiert und karrierebewusst beschrieben. Ihr Ehrgeiz treibe sie immer zu höherer Leistung und Erfolg an, da sie nie wirklich zufrieden mit dem Erreichten zu sein scheinen. (24, S. 27). Von ihrer Familie hingegen erwarteten sie vor allen Dingen, dass sie funktioniert. Um die *„Einzelheiten der Erziehung" (5, S. 53)* – meint Bruch – kümmerten sie sich kaum, erwarteten aber von ihren Frauen die Formung ihrer Kinder in ihrem Sinne. Dazu gehörten *„anständiges Benehmen, tadelloses Aussehen und vor allem ausgezeichnete Leistungen" (24, S. 26),* denen dann wohlwollendes Interesse entgegengebracht werde (24, S. 26ff; 5, S. 53).

Gerlinghoff et al. charakterisieren Väter anorektischer Mädchen so: *„Neben Bildung und Fortbildung setzen sich die Väter für die Freizeit eine Vielzahl sportlicher Aktivitäten auf ihr Programm, um möglichst fit zu bleiben. Sie sind im Grunde trotz ihres sozialen Standes, ihrer guten beruflichen Stellung und ihres sicheren Auftretens Menschen mit einem leicht störbaren Selbstwertgefühl. Darum tun sie alles, um dem gängigen Klischee des starken Mannes zu entsprechen. Ihre Ideale heißen: Jugendlichkeit, Dynamik, Stärke, Erfolg, Sachlichkeit und, wenn möglich, Emotionslosigkeit" (24, S. 29).* Dem traditionellen Rollenverständnis verhaftet überließen Väter ihren Frauen die Pflege von Beziehungen, sie seien *„emotional nicht vorhanden" (74, S. 55)*

Feiereis fasst die Beobachtungen vieler Fachkollegen zusammen und beschreibt sie als häufig selbst unsicher, zwanghaft und entscheidungsschwach (16, S. 92). In der Familie stehe der Vater oft im Hintergrund und ließe sich in oraler Weise bedienen (76). Garfinkel et al. verweisen auf empirische Untersuchungen, denen zufolge bei Vätern anorektischer Töchter eine erhöhte Zwanghaftigkeit, gepaart mit übergroßer Gewissenhaftigkeit festgestellt worden sei (21). Die schwierige emotionale Erreichbarkeit von Vätern Essgestörter wird durch folgende Schilderung einer Tochter eindrucksvoll verdeutlicht (24, S. 30): *„Mein Vater reagiert meistens gar nicht. Er sagt nichts, zieht sich zurück, kann nicht sprechen, hat praktisch keine Art, sich zu äußern. Er wirkt so, als gehöre er überhaupt nicht zu unserer Familie. Er ist ernst, manchmal müde (...). Oft erscheint mir mein Vater wie tot. Man kann an keiner Geste erkennen, was in ihm vorgeht. Das einzige, was er mit trauriger Miene sehr gut zu vermitteln weiß, ist Enttäuschung und Vorwurf ..."*

Im traditionellen Geschlechterarrangement wird in großer Übereinstimmung der Grund dafür gesehen, dass Männer teilweise wie Fremdlinge im eigenen Hause leben. Die Beziehung zu den Kindern sei oftmals durch eine schwer zu beschreibende Unsicherheit und durch Zweifel geprägt, auch was die Liebe der Kinder ihnen gegenüber betreffe (84, S. 105). Die Mädchen entwickelten häufig aufgrund dieser erspürten Unsicherheit und dem Wunsch nach einer emotionalen Bindung an den anderen Elternteil eine idealisierte Beziehung mit übersteigerten Bedürfnissen nach Liebe und Zuwendung, was nicht selten den Wünschen der Väter entgegenkomme, besonders dann, wenn für sie die Tochter als kompensatorisches Objekt emotionale Befriedigung als Ausgleich anderweitig erworbener Defizite zu bieten hätte (24, S. 30)(23, S. 63)(106, S. 138). Gelegentlich beziehe sich der kompensatorische Aspekt auch auf die Leistungen der Tochter, mit denen sich der Vater schmücke, um sein Selbstwertgefühl zu erhöhen, was Töchter nicht ohne Groll, jedoch ohne Gegenwehr hinnehmen, da sie die Liebe und Anerkennung des Vaters erlangen wollten.

Eine Tochter beschreibt das so: *„Kaum hatte ich etwas geschafft, worauf ich stolz war, und er erfuhr davon, dann war das nicht mehr meine Sache, meine Leistung, sondern er kassierte die Bewunderung, und ich sah ins Leere ... " (24, S. 63)."Väter scheinen geheimnisvolle Wesen zu sein. Manchmal werden sie gefürchtet, manchmal angehimmelt – aber es umgibt sie eine Aura des Unbekannten, Faszinierenden" (52, S. 74),* umreißt Lawrence, selbst ehemalige Magersüchtige die Bandbreite der Möglichkeiten und eine Bulimikerin beschreibt resig-

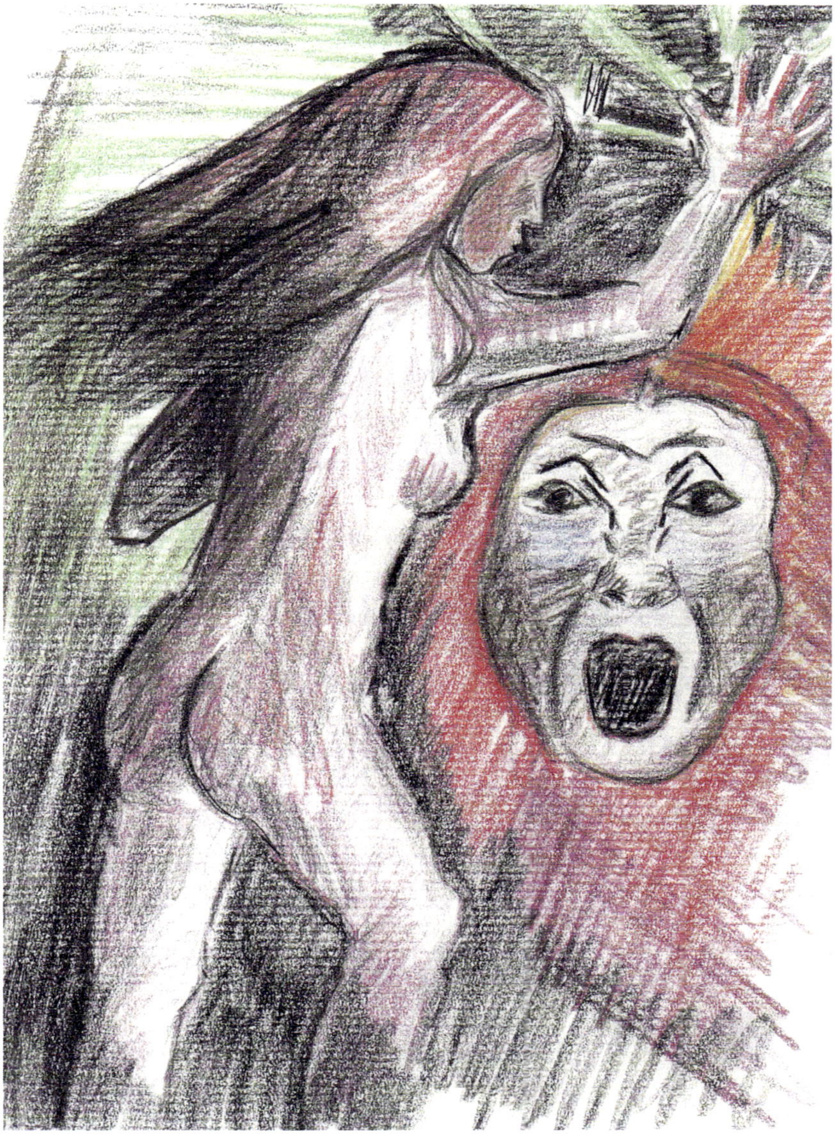

Abb. 7 Warum fühle ich mich nur so eingesperrt. Ich habe das Gefühl, durchzudrehen. Gefangen in meiner Lebenssituation. Es raubt mir soviel Kraft. Ich will leben, frei und nicht eingeengt. Will mich nicht unterordnen. Meine Seele tut weh. Ich will atmen können. Ich möchte schreien aus Wut und Ohnmacht.

niert ihre innere Ausweglosigkeit und ernüchternde Erkenntnis angesichts der Vereinnahmung durch ihren Vater: *„Für einen Moment hatte ich die schöne Illusion, dass meine Zeit endlich gekommen sei: dass ich einen Papa habe, der mich liebt (...). Aber es ist nur ein Wunschbild (...). Der Preis dafür ist zu hoch, ich müsste mich aufgeben. In seinem Lebensentwurf darf ich nur Aschenbrödel oder die Blume im Knopfloch sein. Aber nie ich selbst." (33, S. 128)*

Das Ringen um Beziehung zwischen Wunsch und Resignation spiegelt auch Kristinas Bericht wieder. *„Vaterbeziehung? ... wenig liebevoll, das heißt, so ´ne innere Bindung, also da wär' nicht die Basis gewesen für so ein Vertrauensverhältnis. Das wär' gar nicht in Betracht gekommen. Da war auch so ein bisschen Angst – so vor seinen Wutausbrüchen. Irgendwie war mir das als Kind alles nicht so geheuer, aber immer so das Gefühl, nicht verstanden zu werden wie ich bin als Mensch. Ich konnte es ihm nie recht machen, Leistung auf allen Ebenen. Ich konnte es ihm wohl nie gut genug machen. Es war immer alles falsch, so wie ich bin. Ich hatte das Gefühl, so wie ich bin, bin ich nicht richtig ... Es war immer schon noch die Hoffnung da, ich hab ja nie wirklich resigniert, hab gekämpft, weil ich dachte, da kommt doch noch was, also so verstanden und geliebt werden, so ein starker Wunsch nach Beziehung, nach Nähe ..."*

8. 4. 3. 1 Exkurs: Inzest/sexueller Missbrauch

Dieses Kapitel steht in engem Zusammenhang mit dem oben aufgegriffenen Vaterthema. So lassen sich in Familien Essgestörter zwischen Töchtern und Vätern häufig gegenseitige Ambivalenzen feststellen. Eine Aufmerksamkeit der Väter den heranwachsenden Töchtern gegenüber ist durchaus vorhanden; nicht selten kann man von einem sublimierten erotischen Interesse sprechen (23, S. 66).

Die Gefahr eines Inzests droht nach Gerlinghoffs Erfahrung besonders dann, wenn sich das Mädchen von der enttäuschenden Mutter abwendet, um beim Vater ihr Bedürfnis nach *„primärer Mütterlichkeit" (23, S. 66)* zu stillen. Ein von seiner Ehefrau enttäuschter Vater mit unerfüllten sexuellen Wünschen könne unter Umständen das gelegentlich verführerische Verhalten seiner Tochter missdeuten, wobei die erotischen Komponenten des Verhältnisses als angsterregend empfunden werden und zu Schuldgefühlen führen könnten. Trotzdem könne es in solchen Situationen zu inzestuösen Handlungen kommen, ist eine recht weit verbreitete Erkenntnis in Therapeutenkreisen (54, S. 171)(87, S. 134). Der verführende Vater könne nur mühsam seine inzestuösen Wünsche eindämmen und treibe durch diesen Konflikt seine Tochter in eine tiefe Abhängigkeit, aus der sich das Mädchen schuldbewusst durch die Askese oder durch das Anhäufen gewaltiger Fettmassen zu retten versuche (79, S. 63; 24, S. 101f). Aus feministischer Sicht ist die Leibgeschichte der Frau eine *„Geschichte von zunehmender Fremdbestimmung"(83, S. 18).* Es habe Tradition, über den weiblichen Körper zu verfügen, sei es idealisierend, sehnsüchtig, neidvoll, ängstlich, schänderisch, erobernd, liebevoll, abwertend oder gewalttätig. (s. o.). Eine häufige Widerstandsform gegen sexuellen Missbrauch, also auch gegen den Inzest, bestehe in der Essstörung, etwa, um den weiblichen

Körper für männliche Sexualinteressen unattraktiv zu machen oder gegen das Loch in ihrem Bauch anzuessen und das *„Polster als Abstandhalter"* zu nutzen, erklärt Ursula Enders vom Verein ZARTBITTER. (13)

Satir äußert sich über das Zustandekommen sexueller Übergriffe innerhalb der Familie: *„Das Inzesttabu wird zu einem starken Konflikt, wenn beide Elternteile es inkonsequent verstärken und ein Elternteil das Kind positiv ermuntert, es zu brechen" (82, S. 74).* Inzest ist in jedem Fall eine gewaltsame Handlung mit unabsehbaren und weitreichenden Folgen, auch wenn sie sich in einem anderen Gewand zeigt. Es wird bis heute an der Tradition festgehalten, Druck und väterliche Machtausübung, das Stellen von Bedingungen, ohne die es keine Zuwendung gibt, als Liebe zu verklären. Es *„kann eben die spezifische Vatergewalt nur durch eine spezifische Vaterliebe gedeckt werden. Gewalt-Person und Liebes-Person müssen identisch werden" (36, S. 75)* beschreibt Horst Herrmann den Umgang mit den allgegenwärtigen Verwirrung stiftenden Deutungen, welche Gewalt als Liebe verkaufen wollen. Wardetzki hat im Rahmen ihrer therapeutischen Arbeit die Erfahrung gemacht, dass in Inzestfamilien die Tochter trotz aller belastender Vorkommnisse in Liebe an den Vater gebunden sei, was dazu führe, dass sich Wut und Verzweiflung erst im Rahmen einer Therapie Raum verschaffen könnten (106, S. 142). Leider werde der rechtzeitige Zugang Betroffener zu einer therapeutischen Behandlung aufgrund des Familientabus verzögert. Inzestfamilien seien durch einen hohen Verleugnungs- und Verdrängungsmechanismus gekennzeichnet (76).

Untersuchungen weisen auf eine Missbrauchsrate von ein bis zwei Drittel aller essgestörten Frauen hin, wobei im Falle anorektischer und bulimischer Frauen eine doppelt so hohe Rate ermittelt wurde, wie bei Frauen mit einer Adipositas (94, S. 72). Es wird jedoch in allen Fällen von einer hohen Dunkelziffer ausgegangen. Als Folge des sexuellen Missbrauchs kommt es meist zu gravierenden und das spätere Leben in erheblichem Maß belastenden Störungen, insbesondere bei einer Täterschaft des Vaters (65, S. 94). Leider lasse sich eine Tendenz zur Verharmlosung und Vertuschung feststellen, was Auswuchs einer fragwürdigen Doppelmoral sei (81, S. 38f), kritisiert Florence Rush.

Abschließend soll am Fallbeispiel einer bulimischen Frau, deren Vater nach außen hin hohe moralische Werte vertrat, diese Widersprüchlichkeit dargestellt werden: *„Die anscheinend so rigorose Moralität hielt ihn nicht davon ab, die Patientin bis in deren 16. Lebensjahr mit in sein Bett zu nehmen, ihre Brust zu streicheln und sie seinen erigierten Penis spüren zu lassen. Dies war nahezu die einzige Form der Nähe und Zuwendung, die sie von ihm erhielt. Bei seinem Tod verspürte sie kein Gefühl, weder Trauer noch Erleichterung ..." (75).*

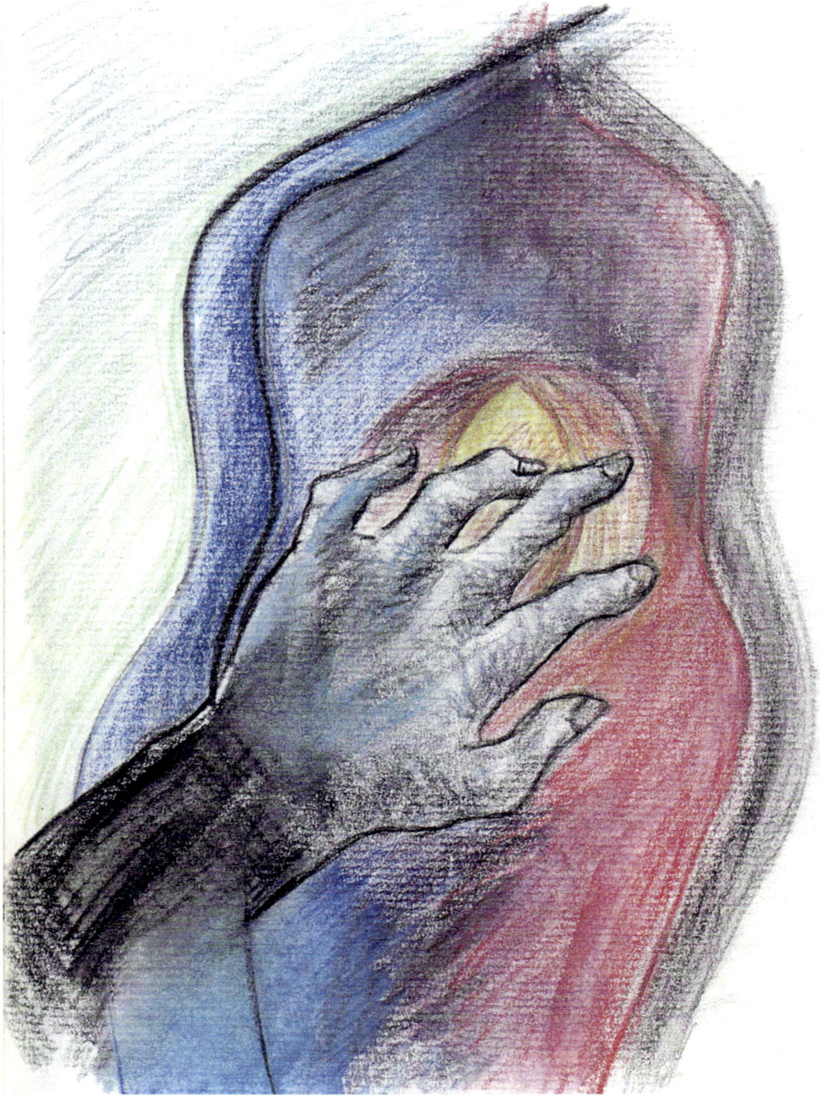

Abb. 8 Tagebucheintrag, kurz vor Beginn der drastischen Abmagerung: Es frisst mich von innen auf! Ich bin dann gar nicht mehr richtig da, gar nicht mehr ich selbst. Ich kann mich nicht dagegen wehren. Es zieht sich dann alles in mir zusammen. Ich finde mich selbst so abstoßend, so fett, so eklig. Ich weiß, dass ich mich damit kaputt mache. Trotzdem ist da eine Kraft in mir, es zu tun.

8. 4. 4 Der Einfluss der erweiterten Familie – insbesondere der Großeltern

Der Einfluss von Großeltern und anderen Verwandten spielt bei der Entstehung von Essstörungen mitunter eine nicht zu unterschätzende Rolle.

Nach Ansicht des Systemtheoretikers Minuchin lässt sich in sogenannten dysfunktionalen Familien eine Verwischung der Generationsgrenzen und eine Verschiebung der hierarchischen Ordnung beobachten (24, S. 41). Übereinstimmend wird über eine „Autoritätsballung" in Bulimiker- und Anorexiefamilien, die häufig bei der Großmutter mütterlicherseits liege, berichtet. Dominante Mütter seien dabei oft von ihrer Mutter abhängig und vertreten deren Ideale. Zwischen Großmüttern und Müttern könne es vor allem in Bulimikerfamilien zu heftigen Konflikten kommen, dagegen sei das Verhältnis der Indexpatientin zur Großmutter oft durch Freundlichkeit und Fürsorglichkeit und Konstanz gekennzeichnet (75). Man kann bei Familien Essgestörter aus systemisch-familientherapeutischer Sicht von sogenannten verstrickten Familien sprechen. Diese zeichnen sich durch undeutliche Grenzziehungen besonders zwischen den Generationsgrenzen oder durch sogenannte Triadenbildung aus, in der das Kind als Sündenbock und Symptomträger die Funktion inne hat, Spannungen aus einem anderen Subsystem auszugleichen und anhand der Erkrankung sichtbar zu machen. (104, S. 50ff) (siehe hierzu auch die Kapitel 8. 4. 5 bis 8. 4. 8) Folgenden Ausführungen von Gerlinghoff et al., die hier wortgetreu wiedergegeben werden sollen, ist in ihrer Aussagekraft nichts mehr hinzuzufügen: *„Zwar ist der Vater nach außen das scheinbare Familienoberhaupt, dem die Mutter sich unterordnet, dennoch sind häufig nicht die Eltern tonangebend und richtungsweisend, sondern die Großeltern (...). Viele Eltern sind immer noch von den eigenen Eltern abhängig. Sie geben ihnen Rechenschaft über ihr Verhalten, ihre Leistungen, gutes Funktionieren und rechtfertigen sich bei Versagen. Sie kämpfen um Anerkennung und Liebe und hoffen noch immer darauf, diese endlich zu bekommen und sei es nun auf dem Wege des Wohlverhaltens und durch gute Leistungen ihrer Kinder. Eine Mutter erzählte, dass ihr Mann seit Beginn ihrer Ehe jeden Sonntag seiner Mutter telefonisch Rechenschaft darüber gibt, was er in der vergangenen Woche geleistet hat; ebenso berichtet er von den Schulnoten der Kinder. Je nach Reaktion sei er nach den Gesprächen zufrieden oder traurig.*

Ein Vater übte vor Besuchen seines Vaters mit den Kindern, wie sie sich ihm gegenüber am besten darstellen sollten und war bitter enttäuscht, wenn dies nicht entsprechend gelang und somit die erhoffte Honorierung ausblieb. Eine andere Mutter wagte nach wie vor nicht, sich ihrem Geschmack entsprechend zu kleiden, sondern richtete sich weiterhin nach dem ihrer Eltern. Sie trug sogar Kleider, die die Mutter ihr aus dem Katalog bestellte. Eine Großmutter bewohnte in dem Haus ihres Sohnes ein Zimmer, das in ihrer Abwesenheit verschlossen blieb und von niemandem betreten werden durfte. Sie erschien, wann immer sie wollte, auf der Bildfläche und regierte dann die Familie aus unmittelbarer Nähe, was sie ansonsten aus der Ferne tat" (24, S. 42) Die Autoren räumen ein, der Einfluss sei nicht immer so offensichtlich und massiv wie in diesen Fallbeispielen, aber auch ein subtiles Einmischen könne so bedrängend sein, dass Familien selbst nach dem Tod der Großeltern entsprechend der internalisierten Regeln und Normen lebten (24, S. 43). Eine Betroffene greift aus eigener Erfahrung noch einen weiteren Aspekt der innerfamiliären Kommunikation auf. So habe sie darunter gelitten dass in ihrer Familie über Kinder in deren Anwesenheit in der dritten Person gesprochen worden sei. Nicht selten galten Bemerkungen Verwandter körperlichen Besonderheiten oder es wurden „eigene" Merkmale abgesprochen." *... dann hörte ich, wie meine Tante, ohne auch nur einen Versuch zu machen, ihre Stimme zu senken, meinem Vater gegenüber bemerkte: Sie wird recht stämmig werden – genau wie Dolly (der Name meiner Mutter)." (60, S. 32)* oder: *„Die Folgerung war, dass ich keine eigenen körperlichen Merkmale besaß, sondern dass ich ebenso, wie ich die Nase meines Vaters hatte, oder die Augen meiner Großmutter, eben in einem Körper lebte, der nicht mein eigener war ..." (60, S. 31)*

Auch Kristina hat Ähnliches über ihr Verhältnis zu den Großeltern und anderen Verwandten beizutragen. *„Zu den Großeltern? – eigentlich keine innere Beziehung ... sind halt meine Großeltern ... das Gefühl, hin und hergerissen zu sein. Meinem Vater war das immer total wichtig, ich hab aber gespürt, dass meine Mutter mit denen Probleme hat, wollte nicht mit denen wegfahren oder allein besuchen oder Urlaub ... , wusste nicht, wie ich dazu stehe, wollte eigentlich nicht. Gespalten, weil sie meine Mutter nicht mögen, hab mich nicht wohl gefühlt ... Äußerlichkeiten waren wichtig. War so´n Vorzeigekind: Geige vorspielen und so was. Wollte das aber nicht, war mir unangenehm. Nach außen hin brav sein. Essen hatte ´nen Stellenwert. Hab mich nicht ernst genommen gefühlt, immer wie so ´n Kleinkind. Zwischen allen Stühlen. Immer soviel Wert auf Äußerlichkeiten – Aussehen und Benehmen. ... und Abnehmen war immer so ein Thema. Und die Kommentare! Mal war ich „gut beieinander" dann wieder schlank. Das hatte manchmal nichts mit der Realität zu tun. Würde Verhältnis als krampfig bezeichnen. Immer noch das Bedürfnis, nicht die Brave zu sein, Erwartungen zu erfüllen, auch im Namen meines Vaters, dem das immer so wichtig ist vor seinen Eltern ... , denen mal eins reinwürgen."*

„Verwandtschaft? – ambivalent! Mit der B. hab ich mich ganz gut verstanden, mit der K. teilweise auch, hat immer mal gewechselt. Es gibt eine Cousine, mit der ich mich ganz gut verstehe, Bindung aufgebaut, so geschwisterlich, als ich ungefähr 12 Jahre alt war. Vielleicht, weil die nicht so richtig zur Familie gehört hat. Außerdem war die schon erwachsen und hatte ein Kind. So was Neues für mich. Hab mich da so geborgen und wohl gefühlt, was ich zu Hause so vermisst habe."

8. 4. 5 Die Entwicklung von Essstörungen aus systemischer Sicht

Der systemische Ansatz bezieht sich hauptsächlich auf jene Einflussfaktoren, die sich aus dem Zusammenspiel der einzelnen Mitglieder innerhalb eines Familiengefüges ergeben. Danach gilt die jeweilige Symptomatik als Ausdruck einer Anpassungsleistung des Individuums an ein gestörtes Gesamtsystem.

Staub-Bernasconi konkretisiert die Inhalte systemischen Denkens folgendermaßen:

„Systemisches Denken beginnt mit den Eigenschaften des Systems, also der Familienmitglieder. Hierher gehören alle Fragen nach körperbezogenen Sachverhalten (...), nach der sozioökonomischen Ausstattung (...) als auch nach der sozioökologischen Ausstattung (...). Es folgen Fragen nach psychischen Funktionen wie Empfinden, Affekte, Aufmerksamkeit, Lernen, Denken. Die Produkte dieser Prozesse sind verschiedenste Wissensformen, u. a. Bilder, Theorien, Werte, Utopien, Pläne, Normen und Handlungsanweisungen – die sog. "Landkarte", aber auch die Erklärung dessen, was auf dieser Landkarte zu sehen ist, z. B. das Schlaraffenland, das Familien- und Erziehungsideal, die Regeln für das Verhalten auf dem Gelände – und die damit mehr oder weniger zusammenhängenden Handlungsweisen: freies kreatives Handeln, Rollenhandeln, ritualisiertes Handeln. Zum Schluss geht es um die Frage nach der beziehungsmäßigen Einbettung, der Macht- und Austauschbeziehungen eines Familienmitgliedes. Menschen sind so nicht nur besser oder schlechter kommunizierende Bedeutungsträgerinnen, sondern auch Besitzende oder Nichtbesitzende, Gebende oder Nehmende, InhaberInnen von Status und Rollen, Trägerinnen wie AdressatInnen von sozialen Rechten und Pflichten, TrägerInnen bestimmter kultureller Werte (...), SinnsucherInnen, gesellschaftlich Integrierte wie Ausgeschlossene ..." (96, S. 226)

Nach Stierlin und Weber zeigt sich jede Familie als ein Szenarium, worin die *„innere Landkarte, das Selbstwertgefühl, die Verhaltensweisen, die Erwartungen, Rechte und Pflichten auf vielfältige Weise verinnerlicht, festgeschrieben oder abgewandelt werden." (107, S. 30f)* Essstörungen treten dem zufolge *„bevorzugt in ganz bestimmten Familien (auf), die sich von anderen (gestörten wie nicht gestörten) Familien unterscheiden." (107, S. 31)* Wesentliche Merkmale wurden in den Kapiteln 8. 4. 2 bis 8. 4. 4 beschrieben.

8. 4. 6 Systemische Betrachtung der Magersuchtsfamilie

Aus systemischer Sicht wird Magersucht nicht mehr nur als innerpsychische Störung des Individuums mit Etikettierungen wie neurotisch oder krank gesehen, sondern als Ausdruck einer Störung des Gesamtsystems, die bei der Indexpatientin zum Tragen kommt, welche dann als „Sündenbock" fungiere, zum Symptomträger werde und stellvertretend emotionale Konflikte auf sich nehme (94, S. 64). Die Veranlassung, sich in einer bestimmten Weise zu verhalten, ist danach nicht nur auf innere Empfindungen zurückzuführen, sondern das Symptom sei als Ausdruck von Interaktiosstörungen zu werten (112, S. 71) (90, S. 226). Die Familie wird als ein nach den Gesetzen der Kybernetik funktionierendes System beschrieben, das nach, *„im Lauf der Zeit durch Versuch und Irrtum entstandenen Regeln" (90, S. 226)* agiere.

Nach Ansicht Selvini Palazzolis müssten *„alle Familien, die zusammenbleiben, über ein gewisses Maß von negativer Rückkopplung verfügen, d.h Widerstand gegen Veränderung, um den von der Umwelt und individuellen Mitgliedern auferlegten Belastungen standzuhalten." (90, S. 228)*

Dieser Widerstand drücke sich in oft unbewussten Regeln aus, Selten ausgesprochen; würden sie weder kommentiert noch werde darüber kommuniziert. Das Verhalten aller

Familienmitglieder sei infolge kreisförmiger Wechselwirkungen durch eigene Einflussnahme, als auch durch Beeinflussungen durch andere bedingt. Diese gegenseitige Regulierung mache – so die Meinung der Systemtheoretiker – das Maß individueller Verantwortung schwer bestimmbar, weshalb dieser Ansatz zur Erklärung von Essstörungen auf Schuldzuweisungen im Sinn von Täter- und Opferbestimmung verzichten könne (90, S. 228) (89, S. 71f). Die als charakteristisch erachteten Merkmale der Magersuchtfamilie – insbesondere herausgearbeitet durch Selvini Palazzoli und Minuchin – treffen nach verbreiteter Ansicht innerhalb der Fachwelt weitgehend auch auf Familien anderweitig essgestörter Familienmitglieder zu. Zusammengefasst sind folgende Stichworte relevant zu deren Beschreibung, nämlich: Verfilzung, Überfürsorglichkeit, Rigidität und Konfliktvermeidung. Dabei ist unter Verfilzung das verstrickte Beziehungsmuster zu verstehen, welches die Grenzen innerhalb des Systems – etwa zwischen den Subsystemen – diffus erscheinen lässt. Insbesondere wird in diesem Zusammenhang die Generationsgrenze bedeutungsmäßig hervorgehoben, da das Eindringen in das elterliche Subsystem äußerst negative Folgen haben könne. Die Privatsphäre der Familienmitglieder bleibe in einem solchen System nicht gewahrt und die Loyalität der Familie gegenüber habe Vorrang vor dem Schutz eigener Individualität. Eine so entstandene Abhängigkeit stehe der Entwicklung und Erlangung von Autonomie hinderlich im Weg. Mit Überfürsorglichkeit ist das übermäßige Umeinanderkümmern und -sorgen gemeint, wobei das eigene Wohlbefinden und persönliche Bedürfnisse in den Hintergrund treten müssten. Besonders magersüchtige Mädchen seien von Seiten der Eltern einer Überbehütung ausgesetzt, welche eine altersgemäße Ablösung und die Entwicklung von Autonomie stark behindere. Dies treffe weniger auf bulimische oder esssüchtige junge Frauen zu, die sich eher mehr Unterstützung durch die Eltern wünschten. Anorektikerinnen fühlten sich durch die ihnen zuteil werdende Überbehütung stark an die Familie gebunden und für diese in hohem Maß verantwortlich. Die Rigidität oder Starrheit der Familien Essgestörter drücke sich in einer strikten Abwehr gegenüber Veränderungen der Strukturen aus – ungeachtet natürlicher Erfordernisse, wie sie sich zwangsläufig aufgrund von Wachstums- und Reifungsprozessen ergeben. So würden Ablösungsaufgaben umgangen, indem an ihre Stelle eine Krankheit (z. B. die Essstörung) in das Zentrum der Aufmerksamkeit trete und von jenen entscheidenden Konflikten ablenke, die eine Veränderung einleiten könnten. Die Konfliktvermeidung diene als Mittel zum Aufbau einer Pseudoharmonie, wobei Strategien wie oben genannte Ablenkung, Verleugnung oder Umlenkung auf eine dritte Person, den „Sündenbock", angewandt würden, was nicht Streitvermeidung im eigentlichen Sinn bedeute; vielmehr würden diese „Nebenkriegsschauplätze" eröffnet, um sich dem tatsächlichen Problem nicht stellen zu müssen. (112, S. 72f) (104, S. 52f) (94, S. 65)

Weitere Beobachtungen belegen, dass nur selten ein Familienmitglied direkt über seine Gedanken und Gefühle spricht. *„Jeder scheint zu wissen, was der andere fühlt und in Wirklichkeit meint und entwertet gleichzeitig, was der andere sagt." (5, S. 54).* Dieser Stil wird von Bruch *„Konfusion der Pronomen"* genannt, weil nach ihrer Auffassung nicht klar ersichtlich sei, in wessen Namen jemand spreche (5, S. 54). Selvini Palazzoli stützt ihre Untersuchungen auf Hayleys Erfahrungen mit Schizophreniefamilien und deren Dynamik und hat sich dabei auf folgende Grundsätze menschlicher Kommunikation gestützt, nämlich, dass es unmöglich sei, nicht zu kommunizieren und auf Kommunikation nicht zu reagieren und dass jede Kommunikation zumindest zwei Ebenen umfasse: eine inhaltliche Ebene sowie eine Beziehungsebene (90, S. 237).

Folgende Erkenntnisse leitet sie aus der Arbeit mit den Familien ab:

1. Die Familienmitglieder qualifizieren ihre verbale wie nonverbale Kommunikation als zusammenhängend und sind sich des Rechts, etwas auszusprechen, sicher. Bei Familien mit bulimischer Symptomatik ist dagegen eine Neigung zur Disqualifikation eigener Mitteilungen zu beobachten, etwa durch Themenwechsel, unvollständige Sätze, Widersprüche, Konkretisierung von Metaphern usw.

2. Ablenkung und Widerspruch beziehen sich oft auf Beziehungsbotschaften anderer. In besonders dysfunktionalen Familien kann es im Extremfall zum Ignorieren oder zur Disqualifikation aller Botschaften einschließlich der eigenen kommen. Dies gilt besonders für Familien, deren Kommunikationsstörungen einen starken schizophrenen Einschlag haben. *„Sie pflegen alle Botschaften zu disqualifizieren und selbst offensichtliche Besserungen des Verhaltens oder der körperlichen Gesundheit der Patientin zu ignorieren“ (90, S. 240),* beschreibt Selvini Palazzoli das Verhalten von Eltern, denen es besonders wichtig ist, den pathologischen Geisteszustand der Patientin zu betonen.

3. Weder Vater noch Mutter streben offen die Führungsposition innerhalb der Familie an, damit die Verantwortung für eigene Entscheidungen auf andere geschoben werden kann. *„Die Handlungen eines Familienmitglieds werden also niemals persönlichen Präferenzen zugeschrieben, sondern den Bedürfnissen eines anderen Mitglieds. Alle Entscheidungen werden zugunsten eines anderen getroffen. Diese Regel gilt auch für das Verhalten der Patientin, nur sind ihre Symptome so überwältigend, dass man von ihr nicht erwarten kann, sich für die anderen aufzuopfern“ (90, S. 242).*

4. Koalitionen innerhalb der Familie sowie intensive Beziehungen nach außen werden nicht geduldet, was der Aufrechterhaltung einer Pseudosolidarität dient. Dagegen sind heimliche Bündnisse innerhalb des Systems an der Tagesordnung, was sich für die Patientin als besonders problematisch erweist, wenn Koalitionsangebote von beiden Elternteilen an sie herangetragen werden. Selvini Palazzoli macht dies folgendermaßen deutlich: *“Die Patientin wird in eine unmögliche Situation gedrängt. Sie wird ständig aufgefordert, sich mit der Mutter zu verbünden und umgekehrt. Und was noch schlimmer ist: Beide Elternteile, vom Partner zutiefst enttäuscht, ermutigen die Patientin heimlich, dessen Mängel auszugleichen.“ (90, S. 244)*

5. Die Eltern sind um die Aufrechterhaltung ihrer Fassade bemüht, um Enttäuschungen und Konflikte unangetastet hinter dem Bild von Eintracht zu verbergen. Bei beiden bestehen Gefühle des Grolls, zugunsten der Familie und Ehe eigene Wünsche und Bedürfnisse aufgeben oder zurückgestellt zu haben, was in einem Wettrennen um die moralische Überlegenheit gipfelt, in welches die Patientin in einer „zwickmühlenartigen" Art eingebunden ist, da sie – gleich, auf welche Seite sie sich stellt – abgewiesen wird, da ihre zunächst erstrebte Parteinahme dann paradoxerweise jenem Elternteil, dem sie gilt, die überlegene moralische Position entzieht.

Selvini Palazzoli kommt zu folgendem Fazit: *„In einem System, in dem die Wahrscheinlichkeit so groß ist, dass jede Kommunikation abgelehnt wird, scheint die Ablehnung von Nahrung in vollem Einklang mit dem Interaktionsstil der Familie zu stehen" (90, S. 250).* Als weitere Auffälligkeit wird die Übereinstimmung seitens der Essgestörten mit der familientypischen Opferhaltung genannt, bei der *„Leiden im Spiel um Überlegenheit der beste Zug" sei (90, S. 250).* Gerlinghoff et al. können aus ihrer Erfahrung bestätigen, dass in Magersuchtsfamilien Krankheiten stets eine große Rolle spielten. Entweder man werde gehegt und gepflegt oder man müsse, wie in manchen Familien der Fall, Krankheit erst beweisen, etwa durch Fieber oder ähnlich greifbare Symptome. Fest stehe, dass Leiden einen großen Wert darstelle, der durch Demonstrationen von Pflichterfüllung und Aufopferung selbst im Krankheitsfall noch gesteigert werden könne (24, S. 53). Auch wird von Therapeutenseite auf das Interesse der Essgestörtenfamilien an körperlichen Funktionen und Beschwerden, sowie an den Themen rund um das Essen und Diäthalten hingewiesen, was für die Symptomentstehung in erheblichem Maße als mitverantwortlicher Teil der familiären Kultur betrachtet wird (112 S. 75f).

8. 4. 7 Magersuchts- und Bulimiefamilien – Gemeinsamkeiten und Unterschiede

Die in den vorangegangenen Abschnitten vorgenommene Betrachtung der Familien Essgestörter basiert überwiegend auf Untersuchungen von Magersuchtsfamilien, wobei von Fachleuten vielfach Ähnlichkeiten mit Familien von Bulimikerinnen festgestellt wurden. Stierlin und Weber (107) sehen viele Überschneidungen und Übergänge der Krankheitsbilder und haben die Erkenntnis gewonnen, dass die Ergebnisse aus der Magersuchtsforschung nicht ausschließlich auf Anorexiefamilien zutreffen (107, S. 67)(112, S. 77). Eigenständige, ausschließlich auf Bulimikerfamilien bezogene Untersuchungen bestätigen weitgehend die Parallelen und stellen markante gemeinsame Merkmale wie Autonomie- und Identitätsproblematik, Abhängigkeit und erschwerte Ablösung vom Elternhaus, mangelndes Selbstwertgefühl und Störung des subjektiven Körperbewusstseins aufgrund mangelhafter emotionaler Zuwendung durch die Eltern in den Vordergrund (112, S. 77f). Bekanntermaßen sind dies auch bei Esssüchtigen häufig zu beobachtende Kriterien. Beispielhaft soll hier die durch ein Expertenteam vorgenommene Charakterisierung einer Bulimikerfamilie zur Verdeutlichtung herangezogen werden. *„Die typische Bulimarexie- Kranke stammt aus einer Familie, der äußere Schönheit und Erfolg alles bedeutet. Sie wird im Lauf der Zeit in ihrer Selbsteinschätzung völlig abhängig davon, wie andere sie sehen. Die junge Frau wird dazu erzogen, dem Mann zu gefallen, und es wird ihr immer wieder eingetrichtert, dass das von ihrer äußeren Erscheinung abhängt" (112, S. 77).*

Auf die starke Abhängigkeitsstruktur der bulimischen Persönlichkeit als Basis für die Fixierung auf männliche Idealvorstellungen wird von vielen Seiten hingewiesen. Des weiteren bestätigen Praxiserfahrungen mit Bulimikerinnen die Ergebnisse der Systemtheoretiker hinsichtlich der Magersuchtsfamilien. Danach kann man Bulimiefamilien als geschlossene Systeme mit rigidem Normenverständnis, verdeckten Familienregeln und extremem Kontrollsystem beschreiben, in denen Gefühle negiert werden und in denen eher übereinander und nicht miteinander kommuniziert wird. Die Symptomatik der Indexpatientin dient nach dieser Auffassung der Vermeidung von Auseinandersetzungen der Eltern untereinander (112 S. 78). Dennoch sei der Zusammenhalt in Bulimiefamilien – so Weber und Stierlin – im Vergleich mit Magersuchtsfamilien viel häufiger durch Konflikte bedroht, die offen und lautstark ausgetragen mitunter einen „mörderischen Charakter" annehmen, wodurch die Töchter sich aufgerufen fühlten, Partei zu ergreifen. Aufgrund der besonderen Dynamik kommen Scheidungen in Familien mit einem bulimischen Familienmitglied häufiger vor (107, S. 68). Auch wurden Unterschiede hinsichtlich der Impulskontrolle festgestellt. Untersuchungen zufolge sind ausgeprägtere Persönlichkeitsstörungen und erhöhte Impulsivität insbesondere bei Vätern von Bulimikerinnen festzustellen; des weiteren eine niedrigere Frustrationstoleranz, stärkere Irritierbarkeit und offenkundigere Unzufriedenheit mit den familiären Beziehungen. Bei den Müttern waren Unzufriedenheit, Feindseligkeit und mehr Hinweise auf depressive Verstimmungen zu verzeichnen – Merkmale, die eng mit dem Ausmaß der Erkrankung bei der Patientin in Verbindung zu stehen schienen (112, S. 80)

Auch das Verhältnis der Bulimikerin zu ihrem Vater unterscheide sich dadurch, dass er außer durch Leistung auch über Attraktivität zu erreichen sei. Die jungen Frauen seien ihm und seinen Prinzipien oft in tiefer Loyalität – sogar über dessen Tod hinaus oder nach dessen Trennung von der Mutter verbunden, halten mehrere Autoren fest. (112, S. 79) (107, S. 69).

Abschließend bleibt zu ergänzen, dass den gemachten Erfahrungen zufolge in Bulimikerfamilien die Neigung zu Askese und Lustfeindlichkeit sowie Altruismus weniger ausgeprägt vorhanden ist, als in Magersuchtsfamilien. Mangelnde Konfliktfähigkeit äußere sich – so Wittchen et al. – weniger in der Verleugnung aggressiver Impulse, sondern eher in Form von Beschuldigung und Entwertung, womit nahezu jegliche Wertschätzung der anderen vermieden werde (112, S. 79). Letztendlich können hier nur grobe Tendenzen aufgezeigt werden. Da jede Familie ein ganz eigener Mikrokosmos ist, sollte man sich vor Verallgemeinerungen hüten und jeden Fall individuell betrachten.

8. 4. 8 Abschließende Bemerkungen

Bei der Betrachtung der Familiendynamik Essgestörter wird deutlich, dass insbesondere positiv belegte Eigenschaften wie Ordnung, Leistungsstreben, Ehrgeiz, Harmonie und Werterhaltung als häufig vorkommende Merkmale in Erscheinung treten. Angesichts dieser in unserer Gesellschaft als erstrebenswert angesehenen Tugenden halten Eltern essgestörter junger Mädchen und Frauen an deren Einhaltung fest auf Grund der Überzeugung, nur zum Besten ihrer Kinder zu handeln und können ihren Anteil an der Entstehung der Krankheit schwer erkennen. Als Mitglied des Systems scheinen sie ganz offensichtlich weder gewillt noch nicht in der Lage zu sein, verborgene Strukturen und gegenseitige Einflussnahmen wahrzunehmen, ebenso wenig, wie sie ihre individuellen Bedürfnisse und Gefühle von den Anforderungen und Erwartungen von außen zu unterscheiden wissen. Gerlinghoff et al. sprechen in diesem Zusammenhang von einer Entpersonifizierung zugunsten eines *„Man-Regimes"*, in welchem die Bedürfnisse des Individuums auf einen hinteren Rang gelangten und so bei den Kindern zu verkümmern drohten (24, S. 55).

Wenn das Hauptziel von Erziehung ausschließlich darin besteht, ein Kind gemäß geltender Werte und Normen bei Nichtbeachtung seines individuellen Wesens mit Stärken und Schwächen unter Zuhilfenahme manipulativer Methoden zu formen, dann verkommen Werte wie Anerkennung und Zuwendung, Liebe und Wertschätzung zu bloßen *„Währungseinheiten" (24, S. 56)* für angepasstes Verhalten, während Strafen für Nichterfüllung der Erwartungen getarnt werden als Sorge der Eltern zum Besten des Kindes. Der individuelle Kern der Persönlichkeit des jungen Menschen mit seinen Besonderheiten und Bedürfnissen bleibt bei einer derartigen Form der Fürsorge auf der Strecke. Für Magersuchtsfamilien wurde dies von Gerlinghoff et al. in zutreffender Weise charakteristisch dargestellt: *„Es wird in diesen Familien nicht geschrieen, nicht geflucht, nicht geweint und auch nicht geschlagen. Vordergründig scheint dies ein Vorteil zu sein. Als Erziehungsprinzip ist es dort perfide, wo Emotionen verkümmern oder in ein pädagogisches Ideal pervertiert sind. Es sind „Soft-Prügel, die ausgeteilt werden; sie lassen den Körper unangetastet, aber verletzen die Seele. Manche deformierte Seele muss sich deshalb einen neuen Körper suchen" (24, S. 56).*

8. 5 Soziokulturelle Ansätze

Bekanntermaßen war bislang das Auftreten von Essstörungen fast ausschließlich auf westliche Industriegesellschaften beschränkt und betrifft weitaus häufiger Frauen und Mädchen. Aus diesem Umstand ergibt sich die Frage, welche spezifischen Lebensbedingungen insbesondere für den weiblichen Teil der heutigen Gesellschaft für die Entwicklung einer Magersucht, Bulimie oder Esssucht beziehungsweise Binge Eating Disorder verantwortlich zu machen sind. Die Überlegungen soziokultureller Ansätze beziehen sich auf gesellschaftliche Umbrüche, die Ausdifferenzierung von Lebensformen, Werte- und Normenwandel sowie die Veränderung von traditionellen männlichen und weiblichen Rollenbildern im Zug der gesellschaftlichen Modernisierung. Insbesondere muss in diesem Zusammenhang unser Augenmerk dem damit verbundenen offensichtlich hohen Maß von Verunsicherung gelten, das beide Geschlechter gleichermaßen erfasst hat und nach heutigem Erkenntnisstand für die Entstehung von gestörtem Essverhalten mitverantwortlich gemacht werden kann (112, S. 47)(94, S. 68f).

8. 5. 1 Der feministische Ansatz

Als herausragender kultureller Faktor für die Entstehung einer Essstörung muss das geltende Schlankheitsideal genannt werden. Nach weitreichenden Erkenntnissen lastet auch heute auf modernen Vertreterinnen des weiblichen Geschlechts trotz vielgepriesener Fortschritte durch die Emanzipationsbewegung der Druck, dieses Ideal zu erreichen und zwar weniger für die Frau selbst, als für andere (21). *„Eine schöne Frau verleiht einem Mann zusätzliches Ansehen, da diese Schönheit, ihm zu gefallen ja überhaupt vorgesehen ist. Für die Frau ist der Körper der Schlüssel zur Welt. So wie das Selbstwertgefühl eines Mannes von dem Wissen abhängt, dass er der „Brötchenverdiener" ist, so ist die Identität einer Frau fest mit ihrer eigenen Attraktivität verwoben. Mit ihrem Körper verhandelt sie mit der Welt." (70, S. 92)* urteilt die feministische Therapeutin Orbach (70, S. 92). Der geltenden Schönheitsnorm entsprechend liegt Untersuchungen zufolge dann auch das Traumgewicht bei 58 % der Frauen deutlich unterhalb des Idealgewichts. (74, S. 61). Bekanntermaßen scheitern sehr viele Frauen in ihrem verzweifelten Ringen um eine schlanke Figur und entwickeln eine Esssucht. Orbach identifiziert die Dickleibigkeit von Frauen als *„individuelle Reaktion auf komplexe gesellschaftliche Bedingungen, als Anzeichen, dass die Lebenssituation von Frauen nicht in Ordnung ist." (70, S. 92)*

Frauen, dem gesellschaftlichen Druck ausgesetzt, wendeten ihr Interesse den von den Medien, insbesondere Frauenzeitschriften, propagierten Diätvorschlägen zu, um dem geltenden Schönheitsideal näher zu kommen (24, S. 61). Im Spätsommer 2008 ging eine Meldung durch die Tagespresse, nach der 53 % der im Rahmen einer Studie befragten Frauen das Abnehmen als Lebensziel nannten. (18)Frauen, deren Bemühungen um die Reduzierung ihres Körpergewichts scheitern, versuchen, Liebe und Anerkennung auf andere Weise zu erlangen. In einem Ratgeber für übergewichtige Frauen berichtet die Autorin aus ihrer therapeutischen Erfahrung, dass adipöse Frauen aus Angst vor Liebesverlust dazu neigen, *„Zugaben"* zu machen in Form von Serviceleistungen, übergroßer Hilfsbereitschaft oder Nachgeben, um das *„Manko des Dickseins"* auszugleichen. *„Je geringer das Selbstwertgefühl, desto höher oft die täglichen Zugaben" (25, S. 179)* lautet ihr Fazit. (25, S. 179). Größere Abweichungen vom geltenden Schönheitsideal, als selbstwertreduzierender Makel wahrgenommen, sind mit erheblichem Leidensdruck verbunden. Die Aussage einer betroffenen Frau macht dies deutlich: *„Mein Körper war mein Feind. Er war rund statt rank. Ich hatte kurze Beine, breite Hüften, meine Fesseln* *waren nicht der Rede wert. Dünn und lang waren an mir nur die Haare, und die wünschte ich mir dick und lockig. Ich hatte ein rundes Mondgesicht (...). Mein Körper hatte mich im Stich gelassen ...“ (80, S. 11)*

Spätestens seit Beginn der Frauenbewegung in den 60er und 70er Jahren des 20. Jahrhunderts hat sich die gesellschaftliche Rolle der Frau, aufgrund eines durchschnittlich höheren Bildungsniveaus und den daraus folgenden erweiterten Berufs- und Entwicklungsmöglichkeiten verändert, was auch zunehmend materielle Unabhängigkeit mit sich brachte. Dennoch hat sich aus feministischer Sicht nicht verändert, dass der Schlüssel zum Erfolg weiterhin in einem perfekten Körperbild liege (94, S. 70) (97, S. 69).

Was bleibt einer Frau in dieser Zwickmühle zu tun? *„Als Feministinnen haben wir gelernt, dass Handlungen, die selbstzerstörerisch zu sein scheinen, sich fast immer als eine Art der Anpassung erweisen, als Versuch, mit der Welt zurecht zu kommen“ (94, S. 69)* lautet eine Stellungnahme bezogen auf die selbstschädigende Art und Weise von Frauen, sich dem *„stereotyp erwarteten Bild der überschlanken gesellschaftlich erfolgreichen Frau“ (16, S. 94)* anzupassen, was nicht selten auf Grund der gleichzeitig bestehenden Festlegung auf die traditionelle Rolle der versorgenden Hausfrau und Mutter zu einer enormen Vielfachbelastung und zu unauflösbaren Widersprüchen führe (94, S. 70). Nimmt die subjektiv empfundene Überforderung überhand, könne erfahrungsgemäß die Flucht in die orale Symptomatologie zunächst als entlastend empfunden werden (16, S. 94), was wiederum ihr Weiterbestehen und Fortschreiten begünstige.

Die Frau befindet sich trotz der so genannten „Befreiung“ durch Erweiterung ihrer Möglichkeiten in einem Dilemma, besonders dann, wenn sie neben beruflicher Tätigkeit auf Familie und Kinder nicht verzichten möchte. Die gesellschaftlichen Umstrukturierungen tragen nach Ansicht Willenbergs nicht nur zur Stärkung oder Befreiung der Frau bei, sondern auch zu ihrer Belastung, insbesondere, wenn sie aufgrund von Überforderung zu ihren Kindern keine sichere Primärbeziehung aufbauen konnte. Die Folgen würden dann wiederum ihr als Individuum angelastet, ganz gleich, ob sich diese Entwicklung aus Umständen, die sie nicht zu verantworten hat, ergeben hätten (111, S. 76). Die trotz allem ungebrochen erhalten gebliebenen patriarchialischen Denkmuster, welche das Dilemma der Frauen mitbegründen, waren bislang kaum zu durchbrechen. Folgende Darstellung bringt diese Tatsache auf den Punkt. *„Weibliches Flickwerk, diese biographische Mischung aus voller Stelle, Mutterschutz, Babypause, Teilzeit oder auch Totalausstieg; ist offenbar nichts für den ganzen Mann. Weniger arbeiten, egal, in welcher Form, kommt für ihn kaum in Frage“ (84, S. 42).* Angesichts der wenig anerkannten, als „Flickwerk“ herabgewürdigten aufreibenden Lebensweise vieler moderner Frauen, deren klaglose Akzeptanz meistens von ihnen erwartet wird, wenn sie weder auf Beruf noch auf Familie verzichten wollen, könnte man nach einem historischen Vergleich der Versuchung unterliegen, zu behaupten, dass ein Frauenleben in früheren Zeiten in mancherlei Hinsicht einfacher gewesen sei: So wird über die Frauenrolle im 19. Jahrhundert folgendes berichtet: *„Mit der Bereitschaft, die Erziehung der Kinder in die Hand zu nehmen, verbesserte die bürgerliche Frau ihren persönlichen Status, und zwar in zweifa-*

cher Weise. Zusätzlich zu der Schlüsselgewalt (der Verfügung über die materiellen Besitztümer der Familie), die sie seit langem besaß, erhielt sie Gewalt über Menschen, nämlich die Entscheidungsbefugnis über ihre Kinder. Sie wurde dadurch zum Angelpunkt der Familie. Verantwortlich für das Haus, seine Güter und seine Seelen ist die Mutter die unanfechtbare Herrscherin des Hauses ." (1, S. 177).

Obwohl oben beschriebenes Modell für die heutige Frau nicht mehr denkbar erscheint und aufgrund seiner einseitigen und einengenden Beschränkung auf die Rolle der Hüterin von Heim und Herd auch nicht mehr als erstrebenswert angesehen werden kann, so kommen wir doch nicht an der Tatsache vorbei, dass moderne Mütter Gefahr laufen, ihre *„Verwirrung angesichts unkompatibler Rollenvorschriften" (22, S. 110)* wiederum an die Töchter weiterzugeben. Das Ausmaß der gesellschaftlichen double- bind- Situation werde deutlich, meint Lilli Gast, wenn man einerseits die durch kollektiv-gesellschaftliche Mystifizierung in ihrem minderbewerteten, ausbeuterischen Charakter getarnten Hausfrauenrolle betrachte, deren Übernahme ebenso von der Frau erwartet werde, wie die Annahme der Rollen der berufstätiger Frau, der Ehefrau und Sexualpartnerin, sowie selbstverständlich der Rolle der fürsorglichen Mutter – eine Bündelung inkongruenter Rollen, in denen sich eine Vielzahl von Frauen wiederfinde und je nach sozio-ökonomischen Erfordernissen zusätzliche Schwerpunktveränderungen zu verkraften habe, (22, S. 110f). *„Das schwierigste Problem ist, wie sich die unterschiedlichen Rollenanweisungen und Verinnerlichungen zu einem in sich zusammenhängenden Selbstbild vereinigen lassen. Wenn die Mutter dem Kind widersprüchliche Verhaltensweisen, Erwartungen und Wertvorstellungen vermittelt, hat es das kleine Mädchen schwer, ein strukturiertes autonomes Selbstbild zu formen" (66, S. 72)* verdeutlicht Margarete Mitscherlich das Problem für die Töchter auf der Suche nach weiblicher Identität. Ergänzend hierzu kann man Überlegungen jener Fachleute anführen, die einerseits erkannt haben, dass Mütter auf verschiedene Weise in die Erkrankung ihrer Kinder verstrickt seien, andererseits jedoch neben den Betroffenen selbst am meisten darunter litten. Sie hätten, so wird angenommen, als Opfer des zwiespältigen Status moderner Frauen und der Weitergabe der widersprüchlichen Rollenbilder unbewusst und ungewollt zum Entstehen der Essproblematik beigetragen (23, S. 98)(90, S. 55).

In Anbetracht dieser hier angeführten Zusammenhänge sollten vor einer Schuldzuweisung an die Mütter unbedingt mit kritischem Blick die noch immer vorhandenen patriarchalisch-gesellschaftlichen Ursachen unter die Lupe genommen werden.

8. 5. 2 Der kulturtheoretische Ansatz

Feministische Standpunkte und Überlegungen lassen sich von nachfolgenden kulturtheoretischen Ergänzungen nicht trennen, weshalb es in diesem Kapitel an verschiedenen Stellen zu unvermeidlichen Überschneidungen kommt. Eine große Anzahl von Fachleuten vertritt die Ansicht, der weibliche Körper werde angesichts der nicht auflösbaren Widersprüche innerhalb der Vielfalt weiblicher Rollen in der heutigen Gesellschaft als Austragungsort auserwählt. Gefühle der Verwirrung und Weigerung, sich *„gesellschaftlich erzwungener Weiblichkeit" (94, S. 71)* anzupassen, spiegele er dann oftmals in einer Essstörung wider. So könnten das Sich- Gewichtverleihen in der Esssucht, als auch das Sich- dünne- machen anorektischer Frauen, als Auflehnung gegenüber männlichem Autoritätsgebaren und darin enthaltener Ansprüche auf der Leistungsebene, sowie als Schutz vor sexuellen Angriffen interpretiert werden. Anorektisches Verhalten demonstriere andererseits auch Stärke, die sich in der Fähigkeit zur Kontrolle eigener Triebwünsche äußere, lautet eine Erklärung.

Die Bulimie als relativ „neue" Krankheit, lasse durch ihre Symbolik das höchste Maß der Anpassung an sich zuspitzende Widersprüchlichkeiten in den gesellschaftlichen Anforderungen an die moderne Frau erkennen. Ess- Brechsüchtige verbergen hinter einer „Normalität" vortäuschenden Fassade ihren spannungsgeladenen Kampf zwischen „Wollen und Nicht- haben- dürfen", um einer gesellschaftlichen Ausgrenzung und Isolation zu entgehen was sie jedoch nicht vor innerer Leere und Gefühlsunsicherheit schütze (94, S. 71f). Rückblickend lässt sich erkennen, dass spezifische Krankheitsbilder bei Frauen oftmals in Zeiten gesellschaftlicher Umbrüche auftraten. So stellt Lilli Gast einen Zusammenhang her zwischen den „schwindsüchtigen Debütantinnen der Salons des 19. Jahrhunderts, der Jahrhundertwende und der Twiggy-Bewegung der 70er Jahre (...). Beide Epochen setzten *„die Spitze eines Eisberges, einer Realität der misogynen Reduzierung von Frauen auf ihre Körperlichkeit frei" (22, S. XI).*

Reagierten Frauen in der Zeit der Jahrhundertwende auf das Spannungsfeld zwischen männlicher Unterdrückung und ihrer Reduktion auf Reproduktionsfunktionen zu einer Zeit der ersten Emanzipationsbewegung und deren Forderung nach Selbstbestimmung und Zulassung zum Hochschulstudium mit Hysterie oder Schwindsucht, so war die Zeit der sexuellen Revolution der 1970er Jahre durch das gehäufte Auftreten der Anorexia nervosa als Symbolik einer weiblichen Verweigerungshaltung aufgrund der entstandenen Verunsicherung gekennzeichnet. Die Parallele zur Zeit der Jahrhundertwende ist nicht zu übersehen. Unter dem Deckmantel der Befreiung, verberge sich nach wie vor der demütigende männliche Umgang mit dem auf seinen sexuellen Gebrauchswert reduzierten weiblichen Körper, stimmen Gast und Stahr et al überein. Die Essstörung als Versuch, der Objekthaftigkeit des Körpers in der männlichen Beurteilung zu entkommen, könne jedoch nicht verstanden werden als Wunsch nach Aufgabe der Weiblichkeit, sondern als Streben nach Autonomie in einer noch immer männlich dominierten Gesellschaft(94, S. 73f)(22, S. XIIf).

Während in der Zeit der Industrialisierung, als der Lebensraum von Frauen wieder auf Heim, Herd und Familie begrenzt wurde, der hysterische Anfall sich offensichtlich und ohne Schamgefühle vollzog und damit das gesellschaftliche Bild von der schwachen, abhängigen Frau symbolisierte, hat sich im Laufe der Zeit ein Wandel vollzogen. Heute haben wir es mit einer Frauengeneration zu tun, die sich am Bild der wirtschaftlich unabhängigen und autonomen Persönlichkeit orientiert, sich dennoch gleichzeitig dem Zwang nach Schönheit und Weiblichkeit mit all seinen Facetten gegenüber sieht

(94, S. 74). Nach wie vor gilt: *„Das Aussehen bestimmt bei Frauen viel stärker als bei Männern den sozialen Status" (25, S. 19.).* Wittchen et al sprechen in diesem Zusammenhang gar vom *„Tauschwert" (112, S. 52)* des weiblichen Körpers. Als Gegenleistung erhalte die Frau dafür männlichen Schutz und gesellschaftliches Ansehen, wobei die Qualität sich nach dem Marktwert bemesse nach der für die meisten Frauen deprimierenden Gleichung: Je schöner, desto reicher (112, S. 52). Selvini Palazzoli beschreibt das weibliche Dilemma so: *„Von den Frauen wird heute tatsächlich erwartet, dass sie schön, klug und gepflegt sind und viel Zeit auf ihre äußere Erscheinung verwenden, auch wenn sie im Geschäftsleben und den gehobenen Berufen als Konkurrentinnen auftreten. Sie müssen im Beruf Karriere machen und trotzdem romantisch, zärtlich und süß sein und in der Rolle der idealen Gattin plus Geliebte plus Mutter spielen, die ihre sauer erworbenen Diplome beiseite legt, um Windeln zu waschen und andere niedere Dienste zu verrichten" (90, S. 51).*

Bulimikerinnen hätten zwar die neuen Anforderungen internalisiert, seien diesen aber nicht gewachsen. Ihr Ventil bestehe dann im Unterschied zum „öffentlichen" hysterischen Anfall in der bewussten und geplanten Fressorgie in aller Heimlichkeit und mit Schuldgefühlen beladen, was nach außen jedoch eine Aufrechterhaltung des Scheins einer starken autonomen Persönlichkeit gemäß den gesellschaftlichen Normen erlaube, sind Stahr et al. überzeugt. (94, S. 74).

Auch die Nahrungsaufnahme selbst hat im Laufe des letzten Jahrhunderts einen Bedeutungswandel erfahren. Diente sie früher in erster Linie der Stillung des Hungers, so stehen heute eher Motive wie Schönheit, Gesundheit und Pflege sozialer Kontakte im Vordergrund. Ernährung unterliegt heute nicht mehr jenen Regeln, die einst sozialer Stand, Alter, Geschlecht, Wochenrhythmen sowie regionale und religiöse Gepflogenheiten vorgaben. Flexibilisierung, Mobilisierung und Individualisierung gewähren durch den Zugang zu einer stark ausgeweiteten Produktpalette die Freiheit einer individuellen Wahl, beinhalten aber auch die Gefahr von Desorientierung und Hilflosigkeit. Dies ist aber nicht mit dem Verlust jeglicher regulierender Normen, sondern mit ihrer Veränderung und Anpassung an neue kulturelle Gegebenheiten verbunden, mit der auch neue Zielsetzungen einher gehen. So veränderte sich im Laufe des Zivilisationsprozesses die Bedeutung des Essens dahingehend, dass es zu einem Mittel der Körperkontrolle und Affektbefriedigung wurde. Das angeblich höhere Maß an Freiheit für Frauen scheint auch deshalb trügerisch, bleibt doch die Tradition, welche ihnen nach wie vor die Verantwortung für Ernährung und Versorgung zuschreibt, erhalten. Durch das den Frauen abverlangte höhere Maß der Anpassung an Schönheitsideale sind sie gezwungen, sich im Vergleich zum Mann einer strengeren Selbstkontrolle zu unterwerfen. Dies zeigt in aller Deutlichkeit das erheblich höhere Vorkommen von Essstörungen beim weiblichen Geschlecht. (29) (94, S.74f).

Im Zuge der Wandlung in eine moderne Gesellschaft eröffneten sich für das Individuum neue Handlungsspielräume, was einerseits neue Freiheiten bezüglich der beruflichen, persönlichen und familiären Entfaltungsmöglichkeiten mit sich brachte, andererseits jedoch neue Anforderungen an Selbstverantwortung und -kontrolle. Die

Forderung nach mehr Mobilität und Flexibilität hat immer auch die Beeinträchtigung sozialer Bindungen zur Folge. Der Individualisierungsprozess schließt den Zwang zur Selbstverwirklichung mit ein und kann dadurch auf viele Menschen überfordernd wirken. Eine starke Leistungsideologie steht zunehmend fehlenden Berufsperspektiven und Massenarbeitslosigkeit gegenüber. Wurden während der Schulzeit Leistungen aus Pflichterfüllung gegenüber den Anforderungen der Umwelt erbracht bei gleichzeitiger Zurücknahme persönlicher Zielsetzungen, so wird nach der Schulzeit oft die Unmöglichkeit positiver Lebensorientierung und -planung trotz vorhandener und bewiesener Leistungsfähigkeit und -bereitschaft offenkundig und ebnet der Entstehung von Essstörungen den Weg, was zu folgender These eines Expertenteams führte: *„Bei ihnen (den jungen Frauen, d. Verf.) ist die Leistungsorientierung, die sich auf die Schaffung und Sicherung einer eigenen, unabhängigen, materiellen Existenz richten sollte, auf den Körper fixiert. Die Arbeit am Körper (...) ersetzt quasi eine Auseinandersetzung mit den realen Leistungsanforderungen in Ausbildung und Beruf" (94, S. 78).* Frauen sind trotz gleichen Bildungsstands auch heute nachweislich benachteiligt durch Zuweisung von niedrigeren und schlechter bezahlten Positionen auf dem Arbeitsmarkt, was sich nach Ansicht von Experten enorm problemverschärfend auswirken könne. (94, S. 81). Darüber hinaus hat sich im Zuge der gesellschaftlichen Entwicklung eine Veränderung der partnerschaftlichen Lebensformen ergeben, in denen der Versorgungsgedanke den nun im Vordergrund stehenden Ansprüchen nach Gemeinsamkeit und harmonischer Partnerschaft weitgehend gewichen ist. Werden diese Erwartungen enttäuscht, so kann es leichter als in früheren Zeiten zur Essproblematik kommen. Scheffler schreibt hierzu: *„Im Fett zeigt sich das sprichwörtliche ‚dicke Fell'. Fett kann stehen für Bedürfnis nach Sicherheit, Geborgenheit, Liebe, Sexualität, aber auch für Zorn, Leere, Einsamkeit." (83, S. 22)*

Essstörungen werden also oft durch die immer häufiger auftretenden Beziehungsabbrüche und Trennungen ausgelöst, was nach Stahr et al. als Ausdruck einer Identitätskrise zu werten ist, die wiederum auf einer tiefgreifenden Störung der Beziehungsfähigkeit beruhe. (94, S. 78ff). Die Aufzählung der mit gesellschaftlichen Umbrüchen der letzten hundert Jahre zusammenhängenden Fakten, die möglicherweise ursächlich an der Entstehung von Essstörungen beteiligt sein könnten, ließe sich nahezu beliebig fortsetzen und würde den Rahmen dieses Buches sprengen. Es bleibt zusammenfassend festzuhalten, dass viele identitätsstiftende Faktoren Opfer von Prozessen der Modernisierung und Individualisierung geworden sind, wobei man gleichzeitig übersieht, dass es sich häufig um eine *„Überidentifikation mit fremdbestimmten Normen und Werten handelt"* (94, S. 79), die offensichtlich der Entwicklung einer echten Identität zu Gunsten einer Scheinidentität im Wege steht. Essstörungen könnten – so Stahr et al. - als Resultat eines Spaltungs- und Entfremdungsprozesses verstanden werden, der im Rahmen der Identitätsentwicklung die internalisierten gesellschaftlich vorgegebenen Normen in den Vordergrund treten ließen, womit gleichzeitig weite Bereiche der eigentlichen Persönlichkeit geopfert werden mussten (94, S. 79).

Kristina, zum Stichwort Identität befragt, sagt folgendes: *„Identität – gute Frage!*

Wusste lange Zeit nicht, wer ich bin. Glaube, dass ich mir eine eigene Identität lange nicht erlaubt habe wegen meiner Mutter. Ich hab oft das Gefühl gehabt, ich bin anders. So eine Wand zwischen mir und anderen. Hab mich nie dazugehörig gefühlt; nie so typische Sachen wie BRAVO-Lesen und Mädchenbücher, angesagte Klamotten und so. Da war ich auch anders. Hab nie richtig zur Klassengemeinschaft gehört, nie, obwohl ich auch mittendrin war. Wollte einerseits auch nie dazugehören, andererseits wollte ich's. Einerseits war ich manchmal Wortführer, andererseits war ich Außenseiter, irgendwie komisch. Konnte mich nie richtig damit identifizieren. Eigenschaften, die Eigenheiten von mir waren, wie laute Stimme oder mein Temperament, die wollte ich nicht haben, weil ich dachte, damit bin ich falsch. Hab mir zwanghaft so was abtrainiert, hab gemerkt, dass ich mit Worten keine Verständigung ... , hab mir selbst den Mund verboten, wurde ganz leise und hab' dann auch aufgehört zu essen. Ich habe da wohl resigniert. Dann war da noch der Unfall von der Andrea, so 'ne wichtige Freundin irgendwie und Bezugsperson, die noch zu mir gehalten hat, die war dann auch weg. Ewig im Krankenhaus. Ja, das war's dann wohl. Da hab ich nur noch gehungert. Immer noch der Wunsch, aus der Masse herauszustechen. Möchte am liebsten ein Wunderkind sein, kann nicht akzeptieren, mittelmäßig zu sein, obwohl das total anstrengend ist. Damit kann ich mich nicht identifizieren. Muss mich noch finden, bin immer noch auf der Suche nach meiner wahren Identität."

Anmerkung: Hier wird auch zusätzlich die Problematik von Beziehungen, insbesondere der Mutterbeziehung angesprochen (vgl. Kap. 8. 4. 2). Es fällt auf, dass Kristina offenbar sehr wenig Vorbilder gefunden haben muss, die für sie identitätsstiftend hätten sein können. So hat sie sich tendenziell auf eine Gegenposition zurückgezogen, um im Anderssein einem Gefühl von eigener Identität näher zu kommen, nachdem Anpassungsversuche offenbar nicht zum erhofften Ergebnis geführt hatten. Eine Identifikation mit gesellschaftlich beeinflussten Werten und Normen hat nur teilweise, etwa auf der Leistungsebene, stattgefunden. Im Ringen um eine eigene Identität ist sie in der Anorexie stecken geblieben.

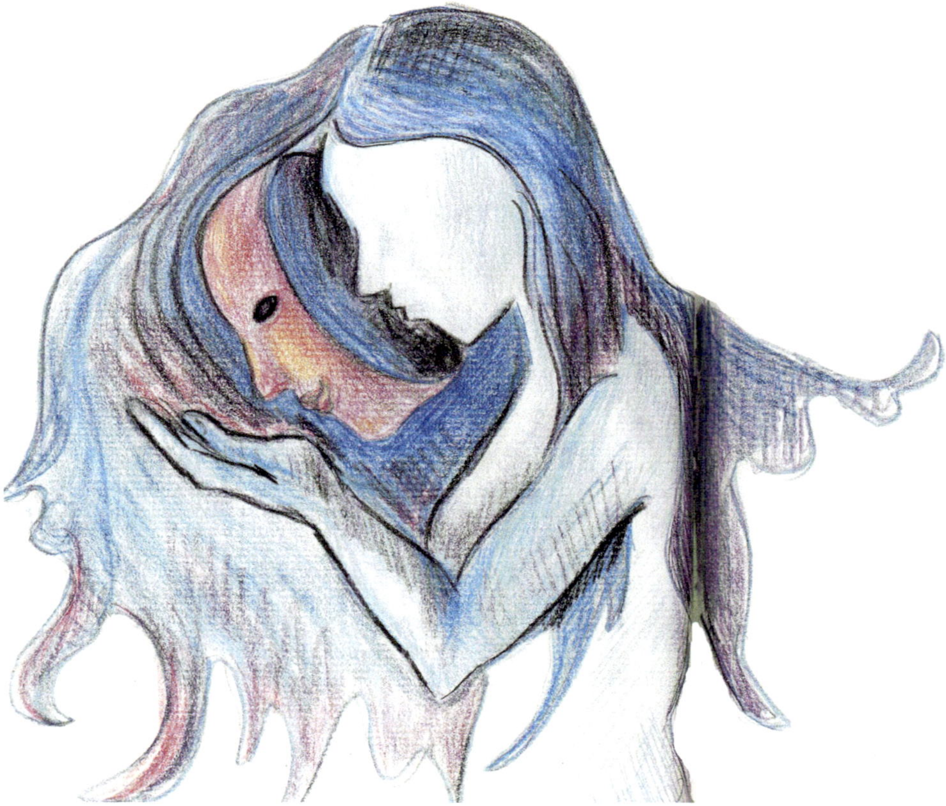

Abb. 9 Tagebucheintrag: Mir fehlt was, aber was? Ich helfe mir durch Malen. Ich kann nicht zeigen, was ich fühle, weil ich eine Maske anhabe. Meine wahre Identität ... wo? Ich habe ein Loch in mir, etwas fehlt. Eine große Leere ist in mir. Unsicherheit!!!

9. Behandlungskonzepte

9. 1 Allgemeine Aufgaben in der therapeutischen Behandlung von Essstörungen

Als charakteristisch für Essstörungen gilt, dass sich die Symptomatik im Verlauf der Erkrankung verstärkt, weshalb vielfach als primäres Ziel der therapeutischen Intervention das Durchbrechen des Teufelskreises angesehen wird, um das selbstzerstörerische Verhalten zu beenden. (94, S. 98). Diese Meinung wird allerdings nicht uneingeschränkt geteilt, da allein die Beseitigung von Symptomen angesichts der Vielfalt möglicher Ursachen nach dem Urteil einer ganzen Reihe von Fachleuten zu kurz greife. *„So sind die meisten, wenn sie eine Therapie beginnen, der Überzeugung, dass nach Überwinden ihres gestörten Essverhaltens, sei es anorektisch oder bulimisch, alles wieder in Ordnung ist. Es ist darum ein erster, wichtiger Schritt in der Therapie, den Betroffenen und ihren Angehörigen die Sprache der Magersucht zu übersetzen, um damit ein Krankheitsverständnis zu wecken, und ein Begreifen in Gang zu setzen, das über die äußere Symptomatik hinausgeht ...* “, äußern sich Gerlinghoff et al. zur Therapie der Anorexie und Bulimie (24, S. 89).

Unabhängig von der schwerpunktmäßigen Zielsetzung wird die therapeutische Aufgabe als komplex beschrieben. So sollte beispielsweise die Notwendigkeit einer Ergänzung der psychologischen Methode durch medizinische und ernährungswissenschaftliche Behandlungsformen abgeschätzt werden können, die Lösung von Familienproblemen muss ebenso mitbedacht werden, wie ein Bemühen um die Qualität der Interaktion zwischen Therapeutin und Klientin. Ferner gehören die Beachtung früherer Behandlungskonzepte durch andere Therapeuten sowie die Auswertung und Nutzung vorhandener Daten zu den Aufgaben. Nicht zuletzt muss die Aufmerksamkeit der Therapeutin der Frage gelten, inwieweit die Patientin und ihre Familie die Motivation zu einer Behandlung zeigen (5, S. 145). Dabei stellt das Erreichen dieser Bereitschaft bei der Patientin oft keine leichte Aufgabe dar. Selbst bei Zustimmung kann keinesfalls immer von einer wirklichen Motivation zur Krankheitsbewältigung ausgegangen werden. Als fragwürdiges Motiv wird von Seiten der Therapeuten beispielsweise angesehen, wenn eine Therapie nur auf Grund des elterlichen Drucks begonnen oder im Gegenteil dazu aus Opposition gegen die Eltern aufgenommen werde. Oftmals werde in solchen Fällen die Therapie als etwas Exklusives, aber nicht als Weg der Krankheitsbewältigung angesehen, die Patientin wolle nur Teilbereiche überwinden oder aber gegenüber ihrer Familie den Beweis erbringen, dass keine Hilfe möglich sei (24, S. 169).

Aufgrund der Persönlichkeit der Magersüchtigen, die nahezu übereinstimmend als *„schwierig, intrigant, manipulativ, fassadenhaft und verlogen“ (24, S. 207)* beschrieben werden, besteht seitens des Therapeuten die Notwendigkeit, sich möglichst auf individuelle Besonderheiten der Patientinnen sensibel einzustellen, da dies als *„Vorbedingung für eine adäquate Behandlung“ (24, S. 9)* eingestuft wird. Auch wenn hinsichtlich der Behandlung von Essstörungen keine völlige Übereinstimmung herrscht, wird doch allgemein als Grundsatz anerkannt, dass einerseits die Besserung der Symptomatik, andererseits die Bearbeitung der mit der Krankheit zusammenhängenden psychischen und sozialen Probleme Berücksichtigung finden müssten (24, S. 164). Verfechter einer Schwerpunktsetzung zugunsten der letztgenannten Aspekte argumentieren, auch bei extremer Abmagerung sei zu bedenken, dass gerade bei diesen Patientinnen eine Behandlung nur dann eingeleitet und erfolgreich durchgehalten werden könne, wenn ihnen die Sicherheit vermittelt werde, dass das Symptom trotz seiner objektiven, jedoch keinesfalls zu verleugnenden Schädlichkeit, als eine für das Selbstwertgefühl vorübergehend unverzichtbare „Prothese" respektiert werde (111, S. 78)

Valérie Valère schreibt in ihrem autobiographischen Bericht über die erlittene Qual durch die Anwendung einer mit großem psychologischen Druck und Zwang arbeitenden Behandlungsmethode: *„Ihres Sieges gewiss, haben sie mich vernichtet und weinend auf meinem Krankenhausbett liegen lassen. Was kann ich jetzt tun? Soll ich sie mit ihren Beruhigungsspritzen und ihrer Nasensonde antanzen lassen? Nein! Ich brauche sie nur zu fressen, ihre dreckigen Mahlzeiten für hartgesottene Kriminelle! Ich brauche nur diese Form des Selbstmordes zu akzeptieren, ich brauche nur ihr Gift zu schlucken, das Leben, Freude, Entlassung schenkt." (101, S. 81).* Aussagen wie diese lassen am langfristigen Erfolg erzwungener Aufffütterungen zweifeln. Dennoch stellt eine Reihe von Behandlungskonzepten die Wiederherstellung des Körpergewichts bei anorektischen Patientinnen in den Vordergrund und macht dies zur Voraussetzung für die Aufnahme einer psychotherapeutischen Behandlung (21).

Die heftigen Gefühle, die auch im Bericht einer anderen Magersüchtigen zum Ausdruck gebracht werden, unterstreichen die Fragwürdigkeit einseitiger oder erzwungener Behandlungsmethoden und führen uns in erschütternder Weise die Ignoranz der Eltern und Behandelnden angesichts der Bedürftigkeit der Patientin vor Augen. *„Warum spucke ich nicht alles wieder aus, alles, was ich reingefressen habe, spucke es nicht denen ins Gesicht, die meinen, ich brauche diese Nahrung einzig und allein und sonst nichts, obwohl ich anderes viel notwendiger bräuchte. Oh Illusion meiner Eltern: Wenn sie isst, geht es ihr gut, wenn sie hungert, geht es ihr schlecht. Dann müssen wir sie zum Psychiater schleppen; dann hat sie einen Knacks, der muss beseitigt werden, damit sie wieder in unsere Idealfamilie passt. Wenn sie isst, braucht sie keinen Psychiater; dann muss sie auch nicht in die Klinik, egal, wie schlecht es ihr geht." (24, S. 168)*

Die doppelte Bedeutung des Essens, nach der mit dem Stillen von Hunger und Durst durch die Mutter beim Kleinkind gleichzeitig auch das Bedürfnis nach Nähe und Zärtlichkeit gestillt wird, sollte bei jeder therapeutischen Vorgehensweise Beachtung finden. Man vermutet, dass bei Essgestörten lediglich der physiologische Teil dieses Hungers gestillt und diese Antwort konditioniert worden sei (42). Die anspruchsvolle Aufgabe des behandelnden Therapeuten sollte deshalb vor allem darin bestehen, mit Geduld, Empathie und Einschätzungsvermögen die Voraussetzungen für eine vertrauensvolle Zusammenarbeit zu schaffen. Dabei ist nur ein an den tatsächlichen Bedürfnissen der

Patientin orientiertes Eingehen auf die Problematik Erfolg versprechend. Im Verlauf des therapeutischen Prozesses können dann gemeinsam mit der Essgestörten, individuelle Zielsetzungen herausgearbeitet werden, deren Erreichen in der Verantwortung der Patientin liegen und anhand konkreter und gangbarer Teilschritte vollzogen werden sollten. (24, S. 203). Als Grundlage für die therapeutische Arbeit mit essgestörten Frauen hat die Therapeutin Verena Vogelbach-Woerner vom Frankfurter Zentrum für Essstörungen Listen erstellt, die in knapper Form wesentliche Merkmale enthalten. (103, S. 53ff) Im Hinblick auf das therapeutische Vorgehen sollten danach bei der Anorexia nervosa folgende Anhaltspunkte beachtet werden:

a. „Angst und Panik vor dem Dickwerden
b. Nichts annehmen können; Autarkiewünsche
c. Todesdrohung, Machtkampf
d. Verstricken andere gerne in Essensdiskussionen
e. Wollen klein sein und klein bleiben
f. Strahlen ein Tabu aus, die Magerkeit und Magersucht nicht anzusprechen
g. Starrheit und Rigidität im Verhalten
h. Wenn ihr System bedroht wird, flüchten sie
i. Schuldgefühle bei anderen auslösen
j. Mitmenschen leben die Gefühle, die sie selbst nicht haben
k. Niedrige Konfliktschwelle
l. Exotisches bis heiliges Erscheinen“

Für die Bulimia nervosa gelten folgende Aspekte:
a. „kontrollierte Fassade, heimlicher Kontrollverlust
b. entsprechend starke Scham- und Schuldgefühle
c. niedriges Selbstwertgefühl. bei hohen Anpassungsleistungen
d. starkes Bedürfnis, sich mit anderen zu vergleichen
e. Resignation: „Ich kriege nie, was ich will
f. Entscheidungsunfähigkeit, Ambivalenzkonflikt
g. Entwertung der eigenen Person und der Therapie
h. Fassadenhafte Vorstellung von Weiblichkeit
i. Schlanksein wird mit Selbstwertgefühl verwechselt
j. Einsamkeit und Konfliktlosigkeit
k. starke Selbstschädigung, Autoaggression
l. Angst vor Krankheit und Tod
m. Entweder alles oder nichts. Es gibt kein Mittelmaß, keine Kompromisse“

Die Liste für die Therapie der übergewichtigen Essgestörten enthält folgende Punkte:
a. „der Leidensdruck wird dem Übergewicht zugeschrieben
b. Alles wäre in Ordnung, wenn ich dünner wäre

c. das Fett stellt den Panzer dar
d. das Fett ist Macht, Trotz und Verweigerung
e. sich mit dem Dicksein der Männerwelt entziehen
f. ambivalentes Verhältnis zur eigenen weiblichen Sexualität
g. die Wut auf Männer körperlich ausdrücken
h. Spaltung von Kopf und Gefühl, Gefühle sind weggepackt
i. Fett drückt Wut und Ohnmacht gleichzeitig aus
j. Harmoniestreben und Angst vor Konflikten
k. Unterschwellige Gier und Gefühl, niemals genug zu kriegen
l. Grenzenloses Aufnehmen können, „Fass ohne Boden"
m. Fett als Ausdruck starker Abhängigkeit
n. Gestörte Wahrnehmung dessen, was gegessen wird
o. Gestörte Wahrnehmung des eigenen Körpers
p. Fett drückt Mütterlichkeit aus, aber auch Säuglingsverhalten
q. Das Kind trägt die Mutter in sich oder die Mutter das Kind
r. Brav und angepasst, für andere verantwortlich und empathisch
s. Verzicht auf das Frausein, Verzicht auf gleichberechtigte Sexualität
t. Fett zeigt, dass sie sich und anderen zuviel sind
u. Gleichzeitig sind sie nicht zu übersehen
v. Angst vor dem Essen
w. Verlust von Hungergefühl und Sattsein"

Deutlicher als umfangreiche theoretische Ausführungen dokumentiert die folgende ermutigende Schilderung einer geheilten Magersüchtigen das wünschenswerte Ergebnis einer erfolgreich abgeschlossenen therapeutischen Behandlung.

„Was macht jetzt mein Lebensgefühl aus, drei Jahre nach der Therapie? Warum ist mein Leben jetzt alles andere als wegschmeißenswürdig? Ich vertraue auf mich und andere; ich bin nicht mehr so verbissen; ich lasse mich nicht bestimmen (!!!); ich setze mich gelegentlich über die Meinung anderer hinweg; ich grüble nicht über alles und jeden stundenlang nach; ich fühle mich nicht mehr als Nabel/Arsch der Welt. Ich weiß nicht immer schon alles vorher; ich achte mehr auf die kleinen Dinge des Lebens; ich sage, was mich nervt und was ich will; ich lasse meine Wut nicht an mir aus; ich identifiziere mich nicht mehr mit jedem, der mir irgendwo begegnet: ich überlege nicht stundenlang, ob ich jetzt eine Sache, weshalb, wann, wie und am besten tun kann; ich kann mich für Sachen und Menschen begeistern; ich kann mich verlieben; ich kann mich vergessen; ich bin ich und gehe meinen Weg. Manchmal, nur noch ganz selten, denke ich mit Angst und Schrecken an die Magersucht zurück." (24, S. 204f)

9. 2 Verhaltenstherapie

Die Verhaltenstherapie wird seit Beginn der sechziger Jahre zur Behandlung von Essstörungen eingesetzt. Allein oder in Kombination mit anderen Methoden und Verfahren ist sie sowohl in der ambulanten als auch in der stationären psychotherapeutischen Versorgung von Esssüchtigen, Magersüchtigen und bulimischen Patientinnen fest etabliert. (93, S. 142). *„Die klassische Verhaltenstherapie setzt ausschließlich am beobachtbaren Verhalten einer Person an und zielt auf eine Veränderung des Essverhaltens ab." (94, S. 94)."Bei den Verhaltenstherapien werden die Prinzipien der Konditionierung und der Verstärkung zur Veränderung unerwünschter Verhaltensmuster eingesetzt. Grundlegend für diese Therapierichtung ist die Ablehnung des medizinischen Krankheitsmodells."(114, S. 665).* Die Behandlung konzentriert sich nicht auf die Heilung psychopathologischer Hintergründe der Störung sondern direkt auf eine Änderung des Verhaltens. *„Die Verhaltensmodifikation wird definiert als der Versuch, Lern- und andere experimentell gewonnene psychologische Prinzipien auf das problematische Verhalten anzuwenden." (114, S. 665)*

Verhalten kann auf drei Ebenen beschrieben werden:

1. kognitiv-verbal: Gedanken, Bewertungen, sprachliche Äußerungen
2. motorisch-behavioural: Bewertungen, Mimik, Körpersprache
3. physiologisch-humoral: Gehirnaktivität, Herzschlag, Schweißsekretion

Die „zentralen Bausteine" der Verhaltenstherapie sind die operante Konditionierung (Instrumentelles Lernen), die klassische Konditionierung (respondentes Lernen) und das Modelllernen (48). Der Schwerpunkt der verhaltenstherapeutischen Behandlung liegt in der Veränderung des spezifischen Handlungs- Einstellungs- und Denkmusters der Erkrankten. Beispielsweise sollen Patienten anhand von Selbstmanagement- Therapie- Konzepten lernen, ihre Essstörung eigenständig zu normalisieren. Zu diesen Zweck werden neue soziale Verhaltensweisen geübt und erlernt, wobei dem Verhalten auch innere Vorgänge wie Gedanken und Körpervorgänge zugeordnet werden können. Häufige irrationale Gedanken und Überzeugungen Essgestörter wie zum Beispiel das Gefühl, nur liebenswert zu sein, wenn man schlank ist, sollen so durch gesündere Einstellungen ersetzt werden (53, S. 397; 93, S. 143).

Zentrales Element der verhaltenstherapeutischen Behandlung Essgestörter ist das Verlernen falscher Essgewohnheiten und das Erlernen eines neuen und angemesseneren Umgangs mit dem Thema Körpergewicht und Nahrungsaufnahme. (94, S. 94). Ambulante Therapien werden sowohl als Gruppen- als auch als Einzeltherapie durchgeführt und erstrecken sich in der Regel über einen Zeitraum von drei Monaten. Ein erfahrener Verhaltenstherapeut, der über viele Jahre Erfahrung in diesem Bereich sammeln konnte, sieht die Gruppe als ein bedeutsames diagnostisches Werkzeug, da die Patientinnen sich mit anderen Erkrankten identifizieren könnten und damit bereitwilliger Informationen über sich oder ihre Situation an andere weiterzugeben bereit seien. Die Gruppe könne auch dazu dienen, anderen Mitgliedern die Notwendigkeit einer stationären Behandlung klarzumachen und ihre Einsicht zu fördern. Im umgekehrten Fall wird häufig eine Gruppentherapie als Nachbehandlung im Anschluss an einen Krankenhausaufenthalt aufgenommen.

Es konnten positive Verläufe verbucht werden, nachdem ambulante Verhaltenstherapiegruppen als eine Art „Auffangbecken" für Notfälle geöffnet wurden. Bei drohenden Rückfällen – etwa durch extreme Stresssituationen bedingt – besteht bei solchen Angeboten für Patientinnen die Möglichkeit, die ambulante Verhaltenstherapie in Form der Gruppentherapie wiederum in Anspruch nehmen zu können, um so gravierenden Rückfällen vorzubeugen. (63; 93, S. 147). Ein Ziel der Gruppentherapie besteht unter Anderem darin, den Gruppenmitgliedern die Fähigkeit zur Selbsthilfe zu vermitteln. Die Therapeuten bieten Informationsvermittlung und Problemlösetraining an und geben *„Anleitung zur Gründung einer Selbsthilfegruppe" (63).* Meermann verweist auf eine große Vielfalt von Methoden, die heute zur Behandlung eingesetzt werden können, rät aber zu einer kritischen Auswahl, da die Effizienz und Effektivität durch Forschung und Langzeitstudien nicht ausreichend belegt sei.

Mögliche Methoden innerhalb einer Gruppentherapie können Selbstbeobachtung durch Tagebuchführung, Zielerreichungsskalierung für verschiedene Problembereiche auf drei Ebenen, Erlernen von Selbstkontrolltechniken, alternative Verhaltensweisen zu Heißhungeranfällen und selbstinduziertem Erbrechen oder Techniken der kognitiven Umstrukturierung sein, mit deren Hilfe die Unterbrechung der Teufelskreisläufe angestrebt wird. Durch die Korrektur falscher Vorstellungen sowie Vermittlung von Kenntnissen über Ernährung und angemessenes Körpergewicht und vieles mehr versucht man, verzerrte Einstellungen und weitere damit zusammenhängende defizitäre Bereiche positiv zu beeinflussen (43; 61, S. 88; 93, S. 147). Die stationäre Behandlung gilt dann als indiziert, wenn der gesundheitliche Zustand der Patientin keine Besserung bei ambulanter Behandlung erwarten lässt, zum Beispiel bei suizidalen Tendenzen oder wenn es als sinnvoll erachtet wird, sie als Katalysator für einen Veränderungsprozess einzusetzen. In jedem Fall ist eine Orientierung anhand langfristiger und kurzfristiger Ziele angebracht. So fordert Meermann bei stark abgemagerten Patientinnen zunächst die Wiederherstellung eines akzeptablen prämorbiden Gewichts mit Hilfe operanter Verstärkungsprogramme, die er als die *„rascheste und humanste Methode" (64)* ansieht. (siehe hierzu auch vorangegangener Abschnitt). Langfristige Ziele sollten seiner Ansicht nach in der Normalisierung der Essgewohnheiten, der Verbesserung des Körperbildes, des Selbstwertgefühls und des Beziehungsverhältnisses innerhalb der Familie bestehen (64). Lennerts unterteilt die stationäre Verhaltenstherapie in drei inhaltliche Schwerpunkte. Am Anfang einer jeden Behandlung steht nach seinem Konzept die Thematik der Essstörung im Mittelpunkt, welche die Informationsvermittlung, die Normalisierung des Essverhaltens, die Erarbeitung einer neuen Verhaltensanalyse und Lerngeschichte und die Förderung der Selbstakzeptanz beinhaltet. Im Anschluss daran folgt die Arbeit an psychosozialen Themenbereichen in Form der Bearbeitung von Konflikten und dem Erlernen von Konfliktlösungsstrategien, der Förderung des Selbstwertgefühls und der Selbstakzeptanz, Unterstützung bei der Selbstfindung, Bearbeiten von Fragestellungen, die Partnerschaft, Ausbildung und Beruf betreffen, aber auch den wichtigen Bereich der Rückfallprophylaxe aufgreifen. In der letzten Phase der stationären Therapie werden verhaltenstherapeutische Methoden vermittelt. Diese können unter Anderem aus Kontaktmanagement, Selbstbeobachtung, Verstärkungsprogrammen und der Förderung von sozialkommunikativen Fertigkeiten und Selbstsicherheitstraining bestehen (53). Als entscheidend für den anhaltenden Erfolg der Therapie sieht Meermann *„die Schaffung von einigen Hauptquellen (anderen als das Diäthalten) positiver Befriedigung oder Verstärkung“ (64).*

Das Bulimie-Zentrum e. V. hat für kritische Situationen, die einen Rückfall befürchten lassen, einige Verhaltensregeln für Betroffene aufgestellt:

- *„Nehmen Sie sich Zeit, um über Ihre Schwierigkeiten nachzudenken, nach Lösungen zu suchen und einen Aktionsplan auszuarbeiten. Einige Lösungen helfen, andere nicht.*
- *Beginnen Sie wieder mit dem Führen eines Tagebuches über Ihr Essen.*
- *Beschränken Sie Ihr Essen auf drei geplante Hauptmahlzeiten und höchstens zwei Zwischenmahlzeiten. Versuchen Sie, sich hierbei an feste Zeitabstände zu halten. Wenn Sie das Gefühl bekommen, dass Sie die Kontrolle verlieren, dann planen Sie Ihre Mahlzeiten bis ins Detail vor.*
- *Sorgen Sie dafür, dass Sie sich möglichst oft in Gesellschaft mit anderen befinden, besonders beim Essen.*
- *Planen Sie Ihre Tagesaktivitäten. Vermeiden Sie Situationen von „Nicht-wissen-was-Tun“ ebenso wie solche von „Zu-viel-tun-wollen“.*

Der Einsatz der Verhaltenstherapie zur Behebung oder Besserung der Essgestörtenproblematik ist nach wie vor umstritten. Kritiker bemängeln, dass der augenblickliche Forschungsstand keine detaillierten Analysen und fundierte Schlussfolgerungen zulasse. Auch ausführlich beschriebene Konzepte zur Behandlung der Bulimie seien auf ihre Wirkweise meist nur anhand „kleiner Stichproben oder Einzelfallanalysen oder gar nicht überprüft worden.“ (112, S. 109) Kritik wird auch deshalb geäußert, weil Ursachen und Gründe von Essstörungen in rein verhaltenstherapeutischen Konzepten unberücksichtigt bleiben. Aus diesem Grund wird heute zunehmend mit integrativen multimodalen Therapieprogrammen gearbeitet. Lennerts (53) spricht sich für die Anwendung verhaltenstheoretisch psychobiosozialer Modelle aus, die eine allgemeine Verhaltensänderung und die Fähigkeit zur Konfliktbewältigung sowohl im tiefenpsychologischen, sozialen als auch im kognitiven Bereich anstreben.

Multimodale Konzepte sind nach Ansicht vieler Fachleute langfristig erfolgreicher, wenn die Behandlung auch nach erfolgreicher Verhaltensänderung hinsichtlich der Essensgewohnheiten fortgeführt werde. (93, S. 142f; 94, S. 94). Auf gute Erfolge verweist eine Therapeutin, die verhaltenstherapeutische Elemente mit körperorientierten Verfahren ergänzt, wodurch der Kontakt zum Körper verbessert und Körpersignale besser gedeutet werden könnten. (92, S. 127f)

De Zwaan et al halten an der Überzeugung fest, dass die kognitive Verhaltenstherapie, angewandt auf das Krankheitsbild der Bulimia nervosa auf ihre Therapieerfolge ausreichend evaluiert sei (10). Diese Einschätzung wird von einigen Fachkollegen geteilt und stützt sich auf die Auswertung ambulanter Gruppen- und Einzeltherapien von durchschnittlich dreimonatiger Dauer (61, S. 88, 93, S. 142). Halmi weist anhand von 35 Studien nach, dass die Verhaltenstherapie im Bereich der Bulimiebehandlung im Vergleich zu anderen Essstörungen deutlichere Erfolge zeigt. Nach seinen Ergebnissen konnten 40 bis 50% der Betroffenen nach Therapieende ein normales Essverhalten ohne Fressattacken und Erbrechen, beziehungsweise Laxantienabusus einhalten, bei weiteren Patientinnen sei zumindest eine Verbesserung der Symptomatik zu verzeichnen, sodass von einer positiven Entwicklung bei 70 bis 95% gesprochen werden könne (30). Bezogen auf die anorexia nervosa ist die Wirksamkeit der Verhaltenstherapie wenig belegt. Nimmt man allein die Gewichtszunahme als Indiz für eine Besserung, so weisen Studien auf Erfolge bei 40 bis 80% der anorektischen Patientinnen hin, die nach Ende des Katamnesezeitraums ein normaleres Gewicht erreicht hatten, danach allerdings in den meisten Fällen wieder abgenommen hatten (93, S. 143)

Die ambulante Verhaltenstherapie zeigt bei jungen Patientinnen mit kurzer Krankheitsdauer insbesondere dann positive Wirkungen, wenn die Mädchen noch in ihrer Herkunftsfamilie leben und integriert sind. An die ambulante Phase schließt sich zur Stabilisierung meist eine stationäre Behandlung an. Insgesamt werden jedoch für eine langfristige Heilung der Magersucht eher negative Prognosen gegeben, wenn die Verhaltenstherapie nicht durch andere Methoden wie oben beschrieben ergänzt wird. (30; 53; 93, S. 143) Bei der Adipositas konzentrieren sich verhaltenstherapeutische Verfahren in erster Linie auf die Reduzierung des Gewichts. Die langfristigen Ergebnisse der Adipositasbehandlung sind jedoch eher entmutigend. Erwiesenermaßen brechen viele Übergewichtige die Behandlung vorzeitig ab. Diejenigen, die in Behandlung bleiben, verlieren meistens nur geringfügig an Gewicht und nehmen nach Beendigung der Therapie wieder zu. Aufgrund dieser Erkenntnisse wird heute auch beim Vorliegen einer Esssucht meist zu erweiterten Behandlungskonzepten geraten, in denen neben dem Ziel der Verminderung des Gewichts vor allem auf die Körperschemastörungen, die Beeinträchtigung des Sättigungsgefühls und auf das niedrige Selbstwertgefühl eingegangen wird (94, S. 96). So kann zusammenfassend festgehalten werden, dass nach aktuellem Kenntnisstand die Verhaltenstherapie bei allen Essstörungen am erfolgversprechendsten in Verbindung mit anderen Methoden angewandt werden und daher stets als ein Element innerhalb gut ausgearbeiteter multimodaler Behandlungskonzepte Anwendung finden sollte.

9. 3 Familientherapie

Im Jahre 1970 wurde über die Familientherapie im Zusammenhang mit Essstörungen erstmalig berichtet. Minuchin als auch Selvini Palazzoli stellten als Erste die Familie als ein kybernetisches System dar, das sich durch verborgene Regeln selbst reguliert und steuert. Ihrer Anschauung nach ist die Essstörung das Produkt einer familiären Dysfunktion, wobei die Problematik in der innerfamiliären Beziehungsstruktur und nicht in den einzelnen Familienmitgliedern gesehen wird (37). Zu Beginn der 80er Jahre entwickelten sich neue Betrachtungsweisen innerhalb der familientherapeutischen Ansätze. Zum einen wurde die Autonomie der Familie deutlicher betont und dadurch das Vorgehen in der Therapie verändert. Durch das Abstandnehmen von monokausalen Betrachtungsweisen sah man nun die Familie auch als aufrechterhaltenden Faktor der Essstörung. Im folgenden sollen nun die wichtigsten Aspekte des familientherapeutischen Vorgehens aufgezeigt werden. Dabei sollte grundsätzlich die Individualität jeder Familie bei der Wahl der therapeutischen Mittel zu berücksichtigt werden; keinesfalls dürfe versucht werden, die Familie dem Ansatz oder der Methode anzupassen, betont Feiereis (16, S. 241). Auf der Basis einer systemischen Betrachtungsweise muss davon ausgegangen werden, dass von den sich in der Therapie vollziehenden Veränderungen nicht nur das Familiensystem betroffen ist. Vielmehr sind danach im Sinn einer ökologischen Sichtweise alle Teile und damit auch das therapeutische System mitbeteiligt.

In der Regel wirken an der direkten Behandlung zwei Familientherapeuten mit, welche mit den Familienmitgliedern und der Indexpatientin in unterschiedlichen Settings arbeiten. Einzelbehandlungen dienen der Modifikation von Informationen aus den Familiengesprächen oder umgekehrt der Beeinflussung der Dynamik durch die Individualtherapie. Als Ziel des systemischen Arbeitens gilt die Erkenntnis und Nutzung vorhandener Ressourcen innerhalb der Familie, welche nach systemischer Sicht oft unter dem Druck der Erkrankung bei Zuhilfenahme anderer therapeutischer Ansätze nicht erkannt werden (16, S. 230).

Die Basis der Therapie wird anhand folgender Grundprinzipien beschrieben:

1. Im Mittelpunkt der Behandlung sollten nach Ansicht von Weber und Stierlin an Stelle isolierter und sprachlich gefasster Phänomene die innerfamiliären Wechselbeziehungen stehen, wodurch sich die Essstörung von der Krankheit in eine individuelle Eigenschaft verwandle und so zu einem Element der Familiendynamik werde. Solche Elemente zeigen sich als Verhaltensbeiträge zur Organisation eines Systems sowie als Ausdruck und Folge kontextgebundener Etikettierungen und Zuschreibungen. Aus solcher System- und Beziehungssicht ließen sich dann die in den genannten Eigenschaftszuweisungen implizierten Tatbestände folgendermaßen beschreiben: *„Wenn der Vater Maria ermahnt, mehr zu essen, wenn die Mutter sie dann in Schutz nimmt und die Schwester vorwurfsvoll schaut, verweigert Maria weitere Nahrungsaufnahme.“ (107, S. 76)*

2. Die auf solche Wechselbeziehungen gerichtete Betrachtung geht über einseitige Ursache-Wirkungs-Zusammenhänge (sog. Lineare Kausalität) hinaus und ermöglicht eine erweiterte Sichtweise in Gestalt eines Kreisprozesses, in dem die *„Kette der Ursachen und Folgen in sich zurückläuft in Bezug auf das Gestaltetsein des Vorgangs" (107, S. 76).* Konkret für die Therapie bedeutet dies, dass auf Schuldzuweisungen verzichtet werden kann zugunsten einer Allparteilichkeit, die es den Therapeuten ermöglicht, für alle Familienmitglieder gleichermaßen Partei zu ergreifen und die Verdienste eines jeden einzelnen anerkennen zu können. Die damit verbundene Neutralität bewirkt die Akzeptanz der Therapeuten und die Anerkennung seiner Kompetenz durch alle Beteiligten und schließt ein „Einbauen" in familiäre Beziehungsmuster, also die Gefahr, auf eine Seite gezogen zu werden, aus (82, S. 119).
3. Als Folge wechselwirkenden Verhaltens ergeben sich Muster und Regeln, die zu erkennen als Aufgabe der Familientherapie angesehen werden, weil darin die Voraussetzungen für die Verstehbarkeit des essgestörten Verhaltens liegen.
4. Hierbei wird jedoch grundsätzlich die individuelle Entscheidungsfähigkeit der Beteiligten unterstellt, was die aktive und willentliche Mitgestaltung der Situation beinhaltet. Demzufolge entfällt auch die Zuschreibung von Opferrollen, es wird also eher gefragt: Wann hat sich Maria entschieden, in einen Hungerstreik zu treten?
5. Familientherapeutische Ansätze legen die Annahme zugrunde, dass das Verhalten der Beteiligten – von familieninternen Ideen und Bedeutungszuschreibungen beeinflusst – Handlungen der Angehörigen des Systems leiten und koordinieren, wodurch die Handlungsspielräume eingeengt werden. In der Therapie geht es daher um das Erkennen und Benennen dieser Einschränkungen, um sie in Frage zu stellen. Dies kann sich zum Beispiel auf Tabus, Denkverbote, Dogmen, Richtig-Falsch-Bewertungen usw. beziehen (107, S. 77; 82, S. 116).
6. Auch Ideen bezüglich der Realität bestätigen, erhalten und verändern sich nach Auffassung der Systemtheoretiker durch rekursive Prozesse. In Form einer selffulfilling- prophecy können sie zu Problemlösungsversuchen führen, die eher der Aufrechterhaltung denn der Beseitigung des Problem dienen. So wird angenommen, dass der Versuch, das trotzige Verhalten einer Magersüchtigen mit drastischen Mitteln zu ändern die Wahrscheinlichkeit einer noch drastischeren Abwehr steigern könnte (107, S. 77).
7. Vor dem weiteren Vorgehen in der Familientherapie muss geklärt werden, was als behandlungsrelevantes System definiert werden kann und welche Personen als Problemdefinierer, bzw. -mitgestalter einzubeziehen sind (107, S. 77). Halmi spricht sich für eine Familienanalyse unter Einbeziehung aller in der Familie lebenden Personen aus, also für eine Integration all jener, die zusammen oder sehr nah beieinander wohnen. (30) Die Familie wird als soziales Ganzes – geschlossenes System – betrachtet und in diesem Sinne in die Behandlung involviert, wobei

das einzelne Familienmitglied als *„Individuum im Netz der signifikanten Beziehungen, in dem die Menschen interagieren,"(94, S. 97)* gesehen wird.

9. 3. 1 Methodik bei der Familienbehandlung

Einige Hinweise zur Methodik bei der Familienbehandlung sollen in folgenden überblickartig dargestellt werden. Zum äußeren Rahmen ist zu sagen, dass in der Regel – das Einverständnis der Familie vorausgesetzt – von jeder therapeutischen Sitzung Videoaufzeichnungen gemacht werden, um eine anschließende Reflexion innerhalb des Therapeutenteams zu ermöglichen. Nichtteilnehmende Beobachter der therapeutischen Gruppe verfolgen die Familiensitzung, manchmal hinter einem Einwegspiegel, mit. Während einer vorher angekündigten Pause zieht sich das gesamte Team zur Beratung und Zusammenfassung der Überlegungen zurück, deren Resultate anschließend der Familie unterbreitet werden. Solche Mitteilungen – Interventionen genannt – werden in Form sogenannter positiver Konnotationen, also positiver Umdeutungen der Besonderheiten innerhalb des familiären Gesamtsystems, vorgenommen. Negative Formulierungen sollen vermieden werden, um bei den Familien die Bereitschaft zu einer von Motivation getragenen Zusammenarbeit mit den Therapeuten zu fördern.

Um die familiären Zusammenhänge überblickartig zu erfassen, zu verstehen und anschaulich zu machen, bedient man sich in der Familientherapie eines Stammbaums, des so genannten Genogramms, das in Zusammenarbeit mit den Ratsuchenden entwickelt wird. Dies bringt den Vorteil einer Visualisierung sowohl für das Therapeutenteam als auch für das Familiensystem und unterstützt die Kommunikation (16, S. 22f). Darüber hinaus bietet sich für Therapeuten die Möglichkeit, im Zuge der Anamnese anhand bestimmter Symbole als sogenannte „Landkarte" einen Familienlageplan mit seinen darin bestehenden Konflikten, Beziehungen und Subsystemen zu erstellen (104, S. 57).

Eine weitere häufig angewandte Technik in der Familientherapie ist das Stellen einer sogenannten Familienskulptur, bei der die einzelnen Personen zu Teilen dieser Skulptur werden, was eine analoge Darstellung von Beziehungen innerhalb des Systems ermöglicht. *„Der unschätzbare Vorteil liegt im unmittelbaren, symbolhaften und wortlosen Erleben für jeden Beteiligten" (44, S. 238),* wird diese Methode von Therapeutenseite beurteilt. Familientherapeutische Ansätze sehen als Ziel bei der Behandlung Essgestörter eine qualitative Veränderung der familiären Situation, die der Besserung der Symptomatik dienlich ist. Erfahrungsgemäß vollziehen sich solche Veränderungen in den Abständen zwischen den Familiensitzungen zu Hause durch das *„Erproben neuer Verhaltensweisen" (44, S. 242).*

Eine Studie kam zu dem Ergebnis, dass vor allem bei Essgestörten unter 18 Jahren die Familienbehandlung zu positiven Ergebnissen führte und daher schwerpunktmäßig, jedoch nicht ausschließlich bei der Therapie Magersüchtiger in Frage komme. Nur in selteneren Fällen findet sie auch bei Bulimikerinnen und Esssüchtigen Anwendung, da diese Patientinnen in der Regel das Erwachsenenalter erreicht haben und nicht mehr in ihren Herkunftsfamilien leben (93, S. 154; 94, S. 97f). Als eine der Hauptursachen für die Entwicklung einer Bulimie wird neben weiteren Faktoren die Störung des subjektiven Körperbewusstseins gesehen. Der Aufbau einer eigenen Identität und einer erwachsenen Autonomie und damit eine altersgemäße Ablösung vom Elternhaus werde häufiger durch eine starke Abhängigkeit beeinträchtigt, wobei jede nur angedachte Veränderung als Bedrohung im Raum stehe und auch so erlebt werde. Deshalb könne in diesen Fällen als Ziel der Familientherapie definiert werden, eine angemessene Ablösung der Patientin von der Familie zu unterstützen. Das Vorhandensein mangelnder Impulskontrolle bei der Patientin aber auch von Depressionen bei den Eltern hänge deutlich mit dem Ausmaß der bulimischen Erkrankung bei den Patientinnen zusammen (112, S. 80; 93, S. 154).

Des weiteren zeichnet sich die Problematik von Bulimiker- und Esssüchtigenfamilien erfahrungsgemäß durch häufigen Streit, Drogen- und Alkoholabusus, körperlichen und sexuellen Missbrauch oder Kommunikationsmangel aus. Zur Aufarbeitung dieser Missstände sieht man eine Behandlung des familiären Funktionssystems als sinnvoll an, in deren Mittelpunkt die Organisation und Dynamik der Familie, Rollenfunktionen und innerfamiliäre Beziehungen stehen. Innerhalb therapeutischer Kernprozesse werden Veränderungen bei der Kommunikation sowie im Hinblick auf die Beziehungen und Strukturen innerhalb der Familie angestrebt oder Autonomieprozesse angeregt und die Anwendung von Problemlösungs- und Verhandlungsstrategien initiiert und unterstützt. Besonders, wenn familiäre Verhaltensmuster der Ursprungsfamilie sich in Paarbeziehungen negativ auswirken und zur Aufrechterhaltung der Essgestörtenproblematik beitragen, gilt eine Einbeziehung der früheren Familienmitglieder als Möglichkeit, eine Verbesserung zu erreichen. Gerade bei der Behandlung älterer Patientinnen mit einer Chronifizierung wird die Integration emotionaler Bindungen an die Ursprungsfamilie als sinnvoll erachtet. Allerdings muss immer damit gerechnet werden, dass eine Therapie an Widerständen aufgrund von Familiengeheimnissen oder verborgenen Koalitionen scheitert. Als Voraussetzung für eine erfolgreiche Therapie gilt die Teilnahme aller Familienmitglieder und deren Bereitschaft, einer Veränderung in ihrem Verhalten zuzustimmen (31, S. 161; 89; 93, S. 154).

Familientherapie wird in drei verschiedenen Formen angeboten:

1. Beratung der Familie in praktischen Alltagsfragen
2. Familienpsychotherapie
3. Systemische Familientherapie (89; 93, S. 155)

Die psychoanalytisch orientierte Familientherapie wird als Kurzzeit- und Langzeitbehandlung angeboten, wobei die jeweilige Problematik der Familie ausschlaggebend ist. Daher erfolgt die Therapieplanung erst nach den Eindrücken der ersten Sitzungssequenz. Die systemische Familientherapie geht davon aus, dass jedes Individuum nach

Regeln bestimmter Systeme lebt (Beruf, Alltag, Freizeit, aktuelle Lebenszusammenhänge wie zum Beispiel Zweierbeziehungen, Wohngemeinschaften, selbstgegründete Familie ...). Es wird versucht, diese Regeln zu verstehen und dementsprechend auf diese sozialen Systeme einzuwirken. Die Entstehung eines psychopathologischen Symptoms wird dem Versuch zugeschrieben, den Regeln unterschiedlicher Systeme Rechnung zu tragen. Das Individuum sei dadurch bestrebt, jedes System zu befriedigen, vermeide somit Konflikte und fördere damit den Zusammenhalt der Systeme.

Aufgrund der stets sehr individuellen Pathologie der Essgestörten kann die Familientherapie nicht allein als ausreichende Behandlung angesehen werden, sondern bedarf einer Ergänzung durch weitere geeignete Maßnahmen. (89).

9. 4 Pharmakotherapie

Rolle und Wert einer medikamentösen Behandlung von Essstörungen sind trotz zahlreicher Studien mit unterschiedlichen Ergebnissen nach wie vor umstritten. Weitgehende Einigkeit besteht darüber, dass die Pharmakotherapie immer nur als Ergänzung zu anderen Therapieformen wie der kognitiven Verhaltenstherapie, den psychoanalytischen Therapieformen sowie in Kombination mit der Ernährungsberatung durchgeführt werden sollte (93, S. 157). Bei der medikamentösen Therapie unterscheidet man zwischen einer der raschen Gewichtszunahme dienenden Behandlung und der Behandlung sekundärer Komplikationen. In den Anfängen der medikamentösen Behandlung der Anorexia nervosa wurden appetitfördernde und gleichzeitig antipsychotisch wirkende Mittel wie Chlorpromazin eingesetzt, die heute wegen ihrer unerwünschten sedierenden Wirkung kaum noch Anwendung finden (12; 21; 93, S. 157). Eine Entscheidung zur Verabreichung von Medikamenten bedarf der sorgfältigen Abwägung durch das fachärztlich- psychologische Behandlungsteam. Zur Anwendung kommende Mittel wie Antidepressiva, Neuroleptika oder Tranquillizer sind mit zum Teil erheblichen Nebenwirkungen wie Sedierung, Entwicklung einer Substanzabhängigkeit, Hypotonie oder der Entwicklung von Ängsten verbunden. Daher sollte im Voraus mitberücksichtigt werden, dass Folgeschäden unter Umständen eine weitere medikamentöse Behandlung erfordern (77; 93, S. 157). De Zwaan et al (12) legen in Übereinstimmung mit weiteren Fachkollegen der pharmakologischen Behandlung von Essstörungen zwei Modelle zu Grunde.

Sie basieren

1. *„auf der Annahme, dass es sich (...) um eine Variante affektiver Störungen beziehungsweise um ein Depressionsäquivalent handelt und*
2. *auf der Hypothese einer Dysfunktion der zentralen Neuroregulation von Hunger und Sättigung im Hypothalamus, wobei vor allem die Rolle des serotonergen Systems untersucht wurde"*.

Die bislang wenig überzeugenden Erfolge der Pharmakotherapie weisen dieser Behandlungsform eine eher untergeordnete Bedeutung bei der Therapie essgestörten Verhaltens zu, denn Garfinkel et al zufolge bewirkt medikamentöse Behandlung *„allein keine Veränderung in der Wahrnehmung und Haltung der Erkrankten gegenüber ihrem eigenen Körper." (21).*

Auch die Verabreichung von Antidepressiva an Bulimikerinnen erbrachten wenig zufriedenstellende Ergebnisse, da sich zwar das psychische Grundstimmung, jedoch kaum das krankhafte Essverhalten gebessert hatten, wodurch die Erkrankung weiterhin fortbestand. (23; 94, S. 56). Daher sollten Medikamentengaben nur in Fällen schwerster Erkrankungsformen und unter sorgfältiger klinischer Überwachung über einen möglichst kurzen Zeitraum als Ergänzung zu anderen Maßnahmen erfolgen.

9. 5 Tiefenpsychologische Therapieformen

Psychoanalytische Verfahren gehen von einem kausalen Krankheitsverständnis aus, das nach Ursachen und Entwicklungsverläufen forscht, die für die Symptombildung als verantwortlich angesehen werden können. Wo eine umfassende Erschließung der Ursachen nicht möglich ist, müssen hypothetische Konstrukte *„die Leiden der infantilen Vergangenheit ausfüllen" (51, S. 555)*, wobei nach Auffassung Freuds das Ideal der Behandlung immer in der vollen Erinnerung bestehe, da verdrängte Inhalte des Unterbewusstseins sich in Wiederholungen zeige (111, S. 77). Die psychoanalytische Therapie gilt nicht nur als eine Behandlungs-, sondern auch als eine Forschungsmethode, wodurch ihre Leistung über das Liefern diagnostischer Daten oder distanzierter statistischer phänomenologischer Beschreibungen hinausgeht. Durch den rationalen und emotionalen Dialog soll eine besondere Dynamik des Verständnisses geschaffen werden, was nach Selvini Palazzolis Erfahrung manchmal zu einer Entdeckung sowohl auf Seiten des Analytikers als auch auf Seiten der Essgestörten führe. Aufgrund dieser Erkenntnisse wird von Tiefenpsychologen diese Therapieform anderen Verfahren gegenüber als überlegen eingestuft (90, S. 129). So werden magersüchtige Fehlhaltungen als Zeichen einer *„suboptimalen Lösung eines innerpsychischen Konflikts" (111, S. 77)*, bulimische Verhaltensweisen mit oder ohne Erbrechen oder kachektische Ausprägungen der Anorexie als Neuinszenierungen unbewusster infantiler Konflikte gedeutet. Diese finden ihren Ausdruck nicht nur in Form körperlicher Beschwerden, Ängsten und Verhaltensauffälligkeiten, sondern stets auch in realen Situationen und werden in Wiederholungen neu belebt. Freud schränkt ein, dass *„ ... der Kranke von dem in ihm Verdrängten nicht alles erinnern (könne), vielleicht gerade das Wesentliche nicht ...." (51, S. 555).* Aus diesem Grund wird als sinnvoll erachtet, Wiederholungen mutmaßlich pathogen wirksamer Szenarien im therapeutischen Rahmen in der Übertragung auf den Analytiker innerhalb gewisser Grenzen zu ermöglichen. Dabei soll sich die analytische Arbeit hauptsächlich auf diese wieder aktuell wirksam werdenden Muster konzentrieren. Die

Rolle des Therapeuten beschränkt sich hierbei auf die Position eines beteiligten Beobachters. Ein besonderes Augenmerk gilt den in der Gegenübertragung von der Patientin im Therapeuten ausgelösten Gefühlen und Impulsen, wobei als möglicherweise auftretendes Problem die Abgrenzung eigener Persönlichkeitsanteile, Eigenarten und Konflikte von jenen der Essgestörten gesehen wird. Die Chance, einen therapeutischen Zugang zu der Patientin zu erlangen, wird nur dann als erfolgversprechend eingestuft, wenn die enorme Bedeutung des Symptoms für die Patientin erkannt werde und Berücksichtigung finde. Verhaltensweisen wie der Umgang mit dem Körper oder die Methoden zur Gewichtsabnahme sollten nach Ansicht von Tiefenpsychologen weniger als zu beseitigendes Übel angesehen als vielmehr in ihrer symbolischen Kraft und als kreative Inszenierung unbewusster Konflikte gedeutet und respektiert werden.

Anders als Verfechter verhaltenstherapeutischer Verfahren gehen die Vertreter psychoanalytischer Richtungen davon aus, dass das Symptom die Stelle noch nicht vorhandener alternativer Schutz -und Konfliktbewältigungsmechanismen einnehme und damit eine wichtige Funktion inne habe. Es wird von Fachleuten auf die Notwendigkeit der Vorstellungskraft des Therapeuten hingewiesen, die eingesetzt werden müsse, um die Zusammenhänge zwischen Erleben und Verhalten der Essgestörten aufzuspüren. Erfahrungen haben gezeigt, dass insbesondere die vielen Varianten des Fressens und Kotzens der Geheimhaltung unterliegen. Erst nach längerer Therapie sind danach mitunter erstaunliche Erkenntnisse möglich. Beispielsweise habe nach Aussage von Patientinnen das Erbrechen nicht ausschließlich die Funktion einer als unangenehm empfundenen Form der Gewichtskontrolle nach einem Fressanfall, sondern erfahre gelegentlich eine Umkehrung: Das als qualvoll empfundene Essen werde dann zur Vorbedingung für die zweite Sequenz, das willentlich herbeigeführte Erbrechen, welches dann dem Zweck der Entlastung und Entspannung, Angstüberwindung und Stimmungsaufhellung diene.

Anhand dieses Beispiels wird die enorme Bedeutung einer Erkenntnis der subjektiven Wahrheit der Patientin deutlich. Vielfach haben Fachleute darauf hingewiesen, dass nur ein sensibles Vorgehen ohne schamverletzende *„inquisitorische Explorationen"* zu dem erhofften therapeutischen Erfolg führen könne (111, S. 77f).

9. 5. 1 Die Haltung des Therapeuten

Das klassische Vorgehen tiefenpsychologisch orientierter Therapien ist üblicherweise durch eine abstinente, sich im wesentlichen auf Deutungen beschränkende Haltungen des Therapeuten gekennzeichnet, was den Rahmen bilden soll für das Wiederbeleben von Erfahrungen und inneren Bildern aus der Vergangenheit in der Übertragungssituation. Die Deutung durch den Therapeuten schließt die Förderung einer Veränderung mit ein, gilt als ein Vorgang sowohl kognitiver als auch affektiver Natur und setzt Veränderungsbereitschaft seitens des Patienten und psychischen Leidensdruck voraus – Merkmale, die zumindest bei Magersüchtigen primär selten anzutreffen sind. Aus diesem Grund wird dazu geraten, bei der Behandlung Essgestörter von der klassischen therapeutischen Vorgehensweise abzuweichen (109, S. 208). Magersüchtige werden zu Beginn der Behandlung als kalt und unzugänglich beschrieben. *„Doch diese Kälte ist lediglich ein Schirm, hinter dem sich ihre akuten Ängste und Vermutungen und ihre Entschlossenheit, alle Annäherungen abzuwehren, verbergen. Manche Patientinnen, besonders die jüngsten, sehen aus wie erschreckte Kinder oder als ob sie gefoltert worden wären (...). Manche müssen zur Behandlung regelrecht hingeschleppt werden, während sich andere mit dem abfinden, was sie gegenüber einer Schlauchernährung für das kleinere Übel halten" (90, S. 135)* berichtet Selvini Palazzoli. Unter diesen Umständen dürfe nicht die allgemeine Annäherung gewagt werden; die Patientin auf die Couch zu bitten, verbiete sich damit von selbst.

Magersüchtige ebenso wie Bulimiekranke und Esssüchtige agieren bekanntermaßen mit ihrem Symptom (111, S. 208), was die dauerhafte Anforderung an den behandelnden Therapeuten stellt, niemals die sich dahinter verbergende Symbolik aus den Augen zu verlieren. Es wurde bereits darauf hingewiesen, dass insbesondere für Anorektikerinnen die Erfordernis eines Hereinwachsens in die Erwachsenenwelt eine enorme Bedrohung darstellt. Hinter der augenfälligen Konfliktdynamik verbirgt sich nach heutigem Kenntnisstand meist ein tief gestörtes Selbstwertgefühl, was zu einer narzisstischen Überbewertung des Körpers geführt habe und aufgrund von Schuldgefühlen weiter genährt werde. Da der Körper auch für den Beweis eigener Tugendhaftigkeit herhalten müsse, seien Selbstliebe und Selbsthass untrennbar miteinander verbunden. Im *„autistischen Rückzug"*(90) symbolisiere der Leib die Überzeugung, dass von der Umwelt keine Befriedigung zu erwarten sei. Besonders von Anorektikerinnen werde in der Regel die Übernahme der weiblichen Rolle abgelehnt – vor allem deren Inkorporationsaspekte wie das Eindringen des männlichen Gliedes und des Samens sowie die Schwangerschaft, was im übertragenen Sinne auch für den Aspekt des Eindringens in der therapeutischen Beziehung gelten müsse und damit der Behandlung hinderlich im Weg stehen könne. Auch aufgrund des Erlebens der eigenen Triebkontrolle durch das Fasten – verbunden mit einem Hochgefühl angesichts der dadurch empfundenen Unabhängigkeit werde jedes Hilfsangebot potentiell als gefährlich eingestuft, resümiert Wilke. Für die Therapeutin sei es wichtig zu wissen, dass dieses Wohlgefühl eine *„regressive Ersatzlösung" darstelle, der das „Scheitern der Regulation ihres Selbstwertgefühls auf der Erwachsenenebene vorausgegangen" sei. (109, S. 208).*

Die Patientin in ihrer *„Abwehrbastion ihres infantilen Größenselbst" (109, S. 208)* anzugreifen, wird als wenig sinnvoll angesehen. Vielmehr bestehe die Aufgabe darin, durch Geduld und die Fähigkeit, zu warten, eine Atmosphäre des echten Vertrauens und respektvollen Verständnisses zu schaffen, in der negative Erfahrungen der Vergangenheit nicht wiederholt werden müssten. Auf diese Weise könne die Patientin unterstützt werden, ihre *„Position vorsichtig wieder zu verlassen" (109, S. 208).* Im Mittelpunkt der therapeutischen Bestrebungen sollte aus tiefenpsychologischer Sicht die Stärkung des als schwach empfundenen Ichs stehen. Bei der Behandlung Essgestörter hätten sich weder Deutungen allein, noch ein Mitagieren (wie von Eltern und Geschwistern) als sinnvoll erwiesen. Von Seiten des Therapeuten sei vielmehr ein vorsichtiges Handeln, das beispielsweise auch in normalen Alltagsaktivitäten wie gemeinsamem Essen bestehen könne, angezeigt, was jedoch ein vertieftes Verständnis der Bedeutung dieser Handlung für die Patientin voraussetze.

Da Essgestörte Konflikte nur sehr begrenzt äußern können, gilt es als häufig begangener Fehler, sich in endlosen Diskussionen über das Essen zu verlieren, ohne an die eigentlichen Kernpunkte zu gelangen. Allerdings dürfe daraus nicht geschlossen werden, man müsse die Thematik des gestörten Essverhaltens völlig ausklammern, vielmehr solle sie als zentraler Bestandteil der Krankheit Berücksichtigung finden, rät Wilke. Er schlägt vor, in schweren Fällen von Abmagerung der Patientin ein Minimalgewicht als Voraussetzung für die Fortführung der ambulanten Therapie zu nennen, da nach seiner Ansicht bei dessen Unterschreitung allein aus medizinischer Sicht eine Hospitalisierung unumgänglich erscheine. Nach dieser grundsätzlichen Klärung mit der Patientin sollte die Therapeutin jedoch von weiteren Diskussionen über das Symptom oder Fragen nach damit verbundenen Verhaltensweisen absehen, um nicht mit den kontrollierenden Eltern identifiziert zu werden (90, S. 142ff; 109, S. 208).

Selvini Palazzoli spricht sich in diesem Zusammenhang für einen *„konstruktiven Gebrauch der Unwissenheit“* aus (90, S. 152), dessen Bedeutung sich durch folgende Aussage einer Patientin erschließt: *„Ich kann nicht sagen, wie froh ich bin, dass Sie nicht einmal auf all den Lügen und Ausflüchten herumgehackt haben, die ich anfangs benutzt habe. Ganz offen gesagt, ich glaubte, dass Sie ein bisschen blöd sein müssten. Aber dann drängte es mich unwiderstehlich, Ihnen die Wahrheit zu sagen. Erinnern Sie sich noch ... eines Tages kam ich zu einer Sitzung und haute mein Klistier auf den Tisch. Zu meiner Überraschung reagierten Sie weder triumphierend noch beleidigt. Sie sagten einfach nur: Wir wollen doch mal herauszufinden versuchen, weshalb Sie das immer noch brauchen. Ich weiß jetzt, dass Sie von Anfang an alles darüber wussten. Aber Sie wussten auch, dass ich zu dieser Zeit keine andere Wahl hatte.“ (90, S. 152f)*

Zusammenfassend können die Merkmale einer tragfähigen therapeutischen Beziehung folgendermaßen beschrieben werden: Die Patientin sollte auf jemanden treffen, der sich als beständig erweist, wo sie Manipulierbarkeit erwartet und der aufgrund einer für sie ungewohnten Form der Beziehung, in welcher vertraute Machtkämpfe und Versteckspiele nicht unterlaufen werden, so dass sie sich in der Lage sieht, auf die gewohnten Verhaltensweisen nach und nach verzichten zu können.

9. 5. 2 Belastungen des Analytikers

Bei der tiefenpsychologischen Behandlung stellen sich regelmäßig heftige Gegenübertragungsreaktionen ein, die sich nach Beobachtungen im klinischen Kontext ebenso im Zusammenspiel mit dem Klinikpersonal zeigen, wodurch nach Ansicht Wilkes die Gefahr gegeben sei, dass die ausgestrahlte Hilflosigkeit Magersüchtiger weiter gestützt werde. Ebenfalls sei zu bedenken, dass es für Therapeutinnen schwierig werden kann, sich

„bevorzugt der Übertragung verfolgender, dominierender und hasserfüllter Mutterimagines ausgesetzt oder in die Identifizierung mit der bedürftigen, gierigen oder hassenden Tochter gedrängt zu sehen" (110). Als weitere geschlechtsspezifische Probleme gelten Schwierigkeiten von Analytikerinnen mit dem eigenen weiblichen Selbstbild, die in solchen Fällen spiegelbildlich in ihren Patientinnen wiedererkannt würden. Problematisch für männliche wie weibliche Therapeuten könne auch eine grenzüberschreitende Faszination für die Patientin werden, wobei *„ein Mindestmaß an Faszination erforderlich (sei), um sich solchen Patienten libidinös zuwenden zu können" (111, S. 79).*

Grundsätzlich gilt, dass jeder Psychotherapeut, dem ein souveräner Umgang mit der eigenen verborgenen Seite (z. B. homosexuelle Tendenzen) schwer fällt, auf die Behandlung Magersüchtiger verzichten sollte. Anders als in der klinischen Behandlung lastet bei der ambulanten Einzeltherapie alles auf den Schultern einer einzelnen Person. So hat sich in der therapeutischen Praxis erwiesen, dass manchmal offenbar analytische Deutungen von den Essgestörten symbolisch als Nahrung verstanden werden, woraus problematische Folgen erwachsen können. So hat sich gezeigt, dass Bulimikerinnen oftmals auf ein Übermaß analytischer Deutungen mit ausgeprägten Brechanfällen reagierten. Hilfreiche Unterstützung bei den sich aus der Therapie ergebenden Problemen bieten den Behandelnden und Betreuern Besprechungen in Supervisions- oder Balint-Gruppen, in denen unter anderem belastende Gegenübertragungsreaktionen erörtert werden können. Insbesondere auf die Essproblematik bezogene Themen, die nicht zum zentralen Gegenstand der Therapiegespräche werden dürfen, können innerhalb solcher Gruppen besprochen werden, um dem Analytiker zu eigener Klarheit und Entlastung zu verhelfen und damit Voraussetzungen für einen erfolgreichen weiteren Verlauf der Therapie zu schaffen (109, S. 208f). Die übliche Idealisierung des Therapeuten durch die Essgestörte müsse – so die Meinung Willenbergs - nicht gedeutet werden und stelle kein Problem dar; vielmehr sei sie die *„Basis auf der die Bearbeitung destruktiv-aggressiver Phantasien beidseits besser ertragen werden (könne)" (111, S. 79).*

9. 5. 3 Voraussetzungen für die Aufnahme in die ambulante Therapie, Dauer und Zielsetzungen

Die Aufnahme in eine ambulante Therapie hängt in erster Linie vom körperlichen Zustand der Essgestörten ab. Es gilt als unverzichtbar, dass der Therapeut auch über einen medizinischen Sachverstand verfügt. Ungeachtet dessen, dass es sich nicht ausschließlich um ein organisches Problem handle, müsse er sich vor der Versuchung hüten, sich ausschließlich der psychischen Seite anzunehmen, um darüber zu vergessen, dass auch den körperlichen Erfordernissen der Patientin Beachtung zu schenken sei. Wenn eine parallele medizinische Betreuung durch einen niedergelassenen Arzt auf Grund des schlechten körperlichen Zustands der Patientin nicht als ausreichend angesehen werden könne, sei eine Hospitalisierung in schwerwiegenden Fällen unumgänglich, sollte aber nach Auffassung Mara Selvini Palazzolis das letzte Mittel der Wahl sein (90, S. 150ff).

Tiefenpsychologisch fundierte Verfahren werden bei der ambulanten Behandlung von Essstörungen in Form von Kurzzeitbehandlungen oder Langzeittherapien durchgeführt, wobei für Kurzzeitbehandlungen ca. 25 Sitzungen, für Langzeitverfahren ca. 100 Stunden veranschlagt werden, meist bei einer niedrigen Frequenz von einem Mal pro Woche (89). Kurzzeitbehandlungen beziehen sich auf minder schwere Erkrankungsformen. Der Fokus der Gespräche liegt in der Anfangsphase der Behandlung auf der Beschreibung der Symptomatik, den auslösenden Situationen, sowie den zugrundeliegenden Konflikten, Phantasien, Affekten und deren Abwehr. Die tragenden Säulen der Behandlung werden beschrieben als ein „Dreieck", bestehend aus der Betrachtung der Symptomatik, der Arbeit an aktuellen inneren Konflikten, beziehungsweise Konflikten im äußeren Umfeld und der Arbeit mit der aktuellen therapeutischen Beziehung. Hierbei stellt der Therapeut sein eigenes Beziehungserleben der Patientin dosiert zu Verfügung. Die Langzeitbehandlung ist bei Essgestörten mit chronifizierten Krankheitsbildern angezeigt; ebenso bei Patientinnen, deren Krankheit einher geht mit tiefergehenden psychoneurotischen Störungen oder Persönlichkeitsstörungen, die zur dauerhaften Besserung mitbehandelt werden müssen. Es wird davon ausgegangen, dass schwere chronische Fälle nur bedingt heilbar sind. Allenfalls könne darauf gehofft werden, die Symptome unter Kontrolle zu halten (89). *„Statt zu versuchen, eine wirkliche Wandlung des Ichs zu erreichen, indem er die Abwehr der Patientin beseitigt, muss sich der Therapeut damit begnügen, das existierende Ich innerhalb streng umrissener Grenzen zu konsolidieren" (89, S. 148).*

Analytische Therapie gilt im allgemeinen immer dann als indiziert, wenn der Essstörung biographisch bedingte Konfliktmuster zugrunde liegen. In diesen Fällen könne nur in einer intensiven therapeutischen Beziehung versucht werden, diese erlebbar und verstehbar zu machen, um ihre Auflösung zu erreichen, etwa in Fällen mit tiefgreifender Selbstwertproblematik, depressiver und neurotischer Störung mit masochistischer Verarbeitung sowie bei Identitätskonflikten. Massive Über-Ich-Konflikte bedürften eines intensiven Durcharbeitens innerhalb des therapeutischen Verlaufs. *„Um eine dauerhafte Besserung der Symptomatik zu erreichen, ist hier das Ziel, die abgewehrten dissoziierten Anteile des Selbst miteinander zu integrieren, die Intensität der neurotischen Konflikte und die damit verbundenen Affekte für das Ich handhabbar zu machen (...). Wie bei allen schweren Neurosen ist in der Regel ein höheres Ausmaß an auf das Ich gerichteter therapeutischer Aktivität notwendig, als dies gegenwärtig als Standardverfahren gelehrt wird" (89),* lautet ein kritischer Standpunkt aus den Reihen der Psychoanalytiker.

Über die Heilerfolge der analytischen/tiefenpsychologischen Verfahren können kaum präzise Aussagen gemacht werden, da entsprechenden Erhebungen unterschiedliche Kriterien zugrunde lagen. Insgesamt besteht ein wissenschaftlicher Konsens darüber, dass psychotherapeutisch unbehandelte essgestörte Menschen durchweg schlechtere Prognosen haben als behandelte. Zugrunde gelegte somatische Zielvariablen wie Menstruationszyklus und Körpergewicht und Verhaltensmerkmale wie Laxantien/Diuretikaabusus oder bulimisches Verhalten (Fressen/Kotzen) führten nach Langzeitstudien zu Heilungsraten von 70– 80 % bezogen auf die Krankheitsbilder Anorexia und Bulimia nervosa (8), womit Aussagen über psychische Faktoren jedoch weiterhin ausstehen. Nicht mit Zahlen belegt werden können Aussagen, nach denen als aussichtsreichste Fälle jene gelten, die einer frühzeitigen geeigneten Behandlung zugeführt werden. Hier wird eine Heilungsquote von nahezu 100 % bei Therapiebeginn in einem frühen Stadium vermutet.

9. 6 Feministische Therapie

Essstörungen zählen nicht zufällig zu den typisch weiblichen Krankheitsbildern, wenn man sich die gesellschaftlich-kulturellen Entwicklungen und Bedingungen vor Augen hält. So erscheint es als naheliegend, dass sich insbesondere feministische Therapeutinnen dieser Erkrankungen annehmen (94, S. 99). Bei der feministischen Therapie handelt es sich meistens nicht um eine eigenständige Therapieform im eigentlichen Sinne; vielmehr wird auf bekannte therapeutische Verfahren und Behandlungsmethoden zurückgegriffen, wie etwa auf Elemente aus der Psychoanalyse, der Gestalt-, aus Gesprächs- und Körperpsychotherapien – gelegentlich auch auf verhaltenstherapeutische Elemente, wobei der Schwerpunkt feministischer Ansätze weniger auf der Erreichung bestimmter Verhaltensziele als vielmehr auf der Bearbeitung und Besserung von Identitäts- und Beziehungsproblemen liegt. Die spezielle Ausrichtung der Therapie hinsichtlich der Methoden hängt von der Ausbildung der Therapeutin ab (94, S. 100).

Vertreterinnen der feministischen Ausrichtung machen für die Epidemie der Essstörungen das Ungleichgewicht zwischen den weiblichen und männlichen Anteilen sowohl innerhalb der Gesellschaft als auch unter den Frauen selbst, verantwortlich. Frauen erlebten oft eine Verzweiflung und Entfremdung, die unter anderem auch Folge der Verleugnung ihres inneren weiblichen Wesens sei (45, S. 26). So wird mitunter von der feministischen Therapie, die bemängelt, dass auch bei Psychotherapien in der Regel das Bild eines gesunden Menschen entsprechend dem männlichen Geschlechtsstereotyp unterstellt werde, die Orientierung an den herkömmlichen therapeutischen Ausrichtungen aufgegeben (94, S. 100; 45, S. 26). Beispielhaft soll hier in knapper Form ein alternatives feministisches Therapiemodell vorgestellt werden, welches das Labyrinth als uraltes und geheimnisvolles Symbol an den Ausgangspunkt der Behandlung stellt, von wo aus sich die Frauen auf den verschlängelten Weg zur Heilung begeben sollen. Die Therapeutin beschreibt das Vorgehen und die Auswirkungen folgendermaßen: *„Sie mussten auf ihre Stimme in ihrem Inneren lauschen, die sie auf der Suche nach den wahren Gedanken, Gefühlen und Bedürfnissen leitete und stützte. Sie stellten dabei fest, dass sie die Erwartungen eines geradlinigen Fortschritts aufgeben, den Verstand außer Kraft setzen und sich der Macht der Emotionen und Intuitionen anvertrauen mussten.“ (45, S. 14).* Anhand von Mythen, Märchen und alten Legenden werden die Frauen angeregt, die Sprache der Methapher zu lernen, um dem Verständnis eigener innerer Wahrheiten und der *„Weis-*

heit ihrer eigenen Geschichte" näher zu kommen (45, S. 14). Als Gemeinsamkeit der feministischen Ansätze – gleichgültig ob an herkömmlichen oder alternativen Verfahren orientiert – lässt sich erkennen, dass sie alle mit gesellschaftskritischem Blick bei der geschlechtsspezifischen Diskriminierung von Frauen ansetzen.

An erster Stelle feministischer Betrachtung steht das geltende weibliche Schönheitsideal, das mit der allgemeinen Bewertung von Weiblichkeit in einen engen Zusammenhang gebracht wird. Hier setzen Überlegungen mit der Frage an, was *„jene Aspekte des weiblichen Körpers, dem Bauch und den Hüften, die am engsten mit der natürlichen Fähigkeit verbunden (seien), Leben zu tragen und zu nähren, in der Einschätzung unserer Gesellschaft von weiblicher Schönheit so entwertet" (45, S. 16).* Feministinnen zeigen den Weg einer Entwicklung auf, in der zunehmend eine Veränderung der Werte erfolgte. Nach Auffassung von Anita Johnston, der Urheberin oben beschriebener Therapieform gilt heutzutage das von Menschenhand geschaffene dem von der Natur geschaffenen als überlegen; die alte weibliche Weisheit, geschöpft aus der Natur mit ihren zyklischen Bewegungen wie Menstruation, Ebbe und Flut, Leben, Tod und Wiedergeburt sowie den Mondphasen und der Gabe der Intuition und der Emotionen seien schließlich abgelehnt und verspottet worden. Die darauf folgende Dominanz des männlichen über das Weibliche sei danach auf tragische Weise in Form von Hexenverfolgung und -verbrennung zum Ausdruck gekommen, glaubt die Therapeutin (45, S. 17f).

Die Besonderheit feministischer Behandlungsansätze liegt demzufolge in ihrem hauptsächlichen Anspruch, Frauen in ihrer Persönlichkeit und in ihrem Erleben ihrer Weiblichkeit zu stärken und zu unterstützen (94, S. 100.). Dem emotionalen Verlangen, das aufgrund vieler *„verletzender und herabsetzender Erfahrungen schließlich verkümmern musste, um schließlich durch die Essstörung beantwortet zu werden"(70, S. 189),*soll hier Rechnung getragen werden. Feministische Therapeutinnen sehen die Symptomatik des essgestörten Verhaltens als unbewusste Hilfsmaßnahme der betroffenen Frau, die auf diese Weise versuche, Stabilität und Kontrolle über ihr chaotisches und unintegriertes Seelenleben zu erlangen. Die Kontrolle über das Essen sei als Versuch zu werten, emotionale Einbrüche in den Griff zu bekommen (70, S. 188). Entsprechend der Überzeugung, dass die Ursachen der Erkrankung in den Machtstrukturen und normativen Werthaltungen in einer patriarchalisch geprägten Gesellschaft liegen, fallen auch die therapeutischen Interventionen aus, die von einem grundsätzlichen Verständnis für die Essgestörte gekennzeichnet sind, die *„in Wirklichkeit nie in der Lage gewesen (sei), Enge und Zwänge der Frauenrolle zu akzeptieren" (70, S. 193).* Eine Gefahr innerhalb des therapeutischen Prozesses einer feministischen Therapie sieht die Fachfrau Verena Vogelbach-Woerner in der manchmal sehr ausgeprägten inneren Verbundenheit mit der Patientin. *„Es ist nicht nur die Identifikation mit den Bedürftigen, sondern es sind auch die euphorischen Momente gelebter Frauensolidarität in den Therapien essgestörter Frauen, die uns zu (...) Verstrickungen verleiten können"*, beschreibt sie diese besondere Dynamik. (103, S. 44). Die schwierige Anforderung an die moderne Frau fasst eine andere Vertreterin der feministischen Therapie in folgenden Bild zusammen: *„Die heutige Frau ist ein* *runder Stab, der verzweifelt versucht, in ein eckiges Loch zu passen, damit sie überleben und sich wohl fühlen kann." (45, S. 18).* Vor diesem Hintergrund hält sie Zwangsmaßnahmen jeglicher Art für verfehlt und unwürdig. Vielmehr sieht die Aufgabe der Therapie in der einfühlsamen Begleitung der Frauen auf ihrem Weg zu einer neuen Wahrnehmung und unterstützt ihre Patientinnen auf diesem Weg durch den *„Dschungel von Emotionen, Selbstvorwürfen, Schuldgefühlen, Kontrolle und Kontrollverlust" (70, S. 192 ff).* Feministische Therapieansätze sehen angesichts weiterhin bestehender gesellschaftlich patriarchalischer Strukturen von einer Schuldzuweisung an die Mutter ab. Es könne – so die feministische Sicht – nicht um Schuld oder Unschuld der Mutter gehen, die den gleichen Bedingungen sich zwischen Macht/Autorität und Ohnmacht in den Beziehungen zwischen Mann und Frau ausgesetzt sei. Auch wenn der Vater innerfamiliär psychische Schwäche zeige, so sei er doch Träger gesellschaftlicher und öffentlicher Macht und verkörpere damit die geltenden Werte (22, S. 99; 102).

In den 70er Jahren des 20. Jahrhunderts, der Entstehungszeit der feministischen Therapie, wurden gleichzeitig auch Frauen-Selbsterfahrungsgruppen und Selbsthilfegruppen für Essgestörte gegründet. Basierend auf den Bestrebungen der Frauenbewegung lag ihr Anspruch in der Identifikation mit gleichfalls betroffenen Frauen und einer Minderung des Leidensdrucks. Das Anliegen feministischer Gruppenangebote besteht in der Hauptsache darin, die kollektive Seite der weiblichen Identität zu stärken durch eine gemeinsame Arbeit an der Problematik und gegenseitiger Unterstützung notwendiger Veränderungsprozesse (94, S. 101; 45, S. 18).

Zusammenfassend seien hier abschließend die Prinzipien feministischer Therapie aufgeführt :

1. Grundsätzlich müssen die Therapeuten weiblichen Geschlechts sein, damit das Machtgefälle in der therapeutischen Beziehung weder zusätzlich durch eine Geschlechterhierarchie verstärkt noch durch männliche Definitionsmacht dominiert wird.
2. Der therapeutischen Beziehung von Frau zu Frau wird unterstellt, dass von Seiten der Essgestörten weniger Barrieren vorhanden seien, wodurch Probleme leichter geäußert werden könnten und seitens der Therapeutin auf größeres Verständnis und Einfühlungsvermögen stoßen.
3. Spezifisch weibliche Themenbereiche wie Sexualisierung und Entfremdung vom eigenen Körper, Inzest/Missbrauchserfahrungen und Gewalt, Schuld- und Schamgefühle, Verunsicherungen bezüglich der weiblichen Rolle oder eine problematische Mutterbeziehung können leichter thematisiert und aufgearbeitet werden.
4. Die Essgestörte kann davon ausgehen, dass das Anliegen der Therapeutin primär in der Stärkung des Selbstbewusstseins und in der Unterstützung beim Aufbau eines positiveren Verhältnis zum eigenen Körper sowie der Begleitung auf ihrem individuellen weiblichen Weg liegt (94, S. 101).

Anita Johnston fasst nochmals die schwierigen Ausgangsbedingungen in einer männlich geprägten Gesellschaft, denen sich Frauen stellen müssen, die beschlossen haben, sich auf den weiblichen Weg machen, in Worte: *„Es wird heute viel Wert auf zielgerichtete Aktivitäten gelegt, auf Leistung und Produktivität. Tun ist wichtiger als Sein. (...). Verstandesdinge haben Vorrang vor Herzensdingen. Finanzieller Erfolg wird höher bewertet, als Erfolg in Beziehungen, technologischer Fortschritt mehr als innere Weisheit ... " (45, S. 25).* Jede Frau, die sich anderweitige Bedürfnisse eingesteht, sollte sich klarmachen, dass sie gegen den Strom schwimmen muss, um ihren individuellen Weg gehen zu können.

Den essgestörten Mädchen und Frauen den Zugang und das Vertrauen zu innerer weiblicher Weisheit wieder zu eröffnen, damit sie ihre Krankheit nicht mehr benötigen, kann als das hauptsächliche Anliegen feministischer Therapieansätze gesehen werden.

9. 7 Andere Therapiemöglichkeiten

Eine rasante Entwicklung neuer Therapien im Bereich der Essstörungen und die immer breiter werdende Struktur der Hilfsangebote unterschiedlichster Richtungen ist der Anlass dafür, überblickartig auf eine Auswahl weiterer Behandlungsmöglichkeiten einzugehen. Im Anschluss daran werden Mal- sowie Musiktherapie ausführlicher besprochen.
Als therapeutische Hilfe bei Essstörungen kommen folgende Anlaufstellen oder Therapieangebote in Frage:

1. **Selbsthilfegruppen:** Beispielhaft seien hier folgende genannt:
   - Anonyme Esssüchtige (Bremen)
   - ANAD- Selbsthilfe (München)
   - Cinderella e. V. (München)
   - DICK und DÜNN (Berlin, Hamburg, Düsseldorf, Nürnberg)
   - Frankfurter Zentrum für Essstörungen (Frankfurt)

   Das Setting einer Selbsthilfegruppe wird frei gewählt und die Treffen können täglich bis monatlich stattfinden. Die Gruppe soll den die Betroffenen das Gefühl vermitteln, nicht alleine zu sein und die Gewissheit fördern, dass Heilung möglich sei. Die Leiterin einer solchen Gruppe hat in der Regel eigene Erfahrungen mit einer Essstörung durchgemacht. Zu den Aufgaben aller Teilnehmerinnen gehört es, sich gegenseitig zu helfen und in schwierigen Situationen und Zeiten zu unterstützen.
2. **Kunsttherapie:**
   Die Kunsttherapie sieht ihr Ziel darin, die Selbstwahrnehmung der Erkrankten zu stärken und hat eine selbstheilende Funktion.
3. **Tanz-, Bewegungs-, Körperwahrnehmungstherapie:**
   Diese Therapieformen gehen oftmals von einem ganzheitlichen Persönlichkeits-

modell aus, dem die Einheit von Körper, Geist und Psyche zugrunde liegt.
Das Ziel besteht in der Schaffung eines Zugangs zum eigenen Körper. Die Anwendung körperorientierter Therapieformen erfolgt in sinnvoller Ergänzung zu anderen Behandlungskonzepten.

4. **Entspannungstherapie:**
Sie soll helfen, Gefühle und Konflikte auszudrücken, die Essgestörte nicht auf direktem Weg mitteilen können oder wollen. Diese Therapie gilt als mitunter äußerst hilfreicher Weg, einen Zugang zum inneren Erleben der Patientinnen zu schaffen und wird in Kombination mit anderen Hilfsangeboten angewandt.
(94, S. 98)

9. 7. 1 Maltherapie und Musiktherapie – Vorbemerkungen

Essgestörte Frauen und Mädchen- insbesondere Magersüchtige- fallen nach therapeutischer Erfahrung sehr häufig durch eine besondere künstlerische Begabung auf. Es gibt in der gesamten zur Verfügung stehenden Fachliteratur Hinweise auf gehäuft vorkommende ausgeprägte kreative Fähigkeiten bei den Betroffenen, die mit einer gleichzeitigen Betonung des „Andersseins" einhergehen. Es ist von Gefühlen fehlender Zugehörigkeit oder Ablehnung durch andere die Rede oder aber von selbst gewünschter und herbeigeführter Abgrenzung, wie es eine Betroffene formuliert: *„Ich wollte schon immer etwas Besonderes sein, will es immer noch; nicht die breite Masse, nur oberflächlich an unwichtigen Werten orientiert, sondern anders ..." (23, S. 42.)*

Der angebliche *„Snobismus"* Magersüchtiger (90, S. 34) drückt sich auf vielfältige Weise aus, etwa durch exzentrische Kleidung oder auch außergewöhnliche Essgewohnheiten. Angesichts der großen Aufmerksamkeit ihrer äußeren Erscheinung gegenüber wird von einer Therapeutin der Körper als Bedeutungsträger mit Symbolgehalt bezeichnet (22, S. 4) und die Magersucht als *„Sprache junger Menschen, die sich nicht anders zu artikulieren wissen." (24, S. 104)* gesehen. *„Ich versuchte durch meinen Körper auszudrücken, was mir mit Worten nicht gelang,"* schreibt eine Magersüchtige (33, S. 24), die als studierte Fotografin ihren eigenen kachektisch abgemagerten Körper ablichtete, um damit ihre Krankheit auf kunstvoll kreative Weise zum Ausdruck zu bringen. Der Körper also als kreativ eingesetztes Mittel, um Botschaften zu transportieren? Diese Vermutung liegt nahe, tritt doch die Anorexie gehäuft bei jenen Frauen auf, die sich als Balletttänzerinnen, Fotomodelle und Schauspielerinnen durch künstlerischen Ausdruck ihres Körpers mit einer Aussage an ihr Publikum wenden. Mehrere Untersuchungen belegen ein gehäuftes Auftreten von Bulimie und Magersucht bei Angehörigen oben genannter Berufsgruppen. So liegt die Anorexierate bei Tänzerinnen doppelt so hoch wie bei der übrigen Bevölkerung, wobei der Schlankheitsdruck, der auf diesen Frauen lastet, als besonderer Risikofaktor betrachtet wird (21; 77). Man kann umgekehrt annehmen, dass vielfach die Berufswahl der bestehenden Persönlichkeit angepasst wird, wofür es zahlreiche Hinweise gibt. *„Vorzugsweise scheinen viele Anorektikerinnen Aktivitäten zu* *wählen, Ballett, Fechten u.a., die einen Prozess der Läuterung von eher alltäglichen Antrieben und Interessen zu versprechen scheinen und an deren Ende die Betroffenen sich als geschlechtslose Elfenwesen (Ballett) oder mystische Amazonen idealisieren können," (68, S. 5)* fasst ein Therapeut seine auf Erfahrung basierende Überzeugung zusammen.

Orbach formuliert den Wunsch nach Ausdruck so: *„Der Körper muss umgewandelt werden: Er soll nicht mehr als entfremdetes und verachtetes Objekt erfahren werden, sondern als Ausdruck des Selbst" (70, S. 207).* Eine Betroffene spricht von einem Sichtbarmachen des Leidens durch den Körper, was sich mit ihrem gleichzeitig bestehenden Wunsch nach Anderssein und dem Stolz auf ihren ausgemergelten Körper verbindet. *„Er war meine Leistung, mein Kunstwerk." (33, S. 21),* fasst sie nicht ohne Stolz ihre Gefühle ihrem mageren Körper gegenüber zusammen.

Essgestörte Frauen unterscheiden sich erfahrungsgemäß häufig schon in der Kindheit von Gleichaltrigen, nicht zuletzt deshalb, weil sie schon in jungen Jahren durch ihre oft anzutreffende künstlerische Begabung und Ausdrucksfähigkeit auffallen, wie eine Mutter berichtet: *„Sie zeigte Begabung im Zeichnen und benutzte diesen Weg als Ausdrucksmittel, um sich mitzuteilen." (24, S. 37).* Allem Anschein nach wird diese besondere Gabe der Tochter von der Umgebung nicht immer freudig begrüßt. Das Kind sei dann gezwungen, sein *„Licht unter den Scheffel zu stellen" (45, S. 10)* meint eine Autorin und vermutet darin den Ursprung der späteren Störung: *„Vielleicht war es ein Mädchen, das entdeckte, dass es seine künstlerische Begabung unterdrücken musste, um seinem arbeitsamen, ehrgeizigen Vater zu gefallen. Sie entdeckte, dass sie mit einem ständigen Hungergefühl alle Bedürfnisse nach kreativem Ausdruck verdrängen konnte."(45, S. 11)* ist ihre Mutmaßung. Wie bereits an anderer Stelle erwähnt, wird ein längeres und daher nicht altersentsprechendes Verweilen betroffener Mädchen in jener entwicklungspsychologischen Phase, die durch den sogenannten Egozentrismus gekennzeichnet ist, häufig beobachtet, als deren Merkmale das physiognomische Sehen und die Personifizierung gelten. *„Die Dinge und Erscheinungen der Außenwelt tragen für das Kind vielfach ein Gesicht, sie schauen bedrohlich oder freundlich, stolz oder traurig drein. Diese Physiognomie der Dinge verschwindet für den Menschen nie ganz. Sie wird nur im Laufe der Entwicklung durch die sachliche Dingerkenntnis ergänzt. Auch für den Erwachsenen gibt es Augenblicke, wo die Dinge eine Physiognomie besitzen. Dies ist besonders in Zuständen gesteigerter Affektivität der Fall." (69, S. 313)*

Das längere Festhalten der Mädchen an der egozentristischen Sicht auf die Welt erscheint weniger erstaunlich vor dem Hintergrund ihrer aus dem normalen Rahmen fallenden künstlerischen Ausdrucksmöglichkeiten, welche die Fähigkeit zu einer solchen spezifischen Betrachtung der Dinge geradezu voraussetzt. Kunst jeglicher Ausrichtung erscheint ohne eine solche beim Künstler vorhandene Gabe undenkbar. Anita Johnston, Leiterin eines Therapiezentrums für Essgestörte, stellt sich mit deutlichen Worten auf die Seite der betroffenen Frauen, die durch ihr Anderssein mit vielen Vorurteilen und Zurückweisungen zu kämpfen hätten: *„Im Gegensatz zur Überzeugung meiner Kollegen und dem, was die Literatur darüber sagt, handelt es sich nicht um furchtbar schwierige Kli-*

entinnen, sondern um besonders intelligente, begabte und kreative Menschen." (45, S. 9), die schon immer mit dem beherrschenden Gefühl, nicht in die Familie hineinzupassen, beziehungsweise die Dinge anders zu sehen, haben kämpfen müssen und dadurch in eine Außenseiterposition geraten sind. *„Ich erfuhr"* – berichtet sie – *„dass diese Frauen als kleine Mädchen sehr aufgeweckt und intelligent gewesen waren und ein ungewöhnliches Gespür für die Vorgänge in ihrer Umgebung aufgewiesen hatten. In den meisten Fällen waren die Frauen, die heute mit einer Essstörung kämpfen, einst Mädchen, die Unsichtbares wahrnahmen, die zwischen den Zeilen lesen konnten und spürten, wenn etwas nicht stimmte ..." (45, S. 10).*

Das entstandene Bild einer hochsensiblen Persönlichkeit mit künstlerischen Fähigkeiten und einem ausgeprägten Bedürfnis nach Ausdruck wird auch durch Interviewpartnerin Kristina bestätigt, die angesichts eines ihrer ausdrucksstarken Bilder sagt: *„Solche Bilder sind in mir drin: könnte ich immer malen ..."*

Die Überzeugung Neil Postmans: *„Die Kunst (...) ist die Sprache des Herzens (...). Wir sollten helfen, (...) diese Sprache zu verstehen, damit sie in das Herz dringen kann" (73)* sollte gerade bei der Behandlung der kreativen essgestörten Frauen und Mädchen mitbedacht werden. Die Sprache der Essgestörten, die sich oft der Kunst als Ausdrucksmittel bedient, in all ihren Facetten – verbal oder nonverbal – zu verstehen, sollte in die Bemühungen der Behandelnden mit einfließen, damit es leichter gelingt, den *„Sinn im Sinnlosen"* zu erkennen. Nur aus einer solchen Position des Verstehens und der Akzeptanz heraus dürfte eine nachhaltige Verbesserung der Störungen zu erwarten sein.

Der Verzicht auf defizitorientierte Sichtweisen zugunsten einer ressourcenorientierten Betrachtung der Symptomatik in ihren vielfältigen Ausdrucksformen sowie die Würdigung der Persönlichkeit und der Fähigkeiten der Patientin birgt erfolgversprechendere Aussichten auf die Wirksamkeit einer Therapie Die innere Verwirrung magersüchtiger Mädchen wird von Orbach beschrieben als *„chaotisch, voller Angst und Schrecken," (70, S. 179).* Dieses Chaos auf therapeutischem Weg zu verwandeln und als Chance und Ressource zur Wiedererlangung innerer Lebendigkeit und Gesundheit zu nutzen, ist ein Anliegen, welches in vielen Fällen mit Hilfe kunsttherapeutischer Ansätze erfüllt oder zumindest positiv beeinflusst werden könnte. Inneres Chaos in Bildern oder Tönen zum Ausdruck gebracht und bewusst gemacht, kommt den besonderen Gaben vieler betroffener Frauen mit ihrem Wunsch nach Ausdruck entgegen und erscheint in Kombination mit anderen Therapieformen überaus geeignet, die heilsame Auflösung krankmachender Faktoren zu unterstützen.

9. 7. 1. 1 Maltherapeutischer Ansatz

Das Empfinden oder Erleben sichtbar zu machen, wenn sprachliche psychotherapeutische Methoden an ihre Grenzen stoßen, ist das Anliegen der Assoziativen Maltherapie. Da nicht wenige essgestörte Patientinnen therapeutischen Eingriffen abwehrend gegenüberstehen und sich auf dialogische psychotherapeutische Arbeitsbündnisse zunächst kaum einlassen können, soll die Maltherapie bei der Überwindung dieser inneren Barrieren helfen. Indem Patienten *„malen, was sie leiden" (16, S. 135)*, soll ein Zugang zum Unbewussten geschaffen werden. Patienten werden angeregt, spontane Einfälle und aktuelle Empfindungen, intrapsychische oder interpersonelle Spannungen sowie chronifizierte Konflikte, Stimmungen und Träume darzustellen (16 a, S. 135).

In der Regel nehmen die Patientinnen ein bis zweimal wöchentlich für je zwei Stunden an einer offenen unstrukturierten Malgruppe teil. Die Gruppenleiterin klärt zu Beginn der Gruppe die Voraussetzungen in einem ausführlichen Gespräch, welches das Ziel verfolgt, einem Leistungsdruck vorzubeugen und damit Ängste und Widerstände abzubauen, da sich gezeigt hat, dass einige Patientinnen seit ihrer Kindheit nicht mehr gemalt haben. Es wird trotz dieses Umstands von Erlebnissen *„unerwarteter Kreativität von zum Teil künstlerischem Ausdruck" (16 a, S. 136)* berichtet. Den Patientinnen wird vermittelt, dass weder besondere Fähigkeiten noch die Ausrichtung auf ein bestimmtes Thema verlangt würden – vielmehr sei jeder einzelnen Teilnehmerin freigestellt, zu Papier zu bringen, was sich ergibt. Die von der Gruppenleiterin gegebene Anleitung lautet etwa folgendermaßen: *„Warten Sie gelassen ab, was ihnen in den Stift oder Pinsel fließt. Bringen Sie zum Ausdruck was sich gerade von innen her anbietet! Zum Schluss wird das Bild vielleicht etwas ganz Unbeabsichtigtes darstellen, und Sie werden selbst überrascht sein. Ihre Empfindungen und Gedanken zu dem Bild schreiben Sie bitte anschließend auf."* Der Prozess des Malens hat zum Ziel, Verborgenes und Krankmachendes dem Bewusstsein zugänglicher zu machen. Die Teilnahme an einer Malgruppe dient in der Regel der Ergänzung einer Einzeltherapie, in der im Anschluss mit dem Therapeuten/der Therapeutin Inhalt und Form des Bildes sowie die dazu schriftlich festgehaltenen Kommentare, Gedanken und Gefühle besprochen werden. Die daraus gewonnenen Erkenntnisse sind erfahrungsgemäß von *„hohem, manchmal höchstem therapeutischem Wert" (16 a, S. 136).* Die Maltherapie wird in verschiedenen kombinierten und sich gegenseitig ergänzenden Behandlungskonzepten eingesetzt als in manchen Fällen unentbehrlicher Bestandteil neben verbalen und averbalen Verfahren, psychosozialen und körperbezogenen Behandlungen, Einzel- und Gruppentherapien.

Die gemeinsame Betrachtung der Bilder erfolgt nach zwei Gesichtspunkten; einmal geht es um den sogenannten manifesten Bildgehalt, also um das Sichtbare, zum anderen um assoziative Einfälle, latenter Bildgehalt genannt, welcher dem „Gesamtbild" hinzugefügt dessen psychische Inhalte transparenter machen soll. Zur Ergänzung sei in den nachfolgenden Ausführungen vergleichend auf die unterschiedlichen Zugänge anderer Maltherapieformen, Kathathymes Bilderleben und die durch das Malen ergänzte

Musiktherapie, eingegangen werden. Beim Kathathymen Bilderleben münden die im Zustand tiefer Entspannung entstandenen inneren Bilder in die Kommunikation mit dem Therapeuten ein und sind zu werten als vorbewusste intrapsychische Vorgänge, die von den entsprechenden Affekten begleitet sind. Das Malen erfolgt im Anschluss, das Bild wird nochmals besprochen, wobei dann eventuell bereits die therapeutischen Interventionen in die bildliche Darstellung eingeflossen sind.

In der Musiktherapie wählt die Patientin ein Instrument, auf dem sie in drei Spielphasen Konflikte und Spannungen zum Ausdruck bringt, die später als gemalte Bilder, die sich in den verschiedenen Phasen verändernde Intuitionen sichtbar werden lassen.

Auch hier werden im anschließenden therapeutischen Gespräch die inneren Erlebnisse vertieft und sollen so für die essgestörte Patientin nachvollziehbar gemacht werden (16a, S. 136f). Die Auswertungen von Ergebnissen bei der Assoziativen Maltherapie, eingesetzt bei anorektischen und bulimischen Patientinnen, erweisen sich aufschlussreich hinsichtlich der Unterschiede zwischen den Krankheitsbildern und sollen daher Erwähnung finden. Es wurden bei den Untersuchungen Ordnungskategorien aufgestellt, nach denen sich die bildlichen Darstellungen auf folgende Themenbereiche bezogen: Aggression/ Autoaggression, Ängste, Depressionen, Regression, Symbiose, Abgrenzung/ Identifikation, Ambivalenzen (bezogen auf: Selbst, Krankheit, Gesundheit, Therapie), Körperdarstellungen/ Symptomatik (bezogen auf: Essen, Gewicht, Erbrechen). Aggression/ Autoaggression wurden von Magersüchtigen häufiger als von Bulimikerinnen dargestellt, nahmen aber insgesamt eher einen geringeren Raum ein. Dagegen war Angst in beiden Gruppen ein großes Thema, wobei Verzweiflung und Todesvorstellungen, Lebensangst, Angst vor der eigenen Krankheit oder Krankheitsverlust, vor Fressanfällen, vor bewusst erlebter Autoaggression sowie vor Sexualität Ausdruck fanden. Im Bild dargestellte Regressionsphantasien waren nur bei Anorektikerinnen anzutreffen, während Bulimiekranke eher Bilder malten, die Symbiosewünsche oder -ängste zum Inhalt hatten. Abgrenzung beziehungsweise Identifikation wurde von beiden Gruppen thematisiert.

Ambivalenzen wurden ebenfalls von beiden Gruppen durch Trennungen von Kopf und Körper, Fragmentierungen von Körperteilen oder Verzerrungen dargestellt. Die Dominanz des Kopfes über den Körper drückte bildlich das gestörte Körperempfinden aus. Übereinstimmend wurde auch innere Spannung bildlich als Zerrissenheit oder Halbierung oder Teilung dargestellt. Häufig war die Auseinandersetzung mit der Krankheit Bildinhalt, wobei Anorektikerinnen besonders oft ihre Angst vor der Aufgabe der Symptomatik bearbeiteten. Symbole für den Weg zur Gesundheit waren bei beiden Gruppen Straßen, Wege, Labyrinthe, Treppen, Leitern und Sackgassen. Gesundheit wurde stereotyp dargestellt als hell und sonnig, Krankheit als dunkel, bedrohlich und orientierungslos. Sehr häufig bei Magersüchtigen, aber auch oft bei der Gruppe der Bulimikerinnen fanden sich Darstellungen von Ambivalenzen, welche der Therapie galten. Bildlich thematisiert wurden hier Anklage, Verzweiflung, Ängste und Autonomiewünsche.

Unter die Kategorie „Körperdarstellungen“ fielen bei beiden Gruppen gleichermaßen Ausdruckformen des gestörten Körperbildes, wobei Anorektikerinnen häufig Strichmännchen malten, während Bulimikerinnen eher feiste, unproportionierte Frauenkörper darstellten. Bezogen auf das Thema „Symptomatik“ fanden sich bei Magersüchtigen Bildinhalte, die Ekel, Angst und Probleme beim Essen im Beisein anderer ausdrückten, während bei Bulimikerinnen Angst vor Kontrollverlust und Erbrechen im Vordergrund standen. Übereinstimmend wurde die Angst vor einer Gewichtszunahme thematisiert.

Im Vergleich zwischen den beiden Gruppen fielen unterschiedliche Bewegungstendenzen in den Bildern auf. Es wird beschrieben, dass bei Magersüchtigen vor allem Formen der Zentrierung, der Raumverengung und der zentripetalen Strebung, bei Bulimikerinnen hingegen häufiger die gegenteilige Bewegung anzutreffen war, mit nach außen strebenden, sich erweiternden, zentrifugalen Formen (16 a, S. 139).

Der Assoziativen Maltherapie, angewandt als Behandlungsform innerhalb eines gesamttherapeutischen Konzepts, wird ein hoher Stellenwert attestiert. Für Patientinnen bietet sie alternative Formen des Ausdrucks, mit deren Hilfe innere Konflikte aufgespürt werden können. Die spontanen und unreflektiert entstandenen Bilder können und sollten als wertvoller Anknüpfungspunkt zur gedanklichen und emotionalen Auseinandersetzung mit der Krankheit in der Einzel- oder Gruppentherapie genutzt werden (16a, S. 143).

9. 7. 1. 2 Musiktherapeutischer Ansatz

Die Musiktherapie stellt eines der ältesten Heilverfahren in unterschiedlichsten Kulturen dar. So wurde schon in frühester Zeit die Musik in Ritualordnungen – zum Beispiel der Medizinmänner – als Heilmittel angewandt. Aber auch in den letzten Jahrzehnten hat sich in der westlichen Welt die Musik als Therapieverfahren in vielen Bereichen etabliert. Doch eine eigenständige klinische Musiktherapie, welche die Bedürfnisse des Individuums in den Mittelpunkt stellt, konnte sich erst in jüngerer Zeit Jahren entwickeln. Musiktherapeutische Ansätze beinhalten sowohl eine Verbalisierung von kognitiv-intellektueller Einsicht, berücksichtigen aber im besonderen Maße auch emotional-affektive Erfahrungen, die eine große Rolle in der Entstehungsgeschichte der Störung spielen. Als theoretische Grundlage für diesen Ansatz dient unter anderem die Konzeption von Balint, die auf der Annahme basiert, dass eine pathologische Belastung des Kindes schon in der frühen Mutter-Kind-Beziehung vorhanden ist. Als Ursache für diese Grundstörung hebt Balint hervor, *„dass die Erwachsenensprache oft unbrauchbar und irreführend ist, wenn sie Vorgänge auf dieser Ebene (der Grundstörung) beschreiben will, da die Worte nicht mehr ihre konventionelle Bedeutung haben“ (Balint, zit. in 16 a).*

Die Klinische Musiktherapie ist heute als wirksames präverbales Psychotherapieverfahren als wertvoller Bestandteil innerhalb der Behandlung von Essstörungen anerkannt, wenn frühe seelische Störungen vorliegen. (93, S. 183) Aufgabe und Ziel der Musiktherapie besteht darin, Spannungszustände zu lösen, Selbstwertgefühle aufzu-

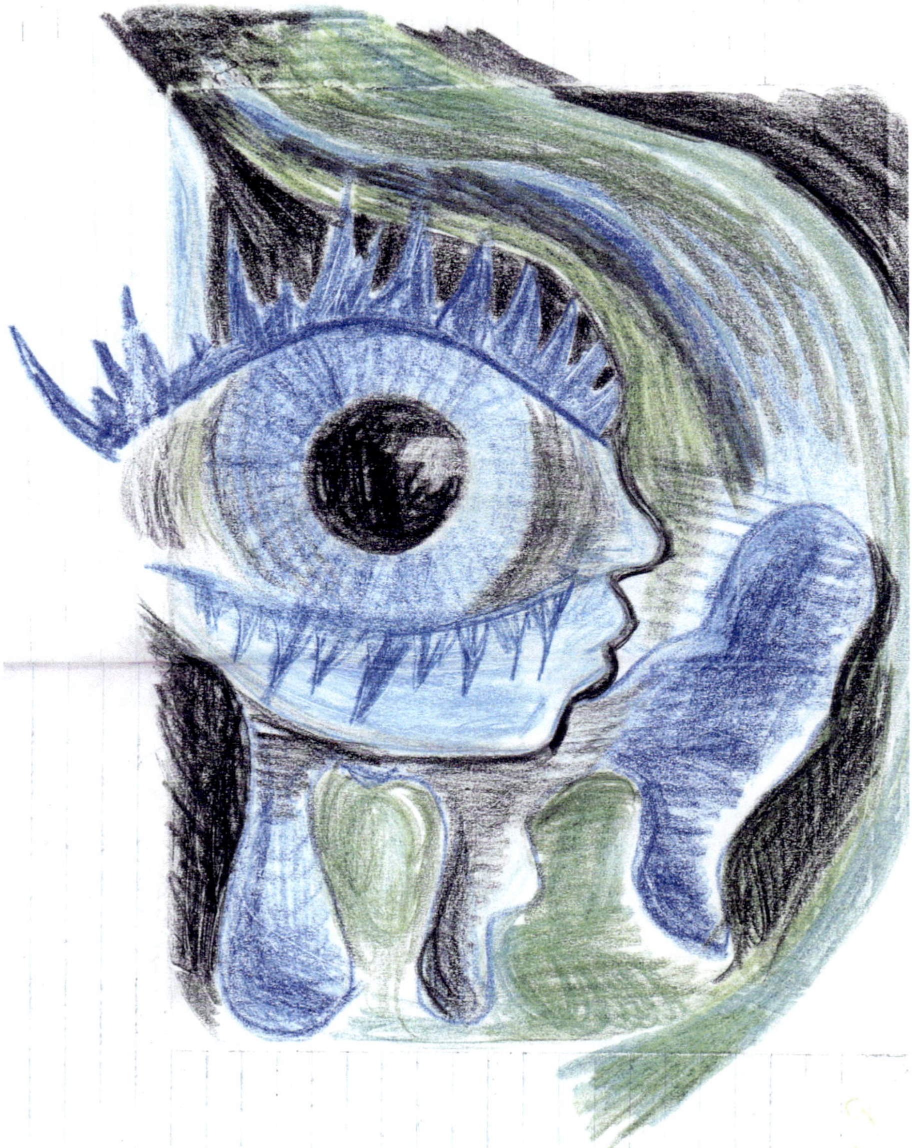

Abb. 10 Dieses Bild wurde im Tagebuch nicht kommentiert. Kristina sagt rund drei Jahre später dazu: „Solche Bilder sind in mir drin ... ; könnte ich zu allen Zeiten malen."

bauen aber auch Kommunikation innerhalb einer Gruppe zu erleben. Die Basis der Musik besteht aus dem einzelnen Ton, der schon bei Römern und Griechen in zwei physikalische Eigenschaften – Spannung und Schwingung- unterteilt wurde. Beide sind Voraussetzung für die Entstehung eines Tons, als *„bipolare, antagonistische Konstellation schon im einzelnen Ton" (16 a).* Eine Harmonie der Töne wird dann als angenehm empfunden, wenn *„Spannung und Schwingung in einem für ihn günstigen, ausgeglichenen Verhältnis zueinander stehen, in einer inneren Homöostase" (16 a)*

Der Ton – als akustisches Ereignis – beinhaltet sowohl Affekte in Form von Spannungen (Wut, Ärger, Hass ...) als auch Emotionen in Form von Schwingungen (Freude, Frieden ...). Daher benötigt eine Aneinanderreihung der menschlichen Gefühlsimpulse eine Strukturierung, die als drittes archetypisches Element oder rhythmisches Prinzip bezeichnet wird. Folglich ist jeder Ausdruck von Musik durch diese drei Grundelemente – Spannung, Schwingung und Struktur – gekennzeichnet.

Feiereis und Fachkollegen beschreiben die Aufgaben der drei Grundelemente folgendermaßen:

1. „Musik kann mit ihren Spannungsstrebungen vor allem die gestauten und chronisch blockierten Affekte anregen und beim Improvisieren unter Beteiligung von affektiver Körperenergie wieder lösen und in Bewegung bringen.
2. Musik kann mit ihren Schwingungsstrebungen besonders defizitär verbliebene Emotionen anregen, verstärken und als langfristige Gefühlslage neu zu verankern helfen.
3. Musik kann mit ihrem Rhythmus Struktur – und damit orientierungsstiftende Impulse anregen, z. B. die soziale Kommunikation mit dem anderen."(16 a, S. 246f)

Die therapeutische Instrumentalimprovisation geschieht auf leicht spielbaren Instrumenten und ist das Kernstück der Musiktherapie. Hier können die Patienten sich ein Instrument frei wählen und dann auf ihre eigene Art und Weise spielen. Dabei stehen Zupf-, Blas-, Tasten- oder Folkloreinstrumente und Klangkörper zur Auswahl – selten elektronische Instrumente. Über ihren Versuch mit der Instrumentalimprovisation schreibt eine 21-jährige Patientin: *„Beim Experimentieren mit meinem Instrument mache ich sehr überraschende Erfahrungen mit meinen inneren Gefühlen – ich wüsste überhaupt nicht, wie ich diese Erfahrungen sonst und vor allem unbeeinflusst von anderen machen könnte. Hier in der Musiktherapie spielt ja noch nicht mal der Therapeut mit; sonst würde ich eben aus Sicherheitsgründen einfach nachspielen, was der tut." (16 a, S. 247)*

So können in der Musik Bausteine gefunden werden, bestehend aus Melodie, Klang, Rhythmus, Dynamik und Form, die *„Analogien für unsere Art zu denken, zu fühlen und zu handeln (sind), und in unseren Improvisationen kommt zum Ausdruck, wie wir denken, fühlen und uns verhalten" (17, S. 247)* erklärt das Expertenteam. Dabei weiß der Patient zu Beginn seines Spielens oft nicht welche Ausdrucksrichtung er einschlägt und ist über seine eigene Spielweise überrascht. So kann beispielsweise ein rasches Tempo sein eigenes Leben wiederspiegeln oder unbewusst das Lebenstempo der Mutter. Wichtig ist auch die absolute Wertneutralität hinsichtlich richtiger oder falscher Töne.

Im Anschluss an das Spielen erfolgt immer eine Verbalisierung, in der die Improvisation interpretiert und übersetzt wird. Dieses Vorgehen soll Patientinnen befähigen, die Erfahrungen, die sie beim intuitiven Spielen erlebt hat, auf ihren Alltag zu übertragen und in ihrem Umfeld anzuwenden. (16a; 93, S. 184f)

10. Die stationäre Behandlung von Essstörungen

10. 1 Indikation zur stationären Behandlung – Probleme und Ziele

Die Notwendigkeit einer stationären Behandlung wird, wie mehrfach erwähnt, immer dann gesehen, wenn die Erkrankung bereits zu erheblichen körperlichen Schädigungen geführt hat. So ist bei einer ausgeprägten Anorexia nervosa stets die Indikation zu einer primären stationären Behandlung gegeben, da besonders bei jenen Patientinnen die Erfordernis einer raschen Unterbrechung des Gewichtsverlustes oder zur Restitution eines bereits im lebensbedrohlichen Bereich befindlichen Gewichtes, besteht (39, S. 353). Des weiteren ist bei all jenen Essgestörten mit schweren somatischen Komplikationen oder psychopathologischen Begleiterkrankungen wie Depressivität, Suizidalität und Zwangsstörungen sowie bei Missbrauch schädlicher Substanzen eine Klinikaufnahme angezeigt. Bei Patientinnen, bei denen eine Herausnahme aus pathogenen psychosozialen Strukturen – hierzu zählen beispielsweise massiv gestörte familiäre Beziehungen, eventuell in Verbindung mit tatsächlicher oder drohender Gewalt oder sexuellem Missbrauch – notwendig erscheint, wird ebenfalls die Aufnahme in eine stationäre Behandlung empfohlen (12; 93, S. 186).

Für die Behandlung von Bulimikerinnen beziehungsweise Esssüchtigen wird die Aufnahme in eine Klinik oftmals dann als Maßnahme ergriffen, wenn schwerwiegende psychiatrische Probleme wie häufig mit der Ess- Brech- Sucht einhergehende Begleiterscheinungen, beispielsweise narzisstische Störungen oder ein Borderline- Syndrom vorliegen, wenn erwiesenermaßen ambulante Therapien erfolglos geblieben sind oder wenn das Essverhalten erheblich außer Kontrolle geraten ist (12). Eine Indikation zur stationären Behandlung Essgestörter ist auch gegeben bei medizinischen Komplikationen aufgrund massiven Erbrechens und Laxantien/Diuretikaabusus (35).

Eine Reihe von Kliniken setzt die Bereitschaft der Patientinnen zur Aufgabe des Symptoms als Bedingung für eine stationäre Aufnahme voraus. Dies bedeutet für die Anorektikerin die Zustimmung zu einer Gewichtszunahme und für die Bulimiekranke oder Binge- Eaterin zu einer schrittweisen Aufgabe des selbstschädigenden Verhaltens. Bei nicht ausreichend vorhandener Therapiemotivation erhält die Patientin in der Regel die Option einer Krankenhausbehandlung zu einem späteren Zeitpunkt (87, S. 121f). In anderen Fällen stellen sich Kliniken, die eine erzwungene Gewichtszunahme kritisch beurteilen, der paradoxen Situation mit einer unter Umständen lebensbedrohlichen Krankheit der Patientin auf der einen Seite und der durch Autonomiebestrebungen bedingten Ablehnung jeglicher Behandlung auf der anderen Seite (39, S. 353). Weitgehend übereinstimmend wird von Vertretern der psychosomatischen Medizin die Meinung vertreten, dass eine *„forcierte Wiederauffütterung etwa mittels parenteraler oder Sondenernährung nur als Notfallmaßnahme bei vitaler Gefährdung indiziert"* sei, da dieser oftmals traumatisch erlebte Eingriff häufig eine ernsthafte Gefährdung des Arbeitsbündnisses und damit ein Scheitern der Psychotherapie zur Folge haben könne (34).

Die Gefühle einer Betroffenen angesichts erzwungener Gewichtszunahme kommen in folgender Beschreibung in beklemmender Weise zum Ausdruck. *„Das Schlimmste war, dass all dies gegen meinen Willen geschah!!! Alle freuten sich über diese rapide Gewichtszunahme. Mich ekelte es derart vor meinem Körper, dass ich nachts in meinen Kleidern schlief, nur um ihn beim Ausziehen nicht sehen zu müssen." (26, S. 27).* In Anbetracht einer derartigen Belastung für die Psyche besteht die unbedingte Notwendigkeit zur Förderung der Therapiemotivation bei der Essgestörten mit geeigneteren Mitteln, die zu einer schrittweisen Krankheitseinsicht führen. Dies wird manchmal versucht durch Aufklärung und Konfrontation mit der Gefährlichkeit der Krankheit bei ausbleibender Behandlung. Hinweise auf körperliche Folgen, aber insbesondere auf den Schwund der geistigen Leistungsfähigkeit sind mitunter geeignet, Patientinnen, die die *„Schaltzentrale ihrer Abwehrbastion"* und damit ihren Intellekt bedroht sehen, zu beeindrucken (76). Als Voraussetzung für eine weitere erfolgversprechende Behandlung nennen Spezialisten als erstes Therapieziel, *„der Patientin zu vermitteln (...), dass man ihr helfen will, jenen inneren Kampf um ihre Autonomie zu ihren Gunsten zu entscheiden, dass man aber die gewählten autoaggressiven Mittel für verfehlt hält. Man muss versuchen, das zu etablieren, was man eine therapeutische Ich-Spaltung nennt." (39, S. 354).* Die Bestrebungen der Behandelnden sollten demnach darin bestehen, die *„rebellierenden Elemente" (76)* der Patientin ernst zu nehmen und sie gleichzeitig so früh wie möglich in den Dienst der Therapie zu stellen, was allgemein als äußerst schwere Aufgabe und kaum aufzulösendes Dilemma des Arztes beschrieben wird (58): *„Sucht er die lebensbedrohlich abgemagerte Patientin zur Nahrungsaufnahme zu bewegen, dann wird er als dominierende Mutter erlebt, die ihre Unabhängigkeit bedroht; respektiert er die Patientin aber als autonomes Wesen, dann treibt sie vielleicht der Katastrophe zu." (39, S. 354)* beschreibt ein Arzt den zu bewältigenden Widerspruch. Diese erste Hürde zu überwinden, nämlich das Schließen eines tragfähigen Arbeitsbündnisses, wird vor allem bei der Anorexie als so problematisch angesehen wie bei kaum einer anderen Neurose.

Da die Krankenhausbehandlung von Essstörungen in der Regel nur eine erste Etappe innerhalb des gesamten Behandlungskonzeptes darstellt, können auch die Therapieziele der stationären Phase nur begrenzt sein und lassen sich folgendermaßen zusammenfassen (12; 91, S. 376):

1. die Stabilisierung des körperlichen Zustandes auf ein akzeptables Niveau
2. das Wiedererlernen von normalem Essverhalten
3. die Hinführung der Patientin zu einen psychodynamischen Verständnis der Krankheit und damit die Schaffung von Voraussetzungen für die sich anschließende ambulante Therapie

Damit besteht die stationäre Therapie der Essstörungen immer aus zwei Bereichen, nämlich der Behandlung auf der Symptomebene und der Bearbeitung der intrapsychischen Konflikte (39, S. 354; 93, S. 186ff).

Am Beispiel der ganzheitlich arbeitenden Psychosomatischen Fachklinik Lahnhöhe sollen abschließend die in einem Patientenleitfaden veröffentlichten Informationen und Indikationskriterien für die stationäre Behandlung aufgeführt werden. „*Die Psychosomatische Medizin und Psychotherapie hat ihren Schwerpunkt in der ambulanten Psychotherapeutischen Behandlung. Sie hat jedoch, differenzierter als andere medizinische Disziplinen, einen Indikationskatalog entwickelt, der nicht nur diagnostische Kriterien für eine stationäre Behandlung berücksichtigt, sondern auch Krankheitsschwere, Persönlichkeitsstruktur, Therapieziele und Therapieprozess. So können die folgenden Kriterien maßgeblich die Notwendigkeit einer stationären psychosomatischen Krankenhausbehandlung anzeigen.*

1. *Art (Diagnose) und Schweregrad der Störung*
2. *Versagen ambulanter psychotherapeutischer Vorbehandlungen oder auch Fehlen ambulanter Psychotherapie als Alternativen*
3. *Therapieanbahnung ist stationär erforderlich, wenn der Patient aus in der Krankheit liegenden Gründen ambulante Psychotherapie als die eigentlich adäquate Versorgungsform noch nicht nutzen kann.*
4. *Die Herausnahme aus dem pathogenen Milieu und dem symptomfördernden Kontext wird erforderlich. Der Patient bedarf der therapeutischen Gemeinschaft als Wirkfaktor.*
5. *Erfordernis eines multimodalen und interdisziplinären stationären Therapieangebotes hinsichtlich Struktur, Frequenz und Dichte der Behandlung in einem geschützten Rahmen unter ständiger ärztlicher Überwachung.*
6. *Mehrfache psychosoziale Dekompensation des Patienten, krisenhafte Zuspitzung und konfliktbedingte Einschränkung der strukturierten Lebensführung erfordern stationäre Behandlung.*
7. *Erhebliche somatische und/oder psychische Comorbiditäten liegen vor.*
8. *Die Therapie erfordert aufdeckende, konfrontative Elemente, die nur im stationären Setting dosierbar sind.*" (47)

10. 2 Die Diagnostik als Grundlage für die Erstellung eines Therapieplans

Die Erkenntnis, dass es sich bei Essstörungen um ein multifaktorielles Krankheitsgeschehen handelt, hat im Lauf der letzten Jahre zunehmend zu der Konsequenz geführt, die Anwendung multimethodaler Therapieansätze innerhalb der klinischen Behandlung zu bevorzugen, mit deren Hilfe sowohl den somatischen als auch den psychopathologischen Erscheinungsformen begegnet werden soll (35). Vor Aufnahme der klinischen Behandlung steht zunächst eine sorgfältige Diagnostik. Bei Vorliegen einer ausgeprägten Anorexia nervosa bestehen manche Kliniken – wie im vorangegangenen Kapitel erläutert – auf einem Mindestgewicht, das meist mittels vertraglicher Vereinbarung mit der Patientin ausgehandelt wird, da man die Ansicht vertritt, dass aufgrund der infol-

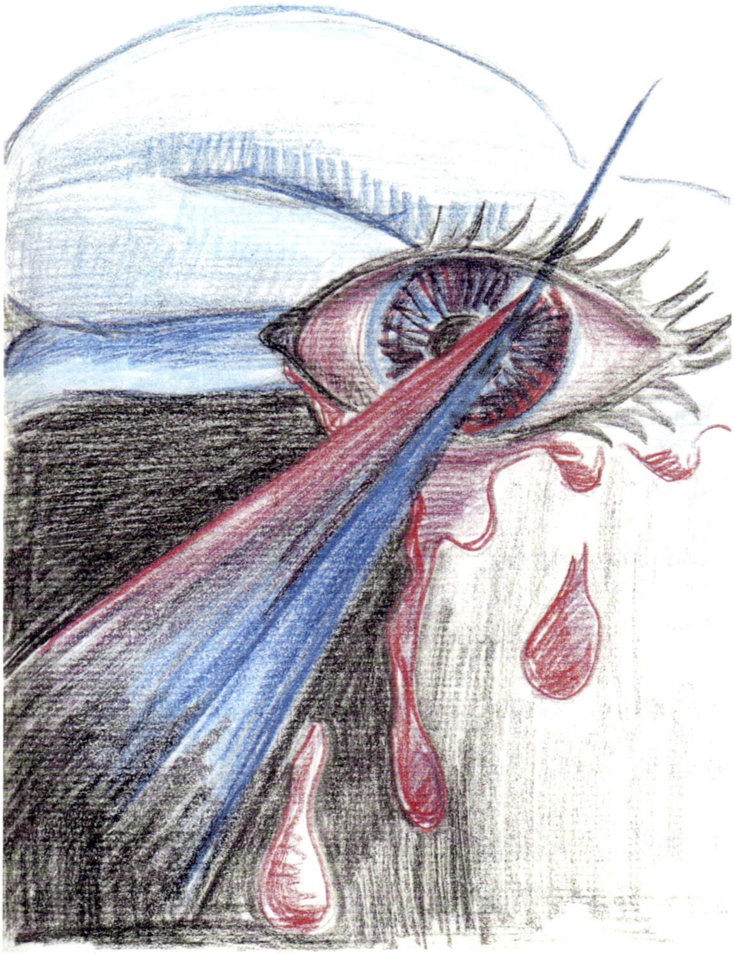

Abb. 11 Tagebucheintragung am Tag der Klinikaufnahme: „Ich bin gerade in der Klinik und es kotzt mich alles so an. Ich war gerade beim Wiegen und da hat mich der Schlag getroffen. Jetzt stehe ich wieder wie die fette Kuh da. Ich hab so eine Wut in mir! Wut, Wut, Wut!!! Ich fühle mich von meinen Massen erdrückt. Ich bin so angeschwollen. Ich bin eine Versagerin. Ich spüre nicht, dass ich noch da bin. Unberührt, unbeteiligt, getrennt von der inneren Kraft. In mir tobt der Krieg. Meine Außenhülle ist hart und kalt. Gefangen im eigenen Körper, eine Schale, die nicht zu knacken ist. Sehnsucht, mit mir Frieden zu schließen."

ge des Hungerns eingetretenen Verhaltensauffälligkeiten und psychischen Störungen die psychotherapeutische Behandlung bei extrem niedrigem Körpergewicht wenig Erfolg versprechend sei (35, S. 89; 76; 5, S. 120f). Als Grundlage für die Erstellung eines möglichst individuellen Therapieplans sowie vor dem Hintergrund prognostischer Erwägungen wird stets eine mehrdimensionale Diagnostik als notwendig erachtet. Als prognostische Kriterien bei der Diagnoseerstellung finden insbesondere das Ausmaß des Gewichtsverlustes, das Alter bei Krankheitsbeginn und die Krankheitsdauer besondere Beachtung (28). Als weitere Diagnosekriterien werden in der Regel berücksichtigt (91, S. 375; 35)):

- der körperliche Allgemeinzustand
- das Ausmaß der Körperbildstörung
- Vorerfahrungen der Patientin mit bisherigen Therapien, deren Beurteilung und Gründe für deren Abbruch
- Motivationen, Zielvorstellungen und Erwartungen in Bezug auf die Therapie
- Psychodynamisches Verständnis: wichtige Lebensdaten, bezogen auf Auslösesituationen, die emotionale Einstellung zur Erkrankung, Vorstellungen über die eigene Person usw.
- Reaktionen auf die Darstellung des stationären Therapiekonzeptes, die Erläuterung des Behandlungsplans und des Zielgewichts

Die Psychosomatische Klinik Lahnhöhe formuliert das auf die stationäre Behandlung bezogene therapeutische Selbstverständnis, das der Planung der für die Patientin geeigneten Maßnahmen zu Grunde liegt, wie folgt: *„Mittelpunkt der Behandlung ist nicht die isolierte Krankheit, sondern die individuelle Persönlichkeit des Kranken unter Berücksichtigung seiner Lebensgeschichte und seiner Entwicklungs- und Gesundungsmöglichkeiten. Dem gemäß tritt an die Stelle eines genormten, rein diagnosebezogenen Behandlungsplanes eine individuelle Anwendung und Komposition der vorhandenen Behandlungsmöglichkeiten. (...)" (47)*

Nach Abschluss der Diagnoseerhebung stellt der untersuchende Therapeut die Patientin dem Gesamtteam vor, das im Anschluss daran die Behandlung diskutiert und gemeinsam einen Therapieplan erarbeitet. (14).

10. 3 Die Aufgaben der Pflege innerhalb des Gesamtteams

Die stationäre Behandlung unterscheidet sich durch die unterschiedlichen Rahmenbedingungen erheblich von der Behandlung in ambulanten Settings. So haben Patientinnen in der Klinik nicht nur einen ständigen Kontakt untereinander, sondern auch mit dem Pflegepersonal, dem damit wesentliche Aufgaben übertragen sind (43 S. 84). Neben der koordinierten Zusammenarbeit des therapeutischen Teams wird dem Beitrag der Pflegepersonen enorme Bedeutung zugemessen, insbesondere im Umgang mit kindlichen und jugendlichen Essgestörten. So wird die therapeutische Atmosphäre wesentlich durch das Pflegepersonal geprägt. Spezielle Beziehungsangebote wie die Bezugspflege, bei der jeder Patientin ein Hauptansprechpartner aus den Reihen der Schwestern und Pfleger zugewiesen wird, fallen in den Verantwortungsbereich des Stationspersonals (12). Eine Mitarbeiterin der Pflege des Krankenhauses Lahnhöhe beschreibt: *„Im pflegerischen Bereich suchen wir eine besondere Nähe zum Patienten. Wir betonen insbesondere auch den körperlichen Aspekt, vor allem durch die äußeren Anwendungen wie Wickel, Auflagen und rhythmische Einreibungen, da wir durch die Berührung einen sehr intensiven Kontakt zu den Patienten bekommen." (47)*

Die Planung und Durchführung des täglichen Stationsablaufs obliegt ebenfalls der Verantwortung von Schwestern und Pflegern. Dazu zählen neben der Planung von Aktivitäten und der Begleitung bei Unternehmungen vor allem auch Besuchsabsprachen, die Überwachung der Einhaltung festgelegter Vereinbarungen und der individuellen Therapiepläne sowie die Handhabung von Wochenendregelungen (12; 14). Sehr oft müssten Pflegepersonen auch die Überwachung einer geregelten Nahrungsaufnahme bei der Wiederauffütterung übernehmen, berichten in der klinischen Behandlung Erfahrene, da bei Magersüchtigen in der Anfangsphase die Fähigkeit zur Selbstfürsorge noch nicht in ausreichendem Maß vorhanden sei (12; 93, S. 191). Übereinstimmend wird von Seiten der Kliniken die Bedeutung einer funktionierenden Kooperation innerhalb des therapeutischen Teams betont, da nur aufeinander abgestimmtes Handeln Kontrolle und Sicherheit zu vermitteln vermöge. Als wünschenswert wird angesehen, dass Pflegepersonen über Interesse und Erfahrungen im Umgang mit Essgestörten verfügen, da sie unmittelbarer als die Therapeuten mit dem Verhalten der Patientinnen auf der Station konfrontiert werden und daher zu angemessener Reaktion in der Lage sein sollten. Die Arbeit mit Essgestörten gilt *„wegen des schwer stillbaren körperlichen, psychischen und spirituellen Hungers"* als sehr anspruchsvoll und fordernd (42) Nicht selten finden in der Interaktion der Essgestörten mit den Schwestern und Pflegern Inszenierungen pathogener Konflikte statt, die möglichst in enger Zusammenarbeit innerhalb des Gesamtteams therapeutisch genutzt werden sollten (12; 111, S. 85).

Der uneingeschränkten Vermittlung von Akzeptanz und Wertschätzung gegenüber den Essgestörten wird in diesem Zusammenhang eine herausragende Bedeutung zugeschrieben: *„Das Gefühl, trotz womöglicher skurriler Eigenarten respektiert zu werden, schafft meist überhaupt erst die Voraussetzung für die zaghafte Entwicklung eines Arbeitsbündnisses und trägt zur Heilung des Traumas der Unerwünschtheit bei."(111, S. 84)*

Täglich findet in den Kliniken morgens eine durch das Pflegepersonal geleitete Besprechung mit allen essgestörten Patientinnen statt, bei der unter anderem Ereignisse auf der Station, Fragen zu therapeutischen Aktivitäten sowie Planungen von Unternehmungen erörtert werden, die in enger Zusammenarbeit mit der Klinik-Sozialarbeiterin einer Abstimmung bedürfen (14; 93, S. 192; siehe hierzu auch Kapitel 10. 5)

10. 4 Methoden in der stationären Behandlung von Essgestörten

Als eine grundlegende Voraussetzung für ein tragfähiges Therapiebündnis gilt die Transparenz des Behandlungsprogramms, das aus einer Kombination verschiedener Verfahren besteht. In der Regel werden „Behandlungspakete" angeboten, die sich in der Praxis empirisch bewährt haben (12). So versucht man, die für die stationäre Behandlung geltenden Therapieziele anhand tiefenpsychologischer Einzel -und Gruppentherapie, Verhaltenstherapie, Gestaltungstherapie, Bewegungstherapie und anderen therapeutischen Maßnahmen, sowie strukturierenden Essprogrammen, Ernährungsberatung und nicht zuletzt sozialarbeiterischen Maßnahmen zu erreichen (35; 93 S. 192f).

Beispielhaft sollen einige häufig angewandte Methoden der klinischen Behandlung Essgestörter aufgezeigt und erläutert werden. So gelten die Methoden der Humanistischen Psychologie als geeignet für die Erfordernisse einer gruppenbezogenen Kurztherapie. Sie sind ressourcenorientiert, gegenwartsbezogen und auf der Grundlage von Empathie, Kongruenz und Akzeptanz geeignet, die erwünschte emotional warme Atmosphäre zu schaffen (42).

Für anorektische, bulimische und esssüchtige adipöse Frauen werden an manchen Kliniken gemeinsame Gesprächsgruppen angeboten, in denen bei der Bearbeitung verschiedener Themen wie beispielsweise das Verhältnis zu Nähe und Distanz, der Umgang mit eigenen Bedürfnissen, mit Leistung, mit Problemen, die mit der Ablösung vom Elternhaus zusammenhängen, der Umgang mit Aggressionen usw. die Einsicht gefördert werden soll, dass es sich bei der Symptomatik um unangemessene Lösungsversuche handelt (34). Die Möglichkeit von Reinszenierungen soll geschaffen werden durch Rollenspiele und psychodramatische Methoden, die geeignet sind, eine Auseinandersetzung mit inneren und realen Objekten anzuregen.

Ein wichtiges Element der Behandlung stellt der Einsatz körpertherapeutischer Methoden dar, die zu einer *„Annäherung an den eigenen Fremdkörper" (42)* verhelfen sollen, damit Versuche, den Körper ausschließlich durch Selbstverletzungen, Hungern oder übermäßige Nahrungszufuhr zu spüren, zu Gunsten gesünderer Möglichkeiten aufgegeben werden können. Zu nennen sind hier Verfahren wie konzentrative Bewegungstherapie, Biodynamik und Bioenergetik, Feldenkrais, Yoga, Tanz und unterschiedliche Entspannungsübungen. Darüber hinaus sollen Berührungen und Massage der Stimulierung der Oberflächensensibilität dienen (42). Gymnastik und Sport haben sich als hilfreich erwiesen bei der Beeinflussung der Hypermotorik von Magersüchtigen. Große Bedeutung kommt auch allen Übungen zu, die zu vertrauterem Umgang mit dem Körper und zu mehr Akzeptanz führen wie Spiegelübungen und Visualisierungsübungen zur Korrektur der verzerrten Wahrnehmung. Sie werden mit Unterstützung einer Körpertherapeutin durchgeführt und sollen die Patientinnen auf einen Weg zu mehr Selbstliebe führen (34). Das Lösen sexueller Blockaden wird in manchen Kliniken mit Beckenübungen und Bauchtanz angestrebt, während man versucht, die Abfuhr und Verarbeitung aggressiver Impulse durch spielerisches Schlagen, Stoßen, Stampfen und Schreien zu ermöglichen (42). Zur Verbesserung der Körperwahrnehmung sowie zur Anregung der Phantasie und der Erinnerungsfähigkeit werden Imaginationsübungen innerhalb verschiedener therapeutischer Zusammenhänge eingesetzt. Bei der Körperarbeit entstandene intensive Gefühle fließen zur Weiterverarbeitung in die verbale gruppen- und einzeltherapeutische Arbeit mit ein (53). Mit als wichtigstes Element in der stationären Behandlung gelten Selbstsicherheitstrainings, die Möglichkeiten zum Kennenlernen und zum Vertreten eigener Wünsche und Bedürfnisse schaffen und dem Aufbau eines „gesunden" Egoismus dienen sollen (34).

In der Gestaltungstherapie sollen über das Malen von Körperbildern vergessene und verdrängte Bilder wiedergefunden werden. Auch über den Weg der Herstellung von begreifbaren Symbolen und sogenannten Übergangsobjekten können Selbstanteile und Gefühle ausgedrückt werden, was erfahrungsgemäß zu einer höheren Akzeptanz und Integration derselben führt (42). Ähnlich wird auch die Ergotherapie eingesetzt, deren kreative, lustvolle Aspekte mit manchmal verschwenderisch-ziellosem Umgang mit Material dem Ziel dienen, asketisches Sich- Einengen zu überwinden (34). Kunsttherapeutische Verfahren wie die Mal- oder Musiktherapie sind ebenso Methoden innerhalb der klinischen Behandlung. (siehe hierzu auch 9. 7. 1. 1 und 9. 7. 1. 2)

Auf die physiologischen und psychologischen Grundlagen des Hungers und ihrer Differenzierung wird unter Anderem mit Hilfe der Ernährungsberatung eingegangen. Falsche Einstellungen zum Essen sollen hier sowohl durch ernährungsphysiologische Informationen als auch durch *„tätige Dekonditionierung" (42)* ausgeräumt werden, was durch Einübung selbstbestimmten Essens in der Gruppe geschehen kann. Das Ziel liegt in der Erlangung von Vertrauen gegenüber dem Körper und seinen Signalen (34; 42). Im Hinblick auf die zu stoppende Symptomatik wird in der klinischen Behandlung auf verhaltenstherapeutische Mittel wie das Aushandeln und Einhalten von Regeln, das Schließen von Verträgen und das Erstellen von Verhaltensanalysen in Form von Tagesberichten zurückgegriffen, die eine Selbstkontrolle ermöglichen. Veränderungen des sozialen Verhaltens und die Wiedereingliederung in die äußere soziale Realität nach der Entlassung werden in familiären Gruppensettings innerhalb der stationären Behandlung und durch so genannte Realitätstrainings am Heimatort eingeübt.

In der Klinikgruppe sollen gemeinsame Aktivitäten und Therapieerfahrungen, gemeinsames Essen, Formen des Zusammenlebens wie zum Beispiel das Teilen eines Zimmers oder die Übernahme von Verantwortung für bestimmte Gruppenbelange zur Erweiterung der sozialen Kompetenz beitragen. Als wichtig gilt die rechtzeitige Konfrontation mit den äußeren Gegebenheiten, was in Verbindung mit speziellen zu bewältigenden „Aufgaben" pathologischen regressiven Tendenzen entgegenwirken soll. Zur Unterstützung dieser Maßnahmen werden von einigen Kliniken Angehörigenseminare angeboten, in denen sowohl Familiengespräche als auch Großgruppensitzungen mit gleichzeitig eingeladenen anderen Familien stattfinden (42).

10. 5 Die Rolle der Sozialen Arbeit bei der stationären Behandlung von Essstörungen

Vorausgesetzt, man strebt eine ganzheitliche Betrachtung und Behandlung essgestörter Frauen an, kann die Rolle der Sozialen Arbeit nicht weggedacht werden. Leider muss festgestellt werden, dass ganzheitlich arbeitende Kliniken wie beispielsweise die Psychosomatische Fachklinik Lahnhöhe leider noch immer nicht der Regelfall sind (94, S. 104). Zwar werde heute nicht selten durch verschiedene Formen der Familientherapie die soziale Situation der Patientin und der familiäre Kontext berücksichtigt. Wenn jedoch beispielsweise relevante Familienmitglieder ihre Mitarbeit verweigerten, was des öfteren der Fall sei, dann hänge der Erfolg der Behandlung davon ab, inwieweit anderweitige geeignete Unterstützungsmöglichkeiten für die Patientin gefunden werden könnten, geben Engel und Janssen zu bedenken (14).

Innerhalb eines integrativen stationären Behandlungsmodells obliegt die positive Beeinflussung des sozialen Verhaltens und die Förderung einer Verbesserung der individuellen sozialen Lage schwerpunktmäßig der Sozialarbeiterin / dem Sozialarbeiter (14; 94, S. 104)). So wird der Sozialdienst im Krankenhaus charakterisiert als „ ... *spezieller Zweig der Sozialarbeit im Gesundheitswesen, (der) fachliche Hilfe leistet für Patienten, die persönliche oder soziale Probleme haben im Zusammenhang mit ihrer Erkrankung (...) und deren Auswirkung auf ihre Lebenswelt und die ihrer Bezugspersonen. Der Sozialdienst im Krankenhaus greift diese Probleme auf und trägt zu einer Lösung bei sowie zur Stärkung der Autonomie des Klienten. Hierzu arbeitet er mit den Berufsgruppen im Krankenhaus und mit den im Einzelfall in Betracht kommenden Personen und Einrichtungen außerhalb des Krankenhauses zusammen.“ (20, S. 843f)* Einige relevante soziale Faktoren werden bereits im Erstinterview mit der Patientin herausgearbeitet, so dass sie für die sozialtherapeutische Planung, welche möglichst in konkreten Zielen für die sozialen Belange münden sollte, nutzbar werden (14).

Es hat sich erwiesen, dass die Unterstützung durch den Krankenhaussozialdienst sich auf unterschiedlichste Bereiche erstrecken kann. So geht es oft um konkrete Hilfestellungen bei der Wohnungssuche oder der Berufsfindung, um Unterstützung bei Arbeitsplatzverlust, um Kontaktaufnahme zu Behörden, sowie um die Vermittlung von Kontakten zu psychosozialen Institutionen wie beispielsweise Frauenberatungsstellen oder Selbsthilfegruppen für die Betreuung in der nachstationären Phase. Auch den Freizeit- und Kontaktbereich betreffende soziale Belange sind Gegenstand sozialarbeiterischen Handelns innerhalb des Therapiekonzepts. (34)

Am Beispiel einer möglichen Arbeitsform innerhalb der klinischen Behandlung von Essstörungen soll die Bedeutung Sozialer Arbeit im nächsten Abschnitt verdeutlicht werden.

10. 5. 1 Gruppentraining zur sozialen Kompetenz

Zur Einübung sozialer Kompetenz werden in der von einer Sozialarbeiterin angeleiteten Gruppe im Rollenspiel soziale Situationen durchgespielt, von denen bekannt ist, dass sie bei den Patientinnen besondere Schwierigkeiten ausgelöst haben. Dazu können beispielsweise Probleme im Umgang mit Vorgesetzten und Kollegen, der Ausdruck von Gefühlen, das Neinsagen und vieles Andere gehören (14). Das Ziel liegt in einer verbesserten Bewältigungsfähigkeit (Coping), die sich aus einer Reihe unterschiedlicher Fertigkeiten und Merkmale wie Selbstvertrauen, Selbstkontrolle, intellektueller und kommunikativer Kompetenzen, Fähigkeit zu rascher Informationsverarbeitung, Flexibilität und Bereitschaft zur konstruktiven Auseinandersetzung mit Belastungen zusammensetzt (85).

Im letzten Drittel des stationären Aufenthalts geht es in der Gruppe nach der Durcharbeitung wesentlicher Probleme um die Unterstützung bei der Durchsetzung realistisch erscheinender Wünsche und Ziele, wobei darauf geachtet werden muss, die Entwicklung von Autonomie bei der Patientin zu fördern (14), was im Sinne eines erfolgreichen Empowerment in der Ermutigung zur: *„Entdeckung eigener Stärken (...), Hilfestellung bei der Aneignung von Selbstbestimmung und Lebensautonomie sowie der Freisetzung von Ressourcen, mit deren Hilfe eigene Lebenswege und Lebensräume selbstbestimmt gestaltet werden können“,* besteht (20, S. 265).

10. 5. 2 Weitere Aufgaben Sozialer Arbeit

Die Ermutigung zur Reaktivierung von Kontakten außerhalb der Klinik gehört mit zu den wichtigsten Aufgaben der Sozialarbeiterin. Dahinter steht die Absicht, Gemeinschaften, Vereine oder neutrale Bezugspersonen, die nicht in die pathologische Inszenierung der Patientin einbezogen sind, zur Stabilisierung der Essgestörten zu gewinnen, womit ein Weg aus den häufig bestehenden Beziehungsverwicklungen heraus erleichtert werden soll (14). In enger Zusammenarbeit mit dem therapeutischen Gesamtteam hat die Sozialarbeiterin damit für die Umsetzung der Erkenntnisse in konkretes Handeln Sorge zu tragen, d.h. *„bekannt gewordene Risikofaktoren zu beeinflussen“*, die in enger Verbindung mit der sozialen Umwelt stehen (24, S, 213).

Als Beispiel für eine Zielformulierung für jugendliche Patientinnen dient die nachfolgend angeführte Zusammenfassung bedeutungsvoller Faktoren von Gerlinghoff et al.: *„Eine Umgebung wird gesucht, die keine Fortsetzung des pathogenen Familienstils darstellt, sondern relevante Funktionen ändert, statt Isolation und symbiotischen Zusammenseins Kontakt mit vielen, statt ausschließlicher Ausrichtung auf die Eltern Umgang mit mehreren Personen, die den Jugendlichen ohne unmittelbaren Erziehungsanspruch begegnen. Es geht darum (...), gegen den erdrückenden Einfluss der Eltern zu immunisieren, die Entwicklung von Individualität zu unterstützen “ (24, S. 217).* Eine wichtige Aufgabe der Sozialen Arbeit stellt die Überbrückung von Schnittstellen dar, wie zum Beispiel beim Übergang von der stationären in die ambulante Phase, bei dem eine Neuanpassungs- und Orientierungsfähigkeit gegeben sein muss, die sich durch Unterstützung und einfühlsame Begleitung durch die Sozialarbeiterin während des stationären Aufenthalts langsam entwickeln soll. Wichtig erscheint in diesem Zusammenhang, einen möglichst lückenlosen Anschluss an ambulante Angebote zu schaffen, wozu neben einem Therapieplatz bei einem niedergelassenen Therapeuten möglichst auch die Mitgliedschaft in einer Selbsthilfegruppe gehören sollte. Gelegentlich bestehen auch Möglichkeiten zur Unterbringung in betreuten Wohngemeinschaften – vorausgesetzt, das Behandlungsteam kommt zu dem Schluss, dass Lebensumstände und der Zustand der Patientin dies sinnvoll erscheinen lassen (18, S. 38). Es ist daher anzuraten, sich vor einem geplanten stationären Aufenthalt über das Therapieangebot und Unterstützungsmöglichkeiten zu informieren, besonders auch nach dem Vorhandensein eines Kliniksozialdienstes zu fragen, dem, wie obige Ausführungen zeigen, eine bedeutende Stellung zukommt, werden doch durch die Zusammenarbeit mit dem Gesamtteam psychologische und soziale Aspekte zusammengeführt, wodurch von einer wesentlichen Verbesserung der Heilungschancen ausgegangen werden kann, nicht zuletzt deshalb, weil die Kombination aus Psychotherapie und Sozialarbeit *„Maßnahmen der Hilfe zur Selbsthilfe"* darstellen (14).

Wenn das gemeinsame Ergebnis des Zusammenwirkens von Vertretern der Medizin, der Pflege, der Psychotherapie und der Sozialen Arbeit als erfolgreich verlaufen ist, könnte im Idealfall das Bild einer geheilten Essgestörten herangezogen werden, die *„ ... in der Lage ist, im Einklang mit sich und ihrer materialen und sozialen Umwelt die ihr von Natur aus mitgegebenen Fähigkeiten soweit wie möglich zu entfalten und dabei auftauchende Probleme unter Einsatz der persönlich verfügbaren körperlichen und seelischen Ressourcen, bei Bedarf auch unter Rückgriff auf die Unterstützung durch andere aktiv zu lösen." (85)*

11. Wertung und Ausblick

Die Vielzahl der Erklärungsansätze für die Entstehung von Essstörungen sowie die große Anzahl der Behandlungskonzepte, Studien, Untersuchungsergebnisse und Klassifizierungssysteme zeigen das Bemühen um die Erfassbarkeit und wirksame Behandlung dieser Krankheiten, was sich aufgrund der starken Verwobenheit körperlicher Funktionsstörungen und psychischer Symptomatik als schwierige Aufgabe erweist. Es scheint auf der Hand zu liegen, dass Magersucht, Ess-Brech-Sucht oder Fettsucht als zeitgebundene, das heißt gesellschaftlich mitbedingte Krankheiten ebenso wenig wie die Hysterie zu ihrer Zeit, durch eine besonders effektive Behandlungsmethode – einer Impfung gleich – zum Verschwinden gebracht werden könnten. Da es nicht um Patentrezepte gehen kann, stellt sich die Frage, welche Mittel geeignet sind, den Entstehungsbedingungen von Essstörungen den Boden zu entziehen oder Verbesserungen zu erreichen.

Die durch gesellschaftliche Wandlungsprozesse in erheblichem Maß ausgelösten Verunsicherungen bei beiden Geschlechtern hinsichtlich ihrer Aufgaben und Rollen lassen sich nicht von heute auf morgen beheben; einseitige Schuldzuweisungen an die Eltern würden der facettenreichen Problematik nicht gerecht und werden aller Voraussicht nach keine Besserung herbeiführen. Vielmehr erscheint es sinnvoll, bei Familien rechtzeitig mit unterstützenden Maßnahmen anzusetzen, damit Kinder trotz der schwierigen Bedingungen innerhalb gesellschaftlicher Umbruchszeiten die Chance erhalten, eine stabilisierende Grundsicherheit aufzubauen. Unabhängig davon, ob sich eine Familie entschieden hat, eher nach traditionellem Vorbild zu leben oder ob sie sich an neuen Formen des Zusammenlebens orientiert, läuft sie auf Grund widersprüchlicher gesellschaftlicher Erwartungen und Normen Gefahr, dass sich Unzufriedenheit und Überforderung breit machen und damit die Entstehung weiterer pathogener Faktoren begünstigen. Die hauptsächlichen Risiken für die Erkrankung an einer Essstörung sind weitgehend identifiziert, wodurch die wesentliche Voraussetzung für eine erfolgreiche Prävention gegeben ist. Daher wäre es zu begrüßen, an die Stelle fragwürdiger Schuldzuweisungen die Bemühungen um Verbesserung der Situation auf die Handlungsebene zu verlagern und sich hierbei bereits vorhandener Ressourcen zu bedienen.

Dies sollte angesichts der Belastungen, denen Kinder in immer jüngerem Lebensalter ausgesetzt sind, bereits in der Kindergarten- und Grundschulzeit durch geeignete Maßnahmen geschehen. *„Kinder hüpfen von einem Angebot zum nächsten und haben nicht selten einen Terminkalender wie Erwachsene ...“ (2, S. 54),* schreibt die Diplompädagogin, Kirsten Bickel und spricht sich für freies, zeitungebundenes Spielen, Faulenzen, ja sogar gelegentliches Langweilen aus. Für Verabredungen mit Freunden bleibe zu wenig Zeit. Kinder bräuchten aber mehr denn je auch das Lassen, gerade in einer Zeit, die *„immer lauter, bunter, hektischer, überwältigender, das heißt auch unbegreiflicher und sinnloser wird ...“ (2, S. 54).* Kindern Freiräume zu gewähren, damit Bedürfnisse und Wünsche trotz der vielfältigen Anforderungen der modernen Leistungsgesellschaft wieder einen Raum erhalten, sollte als wichtiger Gesundheitsbaustein zur Selbstverständlichkeit werden. Denkbar und wünschenswert als ein weiterer Schritt in die richtige Richtung wäre die Entwicklung von Präventionsprogrammen für den Einsatz an Schulen und Jugendhilfeeinrichtungen, um mit deren Unterstützung ein Problembewusstsein sowohl bei Schülerinnen als auch bei SchulleiterInnen, Lehrer- und Elternschaft zu wecken. So könnten beispielsweise Arbeitsgemeinschaften gegründet oder Projekttage mit den Schwerpunktthema Essstörungen geplant werden, der Aufbau von Mädchengruppen initiiert, sowie Selbstsicherheitstrainings oder Koch-AGs im Rahmen der Schulsozialarbeit angeboten werden. Auch in die Elternarbeit sollten entsprechende Angebote in Form von Informations- und Diskussionsabenden unter Leitung von Fachkräften aus den entsprechenden Berufsgruppen (Mediziner, Psychologen, Pädagogen, Sozialarbeiter) einfließen, um zu einer erhöhten Aufmerksamkeit hinsichtlich der sich ausweitenden Essgestörtenproblematik beizutragen. Nicht zuletzt sollten Erziehungsberatungsstellen oder Elterntelefondienste in der Lage sein, fachkundigen Rat zu erteilen, um die rechtzeitige Aufnahme einer geeigneten Behandlung mit zu unterstützen. Für gefährdete oder bereits betroffene Kinder oder Jugendliche müssten dringend leicht zugängliche Anlaufstellen geschaffen werden. Denkbar wären Ansprechpartnerinnen mit entsprechender fachlicher und menschlicher Eignung, etwa Vertrauenslehrerinnen oder Sozialarbeiterinnen, die sich in die schwierige Situation essgestörter Kinder und Jugendlicher einfühlen können.

Grundsteine für gestörtes Essverhalten werden schon in der frühen Kindheit gelegt, weshalb es sinnvoll ist, bereits in Krippen und Kindertagesstätten geeignete Maßnahmen zu ergreifen – auch im Hinblick darauf, schädigende Prägungen durch das Elternhaus oder anderweitig erworbene Defizite auszugleichen, beziehungsweise diesen vorzubeugen. Häufig erleben Kinder eher eine „Abfütterung“ oder am Esstisch ausgetragene Machtkämpfe an Stelle gemeinsam eingenommener genussvoller Mahlzeiten in entspannter Atmosphäre. Es wäre zu wünschen, in Kindertagesstätten das Frühstück und Mittagessen in der Gruppe zu kommunikativen und positiven Ereignissen im Tagesablauf umzugestalten – dazu angetan, sowohl den physiologischen als auch den psychologischen Hunger zu stillen und die Genussfähigkeit der Kinder zu fördern. Grundvoraussetzung dafür ist die unbedingte Vermeidung von Hetze und das Essen „zwischen Tür und Angel“, beispielsweise während der Abholzeiten der Halbtagskinder. Auch zunächst banal erscheinende Dinge sind nicht zu unterschätzen wie etwa eine liebevolle Tischgestaltung ohne Plastikgeschirr und natürlich das Anbieten gesunder, wohlschmeckender und, kindgerechter Speisen, die vorzugsweise in der eigenen Einrichtung unter Berücksichtigung von Wünschen und Beteiligung von Kindern zubereitet werden. Über das eigentliche Anliegen als pädagogisch sinnvolle Maßnahmen zur Verhütung späterer Essstörungen hinaus kann dies auch als wirksame Prävention hinsichtlich der sich ausweitenden Zunahme ernährungsbedingter chronischer Krankheiten angesehen werden. Wenn es gelänge, dem Grundbedürfnis nach Nahrung in positiverer Weise nachzukommen und die täglichen Mahlzeiten zu angenehmen Ereignissen zu machen, dann könnten aus Kindern genussfähige Erwachsene werden. Die moderne Art und Weise, sich zu ernähren schwankt zwischen den Extrempolen Fast-Food und dem beinahe als dekadent zu bezeichnendem Verzehr von überteuerten Minihäppchen, auf überdimensionierten Tellern kunstvoll dargeboten. Essen als gesellschaftliches „Event" ist ebenso kritisch zu sehen wie der regelmäßige oder fast ausschließliche Verzehr von Erzeugnissen aus der Imbissbude oder aus dem Billigrestaurant mit dem schottisch klingenden Namen. Ein langfristiges Ziel sollte daher auch sein, unserem „täglichen Brot" wieder zu seiner eigentlichen gesünderen Bedeutung zu verhelfen.

Der Umgang mit Essstörungen durch jene Berufsgruppen, die sich mit der Erforschung und Behandlung von Erkrankungen befassen, ist nicht ohne Argwohn zu sehen und macht deutlich, dass die Forschung sich mit psychosomatischen Erscheinungsformen gesundheitlicher Störungen schwer tut. Mit kritischem Blick betrachtet stellt sich heraus, dass anerkannte wissenschaftliche Methoden wie Zählen und Messen auf der Grundlage standardisierter Variablen – eingesetzt bei der Erforschung von Magersucht, Bulimie und Esssucht– nur bedingte Aussagekraft besitzen, auch wenn die große Anzahl von Studien und Forschungsergebnissen darüber hinwegtäuscht. Nachgewiesene deutliche Gewichtssteigerungen und ein relativ „normales" Essverhalten belegen Gesundheit wenig überzeugend, wenn nicht gleichzeitig auch positive Entwicklungen hinsichtlich einer Besserung des psychopathologischen Befundes aufgezeigt werden können. Auch katamnestische Untersuchungen – nach mehreren Jahren durchgeführt – können selbst bei nachgewiesenermaßen konstantem Gewicht auf einem bestimmten Niveau keine Heilung beweisen, wenn es sich dabei um eine „magische Gewichtsgrenze" im Sinne Selvini Palazzolis handelt, die wiederum ein Indiz für das Weiterbestehen psychischer Einschränkungen darstellt.

Einen tieferen Einblick in das Wesen der Essstörungen gewähren indes Aussagen betroffener Mädchen und Frauen in autobiographischen Romanen, Interviews, in Bildern und Tagebuchnotizen oder die Berichte und Falldarstellungen von TherapeutInnen mit langjähriger Praxiserfahrung. Aus ihnen lässt sich die Erkenntnis ableiten, dass trotz vieler Übereinstimmungen jeder Erkrankungsfall einzigartig ist. Deshalb darf niemals die Individualität der einzelnen Patientinnen aus dem Blickfeld geraten. Da es hier um nichts Geringeres als um die Wahrung der Menschenwürde geht, sollte von therapeutischer Seite an erster Stelle ein Bemühen um ein Verständnis der individuellen Zusammenhänge stehen, damit von Seiten der Patientin die Symptome bereitwilliger aufgegeben werden können. Vor diesem Hintergrund erscheint die Anwendung von Behandlungsmethoden, die lediglich der Verhaltensmodifikation dienen oder auch der Einsatz von Psychopharmaka nur in Verbindung mit anderen Maßnahmen innerhalb gut durchdachter multimodaler Konzepte annehmbar. Therapie als Sonderform einer zwischenmenschlichen Beziehung ist nur dann Erfolg versprechend, wenn die Persönlichkeitsaspekte sowohl des Therapeuten als auch der Patientin Berücksichtigung finden. Nur, wenn es gelingt, eine von gegenseitigem Vertrauen getragene Basis zu schaffen, kann die wechselseitige Einflussnahme positive Auswirkungen haben, denn ausschließlich auf der Grundlage eines aufeinander Einlassens in einer von Menschlichkeit und

Akzeptanz geprägten Beziehung kann der essgestörten Patientin das notwendige Maß an Sicherheit vermittelt werden, das Voraussetzung für wirkliche und nachhaltige Veränderungen ist. In diesem Zusammenhang soll die Bedeutung der feministischen Therapieverfahren hervorgehoben werden, die besonders für durch sexuelle Gewalt traumatisierte essgestörte Frauen und Mädchen empfehlenswerte Alternativen zu anderen Behandlungsformen sein können. Frühzeitig ergriffene Hilfsmaßnahmen gelten bei Essstörungen als prognostisch günstig für den Verlauf und die Dauer der Erkrankung. Eine Voraussetzung für die rechtzeitige Aufnahme einer angemessenen Behandlung ist vor allem die Fähigkeit des Hausarztes zur richtigen Einordnung der Symptome und zu einer korrekten Diagnosestellung.

Angesichts der Häufung des Auftretens von Essstörungen und einer hohen Dunkelziffer sollte angestrebt werden, diesbezüglich den ärztlichen Blick mit Hilfe geeigneter Maßnahmen zu schärfen. Medizinische Behandlungen ergänzend sollte ein breites Spektrum von niedrigschwelligen Angeboten und Anlaufstellen den Betroffenen ohne weiteres zugänglich gemacht werden. In Frage kommen hier Selbsthilfegruppen und Beratungsstellen, Angebote innerhalb der Jugend- und Gemeinwesenarbeit, der Zugang zu spezialisierten Abteilungen in Tageskliniken mit offenen Sprechstunden oder die Einrichtung von Wohngruppen, wenn eine außerfamiliäre Unterbringung aus therapeutischer Sicht günstiger erscheint. Von entscheidendem Vorteil für die Betroffenen sind Formen der Bündelung und Vernetzung von Hilfsangeboten im Sinne eines Case-Managements.

Es ist allerhöchste Zeit, im Rahmen einer breiten Öffentlichkeitsarbeit ein Hinterfragen des gesellschaftlich aktuellen Wertekanons in Gang zu setzen. Dabei sollte unter Anderem vor deutlicher Kritik an Frauenzeitschriften oder öffentlichen Plakatierungen bekannter Modehersteller oder anderer Branchen, die sich zu Werbezwecken superschlanker Models bedienen, nicht zurückgeschreckt werden. Mit verhaltenem Optimismus sind die Präsentationen weniger mutiger Vertreter der Modebranche zu sehen, die auf Magermodels verzichten. Auch die Anzeigenkampagne eines Kosmetikherstellers, der sich in seiner Produktwerbung von den gewohnten genormten Schönheits- und Schlankheitsidealen abgewandt hat, lässt die Hoffnung aufkommen, dass ein Umdenken bereits eingesetzt hat. Positiv ist nicht zuletzt das Bemühen der wohl bekanntesten deutschen Frauenzeitschrift zu bewerten, die seit einigen Jahren ihren Leserinnen auch alternative Bilder weiblicher Schönheit jenseits gängiger Alters- und Schönheitsschranken präsentiert. Der Aufbau eines wirksamen Hilfsnetzwerkes für essgestörte Mädchen und Frauen muss nicht notwendigerweise eine zusätzliche Belastung für die Sozialbudgets bedeuten, wenn vorhandene Ressourcen kreativ genutzt werden. Wesentlich erscheint vielmehr eine breite Schaffung von Problembewusstsein. Die Kostenfrage wird sich nach eventuell anfänglich höheren Mehrausgaben relativieren durch die Vermeidung ungeeigneter Behandlungen infolge nicht zutreffender Diagnosen und unnötiger Zwischenschritte. Die Eindämmung chronischer Verläufe dürfte langfristig gesehen zu einer spürbaren Entspannung bei der Kostenentwicklung führen.

Am Ende meiner Ausführungen ist mir wichtig, nochmals zu betonen, dass nach meiner Einschätzung nur eine in ihrer Individualität akzeptierte Frau frei werden kann, Autonomie und ein tragfähiges Selbstwertgefühl zu entwickeln, die sie handlungs- und entscheidungsfähig werden lässt. Deshalb sollte von Seiten aller Anbieter unterstützender Maßnahmen das Bemühen um eine realistische Einschätzung des individuellen Falles an erster Stelle stehen, ein starres Gesundheitsverständnis zugunsten flexiblerer Sichtweisen aufgegeben werden. In diesem Sinne soll Friedrich Nietzsche abschließend zu Wort kommen. *„Denn eine Gesundheit an sich gibt es nicht, und alle Versuche, ein Ding derart zu definieren, sind kläglich missraten. Es kommt auf dein Ziel, deinen Horizont, deine Kräfte, deine Antriebe, deine Irrtümer und namentlich auf die Ideale und Phantasmen deiner Seele an, um zu bestimmen, was selbst für deinen Leib Gesundheit zu bedeuten habe. Somit gibt es unzählige Gesundheiten deines Leibes; und je mehr man dem Einzelnen und Unvergleichlichen erlaubt, sein Haupt zu erheben, je mehr man das Dogma von der „Gleichheit aller Menschen" verlernt, um so mehr muss auch der Begriff einer Normal-Gesundheit nebst Normal-Diät, Normal-Verlauf der Erkrankung unseren Medizinern abhanden kommen (...)." (67)*

Literaturverzeichnis

(1) BADINTER, ELISABETH: Die Mutterliebe. Geschichte eines Gefühls vom 17. Jahrhundert bis heute. R. Piper & Co Verlag, München, 4. Auflage, 1991.

(2) BICKEL, KIRSTEN: Der Waldkindergarten. Konzept. Pädagogische Anliegen. Begleitumstände. Praxisbeispiel Wyk auf Föhr, Verlag NordenMedia, Wyk/ Föhr, 2001.

(3) BLUME, ANGELIKA: Das prämenstruelle Syndrom. Krankheit oder Chance? Rowohlt Taschenbuch Verlag, Reinbek bei Hamburg, 1986.

(4) BRAUN, CHRISTINA von: Das Kloster im Kopf. Weibliches Fasten von mittelalterlicher Askese zu moderner Anorexie. In: FLAAKE, KARIN, KING, VERA (Herausgeber): Weibliche Adoleszenz. Zur Sozialisation junger Frauen. Frankfurt/ New York 1992, Seiten. 213 – 239.

(5) BRUCH, HILDE: Der goldene Käfig. Das Rätsel der Magersucht. Mit einem Vorwort von Helm Stierlin. Frankfurt am Main, 1987.

(6) BRUKER, Max Otto, Dr. : Idealgewicht ohne Hungerkur, bioverlag gesundleben, Hopferau, 11. Auflage, 1982.

(7) BRUNNER, EVELYN und M. M. FICHTER: Klinik Roseneck. Die stationäre Behandlung von Essstörungen. In: MADER, PETRA und BEATE NESS (Herausgeber): Bewältigung gestörten Essverhaltens. Neuland-Verlagsgesellschaft, Hamburg, 1987.

(8) CSEF, H. : Psychotherapie der Magersucht und Bulimia nervosa. Psychotherapeut 42: Seiten 381–392, 1997.

(9)) DE BEAUVOIR, SIMONE: Das andere Geschlecht. Sitte und Sexus der Frau. Rowohlt Taschenbuch Verlag, Reinbek bei Hamburg, 1968.

(10) DEGENHARD, J. : Depression – Psychogenese und Sinn der Schwermut in: DEGENHARD, J. (Herausgeber): Aktuelle Psychiatrie. Methodische und strukturelle Grenzen und Möglichkeiten. 109 – 126, Hippocampus Verlag KG, Bad Honnef, 2004.

(11) DETHLEFSEN, THORWALD und RÜDIGER DAHLKE: Krankheit als Weg. Deutung und Bedeutung der Krankheitsbilder. C. Bertelsmann Verlag, München, 1990.

(12) DE ZWAAN, MARTINA, ANDREAS KARWAUTZ und ALEXANDRA STRNAD: Therapie von Essstörungen. Überblick über Befunde kontrollierter Psycho- und Pharmakotherapiestudien. Psychotherapeut 41:Seiten 275–287, 1996.

(13) ENDERS, URSULA: Die Narben der sexuellen Ausbeutung in: ENDERS, URSULA (Hrsg.): Zart war ich, bitter war`s. Handbuch gegen sexuellen Missbrauch. Kiepenheuer & Witsch, Köln, 2003

(14) ENGEL, K. und P. L. JANSSEN. In: JANSSEN, SENF und MEERMANN (Herausgeber): Klinik der Essstörungen. Magersucht und Bulimie, Kapitel 14, Seiten 126–131. Gustav Fischer Verlag, Stuttgart, Jena, Lübeck, Ulm, 1997.

(15) FECHNER, ANNIKA: Hungrige Zeiten. Überleben mit Magersucht und Bulimie. Verlag C. H. Beck oHG. München, 2007
(16) FEIEREIS, HUBERT: Diagnostik und Therapie der Magersucht und Bulimie. Hans Marseille Verlag, München, 1989.
(16a) FEIEREIS, HUBERT, FRIEDERIKE JANSHEN und VERA SUDAU. In: FEIEREIS, HUBERT (Herausgeber): Diagnostik und Therapie der Magersucht und Bulimie. Hans Marseille Verlag, München, 1989.
(17) (Was) FRAUEN wirklich wichtig ist. ALLGEMEINE ZEITUNG MAINZ. Rhein-Main-Presse. Seite 13 vom 21. 08. 2008.
(18) FINKE, GISELA: Der Weg aus dem goldenen Käfig – zur Behandlung von jungen Frauen mit Essstörungen. Die therapeutische Wohngruppe der SOS-Jugendhilfen Bremen-Verden, 2000.
(19) FREUD, ANNA: Das Ich und die Abwehrmechanismen. Geist und Psyche. Kindler Verlag GmbH, München, 8. Auflage, 1973.
(20) FÜRSORGE, HERAUSGEGEBEN VOM DEUTSCHEN VEREIN FÜR ÖFFENTLICHE UND PRIVATE (Herausgeber): Fachlexikon der Sozialen Arbeit. Eigenverlag, 4. Auflage, 1997.
(21) GARFINKEL, P. E. , D. M. GARNER und G. RODIN: Anorexia nervosa, Bulimie. In: KISKER, K. P. , H. LAUTER, J. -E. MEYER, C. MÜLLER und E. STRÖMGREN (Herausgeber): Psychiatrie der Gegenwart 1. Neurosen, Psychosomatische Erkrankungen, Psychotherapie, Seiten 103–124. Springer-Verlag, 3. Auflage, 1986.
(22) GAST, LILLI: Der Gang durch den Spiegel. Zur Dialektik der individuellen Magersuchtsentwicklung und patriarchal-gesellschaftlicher Strukturzusammenhänge. Centaurus-Verlagsgesellschaft, Pfaffenweiler, 2. Auflage, 1985.
(23) GERLINGHOFF, MONIKA: Magersüchtig. Eine Therapeutin und Betroffene berichten. Vorwort von Detlev Ploog. R. Piper, München, 2. Auflage, 1986.
(24) GERLINGHOFF, MONIKA, HERBERT BACKMUND und NORBERT MAI: Magersucht. Auseinandersetzung mit einer Krankheit. Psychologie Verlagsunion, München, Weinheim, 1988.
(25) GÖCKEL, RENATE: Endlich schlank wird alles besser? Kreuz verlag GmbH. Stuttgart, 2008.
(26) GRAF, ANDREA: Die Suppenkasperin. Geschichte einer Magersucht. Fischer Taschenbuch Verlag, Frankfurt am Main, 1985.
(27) GRIMM, HANS-ULRICH: Die Suppe lügt. Die schöne neue Welt des Essens. Droemersche Verlagsanstalt Th. Knaur Nachf. München, 1999.
(28) GROSSES LEXIKON DER MEDIZIN. Münster Verlag, Freiburg im Breisgau, 1997.
(29) HABERMAS, TILMAN: Elemente der Sozialgeschichte des Essens als Beitrag zu einer Klärung der kulturellen Genese moderner Essstörungen. In: JANSSEN, SENF und MEERMANN (Herausgeber): Klinik der Essstörungen. Magersucht

und Bulimie, Kapitel 1, Seiten 1–7. Gustav Fischer Verlag, 1997.

(30) HALMI, K. A. : Essstörungen. In: HELMCHEN, H. , F. HENN, H. LAUTER und N. SARTORIUS (Herausgeber): Psychiatrie der Gegenwart 6. Erlebens- und Verhaltensstörungen, Abhängigkeit und Suizid, Band 6, Kapitel 12. , Seiten 332–353. Springer-Verlag, 4. Auflage, 2000.

(31) HELMCHEN, H. , F. HENN, H. LAUTER und N. SARTORIUS (Herausgeber): Psychiatrie der Gegenwart 3. Psychiatrie spezieller Lebenssituationen, Band 3. Springer-Verlag, 4. Auflage, 2000.

(32) HELMCHEN, H. , F. HENN, H. LAUTER und N. SARTORIUS (Herausgeber): Psychiatrie der Gegenwart 6. Erlebens- und Verhaltensstörungen, Abhängigkeit und Suizid, Band 6. Springer-Verlag, 4. Auflage, 2000.

(33) HERBST, GESA: Fremdkörper. Rowohlt Taschenbuch Verlag, Reinbek bei Hamburg, 2001.

(34) HERPERTZ, ST: Bulimia nervosa. Psychoanalytische und symptomzentrierte Aspekte. In: SENF, WOLFGANG und MICHAEL BRODA (Herausgeber): Praxis der Psychotherapie. Ein integratives Lehrbuch für Psychoanalyse und Verhaltenstherapie, Kapitel 36. , Seiten 384–388. Georg Thieme Verlag, Stuttgart, New York, 1996.

(35) HERPERTZ, ST. , P. JOHANN und W. SENF: Multimethodale Therapie der Essstörungen. In: JANSSEN, SENF und MEERMANN (Herausgeber): Klinik der Essstörungen. Magersucht und Bulimie, Kapitel 10. , Seiten 89–103. Gustav Fischer Verlag, Stuttgart, Jena, Lübeck, Ulm, 1997.

(36) HERRMANN, HORST: Vaterliebe. Ich will ja nur dein Bestes. Rowohlt Taschenbuch Verlag, Reinbek bei Hamburg, 1989.

(37) HERZOG, W. , F. KRÖGER, G. BERGMANN und E. PETZOLD: Familienorientierung und Familientherapie in der Behandlung von Anorexie- und Bulimiepatientinnen. In: JANSSEN, SENF und MEERMANN (Herausgeber): Klinik der Essstörungen. Magersucht und Bulimie, Kapitel 13, Seiten 119–125. Gustav Fischer Verlag, Stuttgart, Jena, Lübeck, Ulm, 1997.

(38) HOFFMANN, HEINRICH, Dr. : Die Geschichte vom Suppenkaspar in: Der Struwwelpeter. ohne Seitenangabe. Pestalozzi Verlag Graphische Gesellschaft mbH, Erlangen. Buchgemeinschaftsausgabe f. Bertelsmann Club GmbH, Gütersloh, Europäische Bildungsgemeinschaft Verlags- GmbH, Buchgemeinschaft Donauland, Kremayr und Scherian, Wien und die Schallplattenfreunde GmbH, Zug/ Schweiz, ohne Jahresangabe.

(39) HOFFMANN, S. und G. HOCHAPFEL: Neurosenlehre, Psychotherapeutische und Psychosomatische Medizin. Compact Lehrbuch. Schattauer Verlagsgesellschaft, Stuttgart; New York, 6. Auflage, 1999.

(40) HORNBACHER, MARYA: Alice im Hungerland. Leben mit Bulimie und Magersucht. Eine Autobiographie. Ullstein Verlag, 4. Auflage, 2003.

(41) HURRELMANN, KLAUS. In: HURRELMANN, KLAUS (Herausgeber): Ge-

sundheitswissenschaften. Handbuch Gesundheitsmanagement. Springer Verlag, 1999.

(42) JACOBY, G. E. : Eine Spezialklinik für Essgestörte mit einem integrativen psychodynamischen Behandlungskonzept unter Einbeziehung körpertherapeutischer Verfahren. In: JANSSEN, SENF und MEERMANN (Herausgeber): Klinik der Essstörungen. Magersucht und Bulimie, Kapitel 15, Seiten 132– 144. Gustav Fischer Verlag, Stuttgart, Jena, Lübeck, Ulm, 1997.

(43) JANSSEN, SENF und MEERMANN: Klinik der Essstörungen. Magersucht und Bulimie. Gustav Fischer Verlag, Stuttgart, Jena, Lübeck, Ulm, 1997.

(44) JANTSCHEK, GÜNTHER UND INGRID: Essgestörte und ihre Familien: Veränderungspotentiale und therapeutische Systeme. In: FEIEREIS, HUBERT (Herausgeber): Diagnostik und Therapie der Magersucht und Bulimie. Hans Marseille Verlag, München, 1989.

(45) JOHNSTON, ANITA: Die Frau, die im Mondlicht aß. Die uralte Weisheit von Märchen und Mythen hilft Frauen, Ess-Störungen zu überwinden. Droemersche Verlagsanstalt Th. Knaur, München, 2002.

(46) KAFKA, FRANZ: Ein Hungerkünstler. In: KAFKA, FRANZ: Das Urteil und andere Erzählungen. Fischer Bücherei, Frankfurt am Main, Hamburg, 1952.

(47) KLINIK LAHNHÖHE Krankenhausgesellschaft mbh & Co KG: http: // www. lahnhoehe. de. pdf 2008.

(48) LAMPRECHT, FRIEDHELM: Spezielle Psychosomatik der Magen- Darm Erkrankungen und Essstörungen in: Psychiatrie, Psychosomatik und Psychotherapie, Seiten 140 – 148. In: MACHLEIDT, W. , M. BAUER, F. LAMPRECHT, C. ROHDE-DACHSER, H. K. ROSE (Herausgeber). Georg Thieme Verlag. Stuttgart. New York. 7. aktualisierte Ausgabe, 2004.

(49) LANGLOTZ-WEIS, MAREN: Ratgeber bei Essstörungen. Lambertus-Verlag, Freiburg im Breisgau, 1986.

(50) LANGSDORFF, MAJA: Die heimliche Sucht, unheimlich zu essen. Fischer Taschenbuch Verlag, Frankfurt am Main, 1987.

(51) LAPLANCHE, I. und I. -B. PONTALIS: Das Vokabular der Psychoanalyse. Suhrkamp-Taschenbuch Wissenschaft 7, Frankfurt am Main, 13. Auflage, 1996.

(52) LAWRENCE, MARYLIN: „Ich stimme nicht“. Identitätskrise und Magersucht. Rowohlt Taschenbuch Verlag, Reinbek bei Hamburg, 1986.

(53) LENNERTS, W. : Bulimia nervosa. Verhaltenstherapie. In: SENF, WOLFGANG und MICHAEL BRODA (Herausgeber): Praxis der Psychotherapie. Ein integratives Lehrbuch für Psychoanalyse und Verhaltenstherapie, Kapitel 36. , Seiten 388–397. Georg Thieme Verlag, Stuttgart; New York, 1996.

(54) LEWIS, HOWARD U. MARTHA: Heilerfolge der psychosomatischen Medizin. Krankheiten und ihre seelischen Ursachen. Kindler Verlag, München, 1975.

(55) LEXIKONINSTITUT, FAKTUM (Herausgeber): Lexikon der Psychologie. Bassermann-Verlag, Gütersloh, München, 1995.

(56) LIEBS, ELKE: Das Köstlichste von allem. Von der Lust am Essen und dem Hunger nach Liebe. Kreuz-Verlag AG, Zürich, 1988.
(57) LIDZ, THEODORE in: BRUCH, HILDE: Das verhungerte Selbst. Gespräche mit Magersüchtigen, Seiten 7 – 17 (Vorwort). Fischer Taschenbuch Verlag GmbH, Frankfurt am Main, 1990
(58) LOCH, WOLFGANG: Die Krankheitslehre der Psychoanalyse. Allgemeine und spezielle psychoanalytische Theorien der Neurosen, Psychosen und psychosomatischen Erkrankungen bei Erwachsenen, Kindern und Jugendlichen, Kapitel 2. 5., Seiten 334–337. S. Hirzel Verlag, Stuttgart; Leipzig, 6. Auflage, 1999.
(59) LOWEN, ALEXANDER: Bioenergetik. Therapie der Seele durch Arbeit mit dem Körper. Rowohlt Taschenbuch Verlag, Reinbek bei Hamburg, 1997.
(60) MAC LEOD, SHEILA: Hungern, meine einzige Waffe. Droemersche Verlagsanstalt Th. Knaur, München, 1983.
(61) MADER, PETRA und BEATE NESS (Herausgeber): Bewältigung gestörten Essverhaltens. Neuland-Verlagsgesellschaft, Hamburg, 1987.
(62) MECKEL, CHRISTOPH: Suchbild. In: Magersucht. Auseinandersetzung mit einer Krankheit (24), Seiten 56–59.
(63) MEERMANN, ROLF: Ambulante Verhaltenstherapie bei Magersucht und Bulimie. In: JANSSEN, SENF und MEERMANN (Herausgeber): Klinik der Essstörungen. Magersucht und Bulimie, Kapitel 11, Seiten 104–108. Gustav Fischer Verlag, Stuttgart, Jena, Lübeck, Ulm, 1997.
(64) MEERMANN, ROLF: Stationäre Verhaltenstherapie bei Magersucht und Bulimie. In: JANSSEN, SENF und MEERMANN (Herausgeber): Klinik der Essstörungen. Magersucht und Bulimie, Kapitel 12, Seiten 109–125. Gustav Fischer Verlag, Stuttgart, Jena, Lübeck, Ulm, 1997.
(65) MILLER, ALICE: Das verbannte Wissen. Suhrkamp Verlag, Frankfurt am Main, 1990.
(66) MITSCHERLICH, MARGARETHE: Die friedfertige Frau. Fischer Taschenbuch Verlag, Frankfurt am Main, 1987.
(67) NIETZSCHE, FRIEDRICH: Die fröhliche Wissenschaft. Insel Taschenbuch / Suhrkamp, Frankfurt am Main, 1882.
(68) NITZ, HANS REINHARD: Anorexia nervosa bei Jugendlichen. Kontext der Störungen und Ergebnisse familientherapeutischer Behandlungen. Springer Verlag, 1987.
(69) OERTER, ROLF: Moderne Entwicklungspsychologie. Verlag Ludwig Auer, Donauwörth, 17. Auflage, 1977.
(70) ORBACH, SUSIE: Hungerstreik. Ursachen der Magersucht. Neue Wege zur Heilung. ECON Verlag, Düsseldorf; Wien; New York, 1987.
(71) OXFORD. Advanced Learner's DICTIONARY. New Edition, Cornelsen Verlag, Berlin, 5. Ausgabe, 1995
(72) POHLMANN, B. -K. : Anorexia nervosa: Krieg mit dem eigenen Körper. extrac-

ta psychiatrica, 33:33, 1999.
(73) POSTMANN, NEIL: Keine Götter mehr. Das Ende der Erziehung. Berlin Verlag, Berlin, 3. Auflage, 1996.
(74) POTRECK-ROSE, FRIEDERIKE: Anorexia nervosa und Bulimia. Therapieerfolg und Therapieprozess bei stationärer verhaltenstherapeutischer Behandlung. Deutscher Studien-Verlag, Weinheim, 1987.
(75) REICH, GÜNTER: Identitätskonflikte bulimischer Patientinnen. Klinische Beobachtungen zur inter- und intrapersonellen Dynamik. Forum der Psychoanalyse 8: Seiten 121–133, 1992.
(76) REIMER, CHRISTIAN, JOCHEN ECKERT, MARTIN HAUTZINGER und EBERHARD WILKE: Psycho-Therapie. Ein Lehrbuch für Ärzte und Psychologen, Kapitel 6. , Seiten 380–390. Springer-Verlag, 1996.
(77) REMSCHMIDT, H. und M. H. SCHMIDT: Störungsbilder in der Kinder- und Jugendpsychiatrie. In: HELMCHEN, H. , F. HENN, H. LAUTER und N. SARTORIUS (Herausgeber): Psychiatrie der Gegenwart 3. Psychiatrie spezieller Lebenssituationen, Band 3, Kapitel 7, Seiten 160–165. Springer-Verlag, 4. Auflage, 2000.
(78) RIEMANN, FRITZ: Grundformen der Angst. Eine tiefenpsychologische Studie. Ernst Reinhard Verlag, München, 1985
(79) RITZENTHALER-SCHÜTZE, CHRISTA: Die Entwicklung von Essstörungen bei Frauen. Eine Strategie gegen Gewalt und Unterdrückung. In: MADER, PETRA; NESS, BEATE (Herausgeber): Bewältigung gestörten Essverhaltens. Neuland-Verlagsgesellschaft, Hamburg, 1987.
(80) ROTH, GENEEN: Essen als Ersatz. Wie man den Teufelskreis durchbricht. Rowohlt Taschenbuch Verlag, Reinbek bei Hamburg, 1989.
(81) RUSH, FLORENCE: Das bestgehütete Geheimnis: sexueller Kindesmissbrauch. Im Vorspann: Alice Miller im Gespräch mit der Autorin. sub rosa Frauenverlag, Berlin, 3. Auflage, 1985.
(82) SATIR, VIRGINIA: Familienbehandlung, Kommunikation und Beziehung in Theorie, Erleben und Therapie. Lambertus-Verlag, Freiburg im Breisgau, 4. Auflage, 1979.
(83) SCHEFFLER, SABINE: Gesehen werden ohne gesehen zu werden (Zur Beziehungsproblematik in der Arbeit mit adipösen Frauen). Schriftenreihe 1991/1, Seiten 18 – 28, Frankfurter Zentrum für Essstörungen e. V. (Herausgeber), Selbstverlag, Frankfurt am Main, 1991.
(84) SCHACK, DIETER und THOMAS GESTERKAMP: Hauptsache Arbeit? Männer zwischen Beruf und Familie. Rowohlt Taschenbuch Verlag, Reinbek bei Hamburg, 1998.
(85) SCHNABEL, P. E. und K. HURRELMANN: Sozialwissenschaftliche Analyse von Gesundheitsproblemen. In: HURRELMANN, K. (Herausgeber): Gesundheitswissenschaften. Gesundheitsmanagement, Seiten 106 – 107. Springer Verlag, 1999.

(86) SCHNEIDER-HENN, KARIN: Die hungrigen Töchter. Essstörungen bei jungen Mädchen. Mit einem Vorwort von Thea Bauriedl. Kösel-Verlag, München, 1988.
(87) SCHORS, RAINER: Störungen des Essverhaltens – „Fixe Idee" oder Sucht? Erfahrungen mit der stationären Behandlung von Essstörungen in einer Psychosomatischen Abteilung. In: NEUBECK-FICHER, HELGA (Herausgeber): Sucht – ein Versuch zu überleben. Verlag Fachschulzeitschriften Prof. Dr. Jürgen Sandmann, München, 1994.
(88) SCHÜTZE, GERD: Anorexia nervosa. Verlag Hans Huber, Bern; Stuttgart; Wien, 1980.
(89) SEIDE, LILI, GEORG ERNST, GÜNTER REICH und MANFRED CIERPKA: Psychotherapeutische Behandlungsformen bei Patientinnen mit Bulimia nervosa. Psychotherapeut 40: Seiten 111–119, 1995.
(90) SELVINI PALAZZOLI, MARA: Magersucht. Verlag Klett-Cotta, Stuttgart, 1982.
(91) SENF, WOLFGANG; BRODA, MICHAEL (Herausgeber): Praxis der Psychotherapie. Ein integratives Lehrbuch für Psychoanalyse und Verhaltenstherapie. Georg Thieme Verlag, Stuttgart; New York, 1996.
(92) SEYFAHRT, KATHRIN: Der Traum von der jungen Figur. Essstörungen in der Lebensmitte. Wilhelm Goldmann Verlag, München, 2007.
(93) SPORNHAUER, STEFANIE: Anorexie und Bulimie (Anorexia nervosa und Bulimia nervosa), unveröffentlichte Diplomarbeit, Katholische Fachhochschule Mainz, 2003.
(94) STAHR, INGEBORG, INGRID BARB-PRIEBE und ELKE SCHULZ: Essstörungen und die Suche nach Identität. Ursachen, Entwicklungen und Behandlungsmöglichkeiten. Juventa Verlag, Weinheim; München, 1995.
(95) STAPS, PETRA: Seelenbekenntnisse. Gedichte einer Bulimie. Fouque Literaturverlag, Egelsbach; Frankfurt am Main; München; New York, 2001.
(96) STAUB-BERNASCONI, SYLVIA: Systemtheorie, soziale Probleme und soziale Arbeit: lokal, national, international oder: vom Ende der Bescheidenheit. Verlag Paul Haupt, Bern; Stuttgart; Wien, 1995.
(97) TARR-KRÜGER, IRMTRAUD: Verhungern im Überfluss. Bulimie: ein neuer Ansatz zum Verständnis und zur Therapie. Roland Asanger Verlag, Heidelberg, 1989.
(98) THOMASSEN, ULRIKE: „Das Schlimmste am Schlanksein ist das permanente Grübeln", Dossier Essstörungen in: BRIGITTE, Heft 10/2008, Seiten 115 – 126, Verlag Gruner + Jahr AG & Co. KG, Hamburg, 2008.
(99) UHLMANN, BERIT: Esssucht: Innerer Zwang zur Völlerei. http://www. FOCUS ONLINE GESUNDHEIT/ Ratgeber/Psychologie, 14. . 9. 2006
(100) UNI BASEL: http://www. unibas. ch/psycho/Skripten/ Introduktion/Kapitel 15. pdf, 2003.

(101) VALÈRE, VALERIE: Das Haus der verrückten Kinder. Ein Bericht. Fischer Taschenbuch Verlag. Frankfurt am Main, 1980
(102) VOGELBACH-WOERNER, VERENA in: Frankfurter Zentrum für Essstörungen e. V. ((Hrsg.): Essstörungen. Erscheinungsformen, Ursachen, Behandlungsmöglichkeiten. AOK-Bibliothek, Seiten 37 – 46. Falken-Verlag, Niedernhausen/ Taunus. , 1993.
(103) VOGELBACH-WOERNER, VERENA: Therapeutische Schwierigkeiten in der Behandlung von Essstörungen in: Frankfurter Zentrum für Essstörungen (Herausgeber), Schriftenreihe 1996/3, Seiten 43 – 60, Selbstverlag, Frankfurt am Main, 1996.
(104) VON SCHLIPPE, ARIST: Familientherapie im Überblick. Basiskonzepte, Formen, Anwendungsmöglichkeiten. Jungfermann-Verlag, Paderborn, 11. Auflage, 1995.
(105) VON SCHLIPPE, ARIST und JOCHEN SCHWEITZER: Lehrbuch der systemischen Therapie und Beratung. Vandenhoeck & Ruprecht, Göttingen, 7. Auflage, 2000.
(106) WARDETZKI, BÄRBEL: „Iß doch endlich mal normal!" Hilfen für Angehörige von essgestörten Mädchen und Frauen. Kösel-Verlag, München, 1996.
(107) WEBER, GUNTHARD und HELM STIERLIN: In Liebe entzweit. Ein systemischer Ansatz zum Verständnis und zur Behandlung der Magersuchtsfamilie. Carl-Auer-Systeme Verlag und Verlagsbuchhandlung, Heidelberg, 2001.
(108) WIKIMEDIA FOUNDATION INC. : http: // de. wikipedia. org/wiki/ Essst % C3% B6rung Kategorien: Essstörung/ Psychosomatik, 13. 07. 2008.
(109) WILKE, EBERHARD: Tiefenpsychologisch fundierte (analytisch orientierte) Therapie und katathymes Bilderleben. In: FEIEREIS, HUBERT (Herausgeber): Diagnostik und Therapie der Magersucht und Bulimie. Hans Marseille Verlag, München, 1989.

Über die Autorin

Verena Schmitt, Jahrgang 1952, ist Diplom Sozialarbeiterin verheiratet und Mutter drei erwachsener Kinder.

Seit vielen Jahren setzt sie sich mit Erscheinungsformen, Hintergründen und Behandlungsmöglichkeiten von Essstörungen auseinander.

Danksagung

Ohne die Hilfe lieber Menschen wäre dieses Buch niemals zustande gekommen.

Ein ganz besonderer Dank gilt meinem Mann Gerhard für seine aufmerksame Anteilnahme während der Entsehungsphase und seine tätige Unterstützung bei allen technischen Problemen.

Kirsten und Harald Bickel kann nicht genug gedankt werden. Alles Organisatorische durfte ich getrost an sie abgeben. Dank ihrer kreativen Gestaltung ist ein „schönes" Buch entstanden. Ihr enormes Engagement und ihre stetige Ermutigung haben das Projekt in dieser Form erst möglich gemacht.

Meine Interviewpartnerinnen, die aus verständlichen Gründen hier namentlich nicht genannt werden möchten, haben die Theorie mit Leben erfüllt und mir viele Impulse gegeben. Danke für die Bereitschaft, mir sehr persönliche Dinge anzuvertrauen.

Stefanie Spornhauer, mit der ich über einen längeren Zeitraum gemeinsam am Thema Essstörungen gearbeitet habe, verdanke ich wertvolle Anregungen, die dieses Buch bereichern.

Gemeinsam mit meiner Freundin Beate Schadt ringe ich seit fast drei Jahrzehnten in zahllosen Gesprächen um Antworten auf wichtige Frauenfragen. Danke, Beate, Du bist ein Teil dieses Buches!!

Ebenfalls ein herzliches Dankeschön an Brigitte Heiland für ihre Unterstützung bei der Klärung wichtiger Fragen.

Dorit Demmer hat mir klargemacht, dass das Leben neben dem Bücherschreiben auch noch andere spannende Seiten hat. Vielen Dank für erholsame Ablenkungen.

Ganz besonders danke ich jener jungen Frau, im Buch „Kristina" genannt, deren eindrucksvolle Bilder, Tagebuchauszüge und Interviewausschnitte die Leiden einer Magersüchtigen auf erschütternde Weise den Leserinnen und Lesern vor Augen führen.

Nicht zuletzt danke ich der Mainzer Psychotherapeutin Frau Christine Best für die Ermutigung, dieses Buch doch noch zu schreiben.